整形外科手術イラストレイテッド

脊髄の手術

専門編集●馬場久敏 福井大学

総編集●戸山芳昭 慶應義塾大学
編集委員●井樋栄二 東北大学／黒坂昌弘 神戸大学／高橋和久 千葉大学

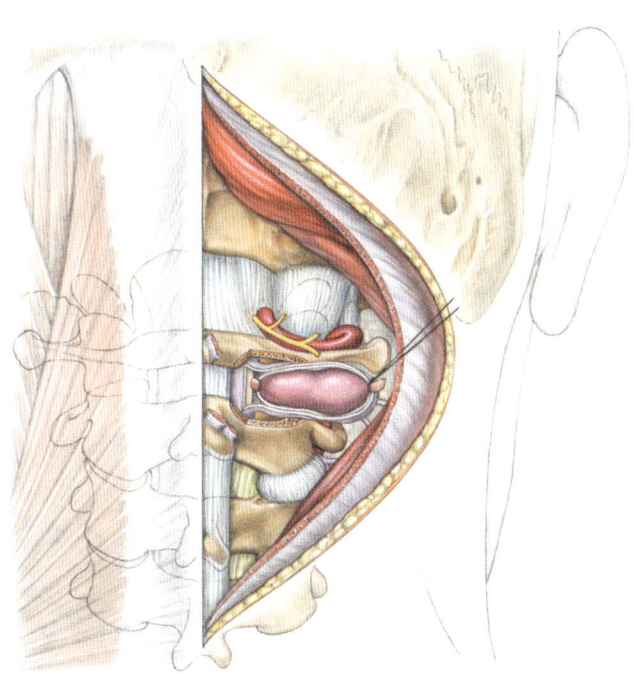

中山書店

刊行にあたって

　わが国は世界一の長寿国であるが，この高齢社会においては「健康寿命延伸」がより強く求められている．そのためには癌や心臓病，脳血管障害など生命に直接かかわる疾患群への対策とともに，運動器疾患への取り組みが急務である．厚生労働省による国民生活基礎調査からも明らかなように，国民の自覚症状の上位を腰痛や肩こり，関節痛などの運動器障害が占め，要支援・要介護の原因にも大きく関与している．これらの運動器疾患は高齢化とともに増加の一途を辿ることは間違いなく，整形外科医の果たす役割，責任は極めて大きい．

　一方，近年とくに医療界では国民への安全・安心な医療の提供が医療側に強く求められている．とくに外科系医師にとっては，安全・安心な医療の提供とは「手術手技・技術」そのものと言っても過言ではなく，患者さんから信頼され，より安全，確実な手術を提供するためには自らの努力と良き指導者，そして豊富な経験と向上心が必要である．これに加えて，必ず手元に置くべきものは解剖書と実践に役立つ手術書である．とくに運動器を扱う整形外科の手術は，脊髄・末梢神経疾患では腫瘍の摘出や除圧，神経の移植手技など繊細で高度の手術技術が，骨・関節疾患では個々の症例に応じた各種機能再建術や人工関節手術手技が，また脊椎疾患では除圧術や変形の矯正・固定術，さらにインストゥルメンテーション手術手技などが求められ，その進入法や手術法も多岐にわたる．

　そこで今回，運動器の各分野で多くの手術経験を有し，現在も第一線で活躍中のわが国トップレベルの整形外科医に執筆を依頼し，整形外科手術の基本から部位別に各種手術法をすべて網羅した《整形外科手術イラストレイテッド》（全10冊）を刊行することとなった．本書は整形外科手術の教科書としてバイブル的存在に成りうる内容を有しており，実際に手術室に持ち込んで，本書を傍らに置いて参考にしながらナビゲーションしてくれる整形外科手術書となっている．本書には，使用する手術機器の使い方から手術体位，そして手技のコツや留意すべき点，落とし穴などが鮮明なイラストを用いて分かりやすく丁寧に説明されている．整形外科の専門医や認定医，指導医，そして整形外科を目指している研修医や専修医，また，手術室の看護スタッフや臨床助手の方々にも大いに役立つ手術書である．

　本書が安全・安心，確実な整形外科手術への一助となり，整形外科を志す若手医師の教育と手術手技向上に繋がれば幸いである．

2010年8月

総編集　戸山芳昭
慶應義塾常任理事
慶應義塾大学医学部整形外科教授

序

《整形外科手術イラストレイテッド》シリーズの『脊髄の手術』を上梓することができました．本書は"手術"に特化し，現在，本邦における最先端の脊椎・脊髄外科で活躍中のエキスパートが実地に則してその手技を簡潔に記載し，またクリティカル・ポイントを動画や美しいイラストで説明することで，きわめて高い技量が要求される脊髄の手術を解説しております．プラクティカルな実践書として，この分野の専門医師を目指す方々のみならず，すでに多くの脊髄手術を手がけていらっしゃる熟達した外科医にとっても価値ある一冊であるに違いないでしょう．

脊髄や馬尾の手術は長年の修練や研鑽，さらには関連する基礎科学の豊富な知識を必要とし，併せて脊髄モニタリングなどの神経生理学や神経放射線医学，CT ナビゲーションなどの先端応用医工学の知識や素養を要するきわめて習得が困難な専門分野の一つです．近い将来には現在のものより様変わりした"脊椎・脊髄専門医"という subspeciality が確立されることになります．実際に，この分野の専門外科医になるためには，日々の外来診療で脊椎・脊髄外科学の臨床に勤しみ，数多くの手術治療に参加し，学術集会や論文等々でその成果を公表し，批評を受けて自身を磨きあげ，より高い位置に上ろうとする 10 年，20 年を経た不断の努力が必要条件となります．また，"1,000 例の手術を執刀しても，そのすべての人に症状の改善～治癒が得られなくてはならない"という，いわば至上命令，"退路が断たれた"使命が果たされるべき分野でもある訳です．生半可な意志で臨むべきではありません．

しかしながら，20 年，30 年前の時代と異なり，最近では国内外で数多くの手術手技に関するセミナーや講習会も開催されており，勉学の機会は豊富に存在しているので，より高度な技術・手技を，より早く獲得することが十分に可能な状況にあるといっても過言ではないでしょう．そのような状況であっても，"どのようにして手術手技の熟達した技量を獲得するか"という点では，やはり"優れた先達の手術手技"を成書で学ぶことが中心となるのではないでしょうか．

本書では，ポイントとなる部分を美しいイラストで表示し簡潔なレジェンドを記載してあります．また，いくつかの手技についてはポイントを動画でお示ししています．読者ご自身の経験はイラストや余白に追加記載しておき，いわば"サブノート"のように活用することで，"ご自身の脊髄の外科"を完成させることもできましょう．本書はその上梓にあたり長い時間をかけ，豊富な内容を満載すべく地道な編集努力を注いできました．ぜひ多数の先生方に，本書をご自身のデスクトップに，また"手術場への道行き"に可愛がっていただきたく，切望しております．

2014 年 1 月

専門編集　馬場久敏
福井大学医学部器官制御医学講座
整形外科学領域教授

整形外科手術イラストレイテッド
脊髄の手術
CONTENTS

大後頭孔腫瘍の手術
── transcondylar approach による　MOVIE ……………… 吉田一成　2

❶手術体位　❷皮切　❸筋層を切開し，静脈を処理する　❹開頭し，椎弓切除と硬膜切開を行う　❺腫瘍を切除する　❻閉創する

髄内腫瘍の手術：上衣腫　MOVIE ……………………中村雅也，戸山芳昭　11

❶手術体位，皮切　❷椎弓を処理する　❸硬膜，くも膜を処理する　❹後正中溝を展開する　❺髄内腫瘍を剥離し，摘出する　❻硬膜，くも膜を縫合する　❼椎弓を還納して閉創する

髄内腫瘍の手術：星細胞腫　MOVIE ………………………… 飛騨一利　21

❶周術期の管理と術中モニタリング　❷手術体位　❸皮切　❹椎弓切除あるいは脊柱管拡大術を行う　❺腫瘍の存在部位を同定する　❻硬膜とくも膜を切開する　❼myelotomy を行う　❽腫瘍を摘出する　❾脊髄の myeloplasty を行い，閉創する

髄内腫瘍の手術：海綿状血管腫　MOVIE ……………石井　賢，中村雅也　30

❶手術体位　❷マーキングと皮切　❸脊髄を展開する　❹腫瘍へアプローチする　❺腫瘍を全周性に剥離し，摘出する　❻軟膜縫合と硬膜・くも膜縫合を行う　❼ドレーンを留置し，閉創する

頸椎 dumbbell 腫瘍の手術
──被膜内摘出術　MOVIE ………………… 内田研造，中嶋秀明，杉田大輔，馬場久敏　38

❶手術体位と皮切　❷浅層を展開する　❸深層を展開する　❹片側椎弓切除を行う　❺腫瘍を外側へ引き出す　❻硬膜および腫瘍被膜を切開する　❼腫瘍を摘出する　❽再建する

硬膜内髄外腫瘍の手術：神経鞘腫　MOVIE ………………… 播广谷勝三　46

❶手術体位　❷マーキングと皮切　❸傍脊柱筋を剥離し，椎弓を展開する　❹椎弓切除を行う　❺硬膜・くも膜を切開する　❻腫瘍を摘出する　❼くも膜・硬膜を縫合する　❽閉創する

硬膜内髄外腫瘍の手術：髄膜腫　MOVIE ……………大河昭彦，山崎正志　55

❶手術プランニングとモニタリング　❷手術体位と皮切　❸椎弓切除を行う　❹硬膜を切開する　❺硬膜のテンティングを行う　❻腫瘍を摘出する　❼硬膜形成を行う　❽閉創する

脊柱管内髄膜囊腫の手術 ……………………………………… 前田　健　62

type Ia：extradural spinal meningeal cyst ……………………… 62

❶手術体位と皮切　❷椎弓を展開し，切除する　❸囊腫を剥離し，摘出する
❹摘出椎弓を還納する

type III：intradural spinal arachnoid cyst ……………………… 66

❶手術体位と皮切　❷椎弓を展開する　❸椎弓切除を行う　❹硬膜を切開する
❺囊腫を摘出する

馬尾腫瘍の手術 ……………………………………………… 小澤浩司　70

❶手術体位と皮切　❷椎弓，椎間関節を展開する　❸片側椎弓切除を行う　❹
硬膜を切開する　❺腫瘍のすくい出しを行う　❻腫瘍を摘出する　❼硬膜縫合
を行う

脊髄動静脈奇形の手術　MOVIE ……………………… 高安正和，竹内幹伸　76

脊髄硬膜動静脈瘻 …………………………………………………… 76

❶手術体位とマーキング，皮切　❷傍脊柱筋の剥離，片側椎弓切除を行う　❸
硬膜を切開する　❹硬膜動静脈瘻を確認する　❺dural AVF を遮断する　❻硬
膜外操作を行う　❼閉創する

脊髄辺縁部動静脈瘻 ………………………………………………… 82

Chiari 奇形に伴う脊髄空洞症に対する
大孔部減圧術　MOVIE ………………………………………… 阿部俊昭　83

❶手術体位　❷皮切　❸後頭骨と第1頸椎を展開する　❹後頭骨と第1頸椎後
弓を切除する　❺硬膜を切開する　❻硬膜形成術を行う　❼閉創する

脊髄空洞症に対する手術── SS バイパス術 ……………… 植田尊善　90

❶手術体位と皮切　❷椎弓切除あるいは椎弓形成術を行い，硬膜を展開する
❸硬膜を切開する　❹くも膜の処置を行う　❺バイパスチューブを挿入し，留
置する　❻硬膜縫合を行う　❼閉創する

[参考動画] syringomyelia の syrinx-subarachnoidal shunt 手術　MOVIE
（提供者：内田研造，小久保安朗，竹浦直人，馬場久敏）

Lipomyelomeningocele の手術 ………………………………… 坂本敬三　97

❶手術器具と手術準備　❷手術体位　❸皮膚切開　❹脂肪腫茎部露出　❺傍脊
椎筋剥離　❻傍脊椎筋剥離完了　❼Zig-Zag 椎弓切開（Zig-Zag
laminotomy）　❽Zig-Zag 椎弓切開後，硬膜内脂肪腫の透見　❾硬膜切開法
❿脂肪腫-硬膜間剥離完了　⓫脂肪腫茎部切断，脊髄係留解除と脊髄背側脂肪

腫減量　⓬脊髄背側脂肪腫減量後，脊髄中心管の探索　⓭脊髄円錐再建術　⓮
　　　硬膜縫合，硬膜吊り上げ，椎弓復元準備　⓯硬膜吊り上げおよび硬膜縫合完了
　　　⓰椎弓復元　⓱椎弓欠損部へ筋膜補塡，軟部組織縫合　⓲皮膚埋没縫合

小児の spinal cord tethering に対する untethering ……… 里見和彦　111

❶手術体位，ドレーピングとマーキング　❷皮切　❸椎弓を展開し，脂肪腫を剥離する　❹椎弓切除と脂肪腫の部分切除を行う　❺硬膜，くも膜を切離し，脊髄，神経根，終糸を確認する　❻脊髄終糸を切離し，脊髄を解離する（untethering の確認）　❼脂肪腫の可及的切除と硬膜修復を行い，閉創する

　　　[参考動画] 小児 lipomeningomyelocele の distal untethering MOVIE
　　　　　　　　　　　　　　　（提供者：内田研造，中嶋秀明，吉田　藍，馬場久敏）

spinal cord tethering に対する untethering MOVIE ……… 波呂浩孝，四宮謙一　118

❶手術体位　❷術前の脊椎高位確認，皮切，皮下展開　❸椎弓切除を行う　❹脂肪腫と脊髄を解離する　❺硬膜の欠損部分を人工硬膜で補塡する　❻閉創する

特発性脊髄ヘルニアの手術
——いわゆる欠損孔拡大術 MOVIE ……… 今城靖明，田口敏彦　123

❶手術体位　❷マーキングと脊椎ドレナージ　❸皮切　❹傍脊柱筋を椎弓から剥離する　❺椎弓切除を行う　❻硬膜切開を行う　❼欠損孔拡大を行う　❽硬膜を縫合する　❾閉創する

Mini Lecture　脊椎脊髄手術を安全に行うための
　　　　　　　　脊髄モニタリング MOVIE ……… 松山幸弘　130

脊髄後根進入帯破壊術（DREZ 手術）MOVIE ……… 齋藤洋一　138

❶手術体位と皮切，モニタリング　❷凝固する髄節レベル，椎弓切除のレベルを決定する　❸頸椎を片側椎弓切除し，硬膜を展開する　❹くも膜を展開し，凝固部位を決定する　❺瘢痕組織を熱凝固する　❻閉創する

　　腰椎レベルでの手術手技 ……… 143

Mini Lecture　脊髄損傷に対する機能的電気刺激（FES）
　　　　　　　　の実際 ……… 島田洋一，松永俊樹，佐々木香奈　145

腫瘍脊椎骨全摘術 ……………… 川原範夫,富田勝郎,村上英樹,出村 諭,松本忠美　148

❶手術計画　❷血管塞栓術　❸手術体位　❹皮切と展開　❺一塊とした椎弓切除(en bloc laminectomy)を行う　❻椎体周囲を剥離する　❼後方インストゥルメンテーション　❽腫瘍椎体を切除する　❾脊柱を再建する

脊椎硬膜外膿瘍の手術 …………………………………………… 川口善治　159

後方手術：椎弓切除術 ……………………………………………………… 159

❶手術体位と皮切　❷椎弓を露出し,黄色靱帯を切除する　❸椎弓切除を行う　❹膿瘍を除去する

前方手術：前方除圧固定術（腰椎）……………………………………… 162

❶手術体位　❷皮切　❸腹筋を切離し,腹膜を露出する　❹後腹膜腔を展開し,前縦靱帯を露出する　❺椎間板を切除する　❻膿瘍の除去,椎体終板と腐骨の除去,デブリドマンを行う　❼移植骨を打ち込む

胸椎における化膿性椎体椎間板炎の外科治療 ………………………… 168

脊髄硬膜外血腫の手術 ……………………… 彌山峰史,杉田大輔,吉田 藍　169

❶手術体位　❷皮切　❸開創する　❹部分椎弓切除を行う　❺黄色靱帯を切除する　❻血腫を除去する　❼十分に洗浄して閉創する

索引 …………………………………………………………………………………… 177

DVD CONTENTS

Movie 1	大後頭孔腫瘍の手術 transcondylar approach による	吉田一成
Movie 2	上衣腫の手術	中村雅也, 戸山芳昭
Movie 3	星細胞腫の手術	飛騨一利
Movie 4	海綿状血管腫の手術	石井 賢
Movie 5	頚椎 dumbbell 腫瘍の手術 被膜内摘出術による	内田研造, 中嶋秀明, 杉田大輔, 馬場久敏
Movie 6	神経鞘腫の手術	播广谷勝三
Movie 7	髄膜腫の手術	大河昭彦, 山崎正志
Movie 8	脊髄動静脈奇形の手術	高安正和, 竹内幹伸
Movie 9	Chiari 奇形に伴う脊髄空洞症に対する大孔部減圧術	阿部俊昭
Movie 10	syringomyelia の syrinx-subarachnoidal shunt 手術	内田研造, 小久保安朗, 竹浦直人, 馬場久敏
Movie 11	小児 lipomeningomyelocele の distal untethering	内田研造, 中嶋秀明, 吉田 藍, 馬場久敏
Movie 12	spinal cord tethering に対する untethering	波呂浩孝, 四宮謙一
Movie 13	特発性脊髄ヘルニアの手術 いわゆる欠損孔拡大術	今城靖明, 田口敏彦
Movie 14	脊椎脊髄手術を安全に行うための脊髄モニタリング	松山幸弘
Movie 15	脊髄後根進入帯破壊術（DREZ 手術）	齋藤洋一

付属 DVD-VIDEO について

1. 本書に付属する DVD は DVD-VIDEO です．ご覧になるには，DVD-VIDEO に対応する再生機器をご使用ください．DVD-VIDEO に対応するパソコンでもソフトウェア環境などにより，まれに再生できない場合がございますが，弊社での動作保証はいたしかねますので，あらかじめご了承ください．
2. 本 DVD-VIDEO に記録された動画像の著作権は各著者が保有しています．またこれらの著作物の翻訳，複写，転載，データベースへの取り込みおよび送信・放映に関する許諾権は，小社が保有しています．本 DVD-VIDEO の著作物の無断複製を禁じます．
3. 本 DVD-VIDEO は『整形外科手術イラストレイテッド 脊髄の手術』に付属するものです．DVD-VIDEO 単独での販売はいたしません．
4. 本 DVD-VIDEO の使用，あるいは使用不能によって生じた損害に対しての保証はいたしません．
5. 本 DVD-VIDEO の図書館での利用は館内閲覧に限るものとします．
6. 本 DVD-VIDEO をパソコンで再生される場合，以下の環境を推奨します．

Windows
DVD-ROM ドライブを搭載し，かつ DVD-VIDEO 再生ソフトウェアがインストールされた PC
OS：Microsoft Windows XP・VISTA・7・8
CPU：1GHz 以上のプロセッサー
メモリ：1GB 以上

Macintosh
DVD-ROM ドライブを搭載し，かつ DVD-VIDEO 再生ソフトウェアがインストールされた Mac
OS：Mac OS 10 以降
CPU：1GHz 以上のプロセッサー
メモリ：1GB 以上

Microsoft，Windows は米国 Microsoft Corporation の米国およびその他の国における登録商標です．
Macintosh，Mac OS は米国 Apple Computer, Inc の米国およびその他の国における登録商標です．

整形外科手術イラストレイテッド
脊髄の手術

執筆者一覧（執筆順）

吉田一成
慶應義塾大学医学部脳神経外科

中村雅也
慶應義塾大学医学部整形外科学教室

戸山芳昭
慶應義塾大学医学部整形外科学教室

飛騨一利
札幌麻生脳神経外科病院

石井　賢
慶應義塾大学医学部整形外科学教室

内田研造
福井大学医学部器官制御医学講座整形外科学領域

中嶋秀明
福井大学医学部器官制御医学講座整形外科学領域

杉田大輔
福井大学医学部器官制御医学講座整形外科学領域

馬場久敏
福井大学医学部器官制御医学講座整形外科学領域

播广谷勝三
九州大学大学院医学研究院臨床医学部門外科学講座整形外科学分野

大河昭彦
独立行政法人国立病院機構千葉医療センター整形外科

山崎正志
国立大学法人筑波大学医学医療系整形外科

前田　健
独立行政法人労働者健康福祉機構総合せき損センター整形外科

小澤浩司
東北大学大学院医学系研究科整形外科学分野

高安正和
愛知医科大学医学部脳神経外科学講座・脊椎脊髄センター

竹内幹伸
愛知医科大学医学部脳神経外科学講座・脊椎脊髄センター

阿部俊昭
東京慈恵会医科大学名誉教授

植田尊善
独立行政法人労働者健康福祉機構総合せき損センター整形外科

坂本敬三
坂本小児脳神経外科研究所

里見和彦
社会福祉法人康和会久我山病院

波呂浩孝
山梨大学大学院医学工学総合研究部整形外科学講座

四宮謙一
横浜市立みなと赤十字病院

今城靖明
山口大学大学院医学系研究科整形外科学

田口敏彦
山口大学大学院医学系研究科整形外科学

松山幸弘
浜松医科大学整形外科学講座

齋藤洋一
大阪大学大学院医学系研究科脳神経機能再生学

島田洋一
秋田大学大学院医学系研究科整形外科学講座

松永俊樹
秋田大学医学部附属病院リハビリテーション科

佐々木香奈
中通総合病院整形外科

川原範夫
金沢医科大学整形外科学教室

富田勝郎
金沢大学名誉教授

村上英樹
金沢大学大学院医薬保健学総合研究科機能再建学（整形外科学）講座

出村　諭
金沢大学大学院医薬保健学総合研究科機能再建学（整形外科学）講座

松本忠美
金沢医科大学整形外科学教室

川口善治
富山大学医学部整形外科学教室

彌山峰史
元福井大学医学部器官制御医学講座整形外科学領域

杉田大輔
福井大学医学部器官制御医学講座整形外科学領域

吉田　藍
福井大学医学部器官制御医学講座整形外科学領域

脊髄の手術

大後頭孔腫瘍の手術
―― transcondylar approach による

手術の概要

- 大後頭孔腫瘍（foramen magnum tumor）に対する transcondylar approach は，後頭顆の一部を削除して，斜台下部，大後頭前縁へ外側から到達する術式である[1,2]．
- 大後頭孔外側部には椎骨動脈，環椎後頭関節，顆導出静脈，椎骨静脈叢など重要な構造物があり，それらの温存や処理などの技術を要するが，本アプローチでは大後頭孔前縁の全貌を観察することが可能である．
- 頸部，斜台中部への進展に対しては，それぞれ頸椎椎弓切除，頸静脈結節の削除を行う．
- 筆者は，外側後頭下開頭を行った後，顆導出静脈の処理，後頭顆の部分削除などの骨削除，静脈叢の処理からは顕微鏡下で行っている．

適応

- 上部脊柱管前半部，大後頭孔前縁，斜台下部の硬膜下腫瘍が適応となる．髄膜腫に代表される髄膜腫瘍，第 1 頸神経前根から発生する Schwannoma などが適応となる[3,4]．
- 脊索腫などの硬膜外腫瘍も適応となる場合があるが，それらの腫瘍では，骨破壊があり，環椎後頭関節の安定性を考慮する必要があるため，ここで紹介する術式とは多少異なる．

手術のポイント

①体位：park bench position で行う．静脈，静脈叢の処理が必要であることから，上体を 30°ほど挙上して，静脈圧を下げる．
②皮切：有毛部に，S 字状の切開をおく．
③筋層切開：上頭斜筋は切断する必要があるが，他の筋はなるべく筋線維を分けるように切開する．
④静脈の処理：顆導出静脈などは，確認して凝固切断するようにする．
⑤外後頭下開頭を行い大後頭孔を開放する．必要に応じて，頸椎椎弓切除を行う．
⑥後頭顆窩の内側部から，後頭顆の基部，後内側を削除する．斜台中部へ到達する場合で，頸静脈結節が発達していれば硬膜外から削除する．
⑦硬膜は小脳をあまり露出しないように，開頭部外側縁近傍で切開する．
⑧腫瘍切除：血管，神経，頸髄，延髄の損傷に留意するが，第 1，第 2 頸神経，副神経根の一部は，切断してもほとんど症状は出ない．
⑨閉創：厚い筋層が切開されるが，筋そのものはあまり縫合せず，死腔をつくらないように筋膜を縫合する．

手術手技の実際

❶ 手術体位

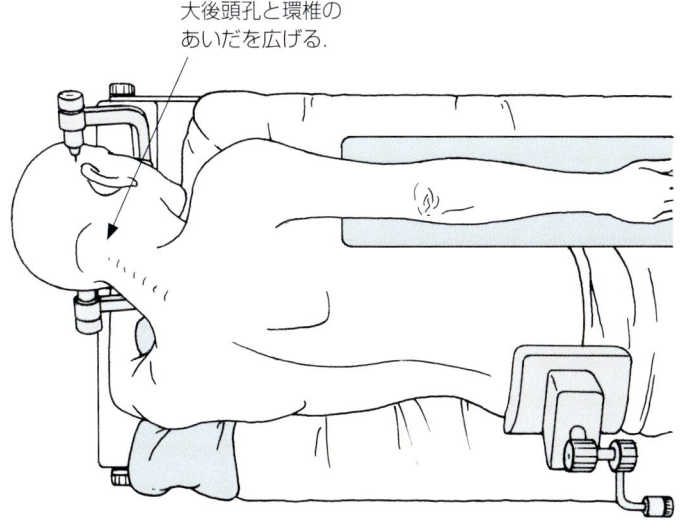

大後頭孔と環椎の
あいだを広げる.

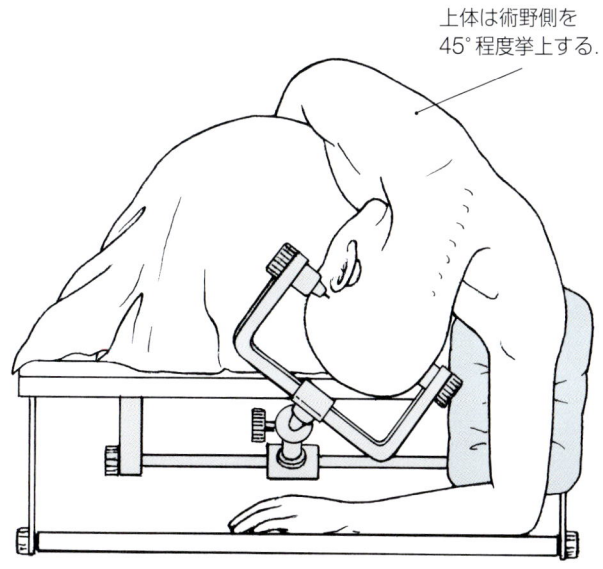

上体は術野側を
45°程度挙上する.

- 上体は術野側を45°程度挙上してpark bench positionとし，頭部は10°程度の下向き，vertex downとして，大後頭孔と環椎のあいだを広げるようにする．静脈，静脈叢の処理が必要であることから，上体を30°ほど挙上して，静脈圧を下げる．

> ▶ポイント
> **術後の浮腫を防ぐ**
> - 術後の喉頭・咽頭浮腫が起きる可能性があり，挿管チューブの種類，位置，頸部の屈曲の状態などを入念にチェックする．

❷…皮切

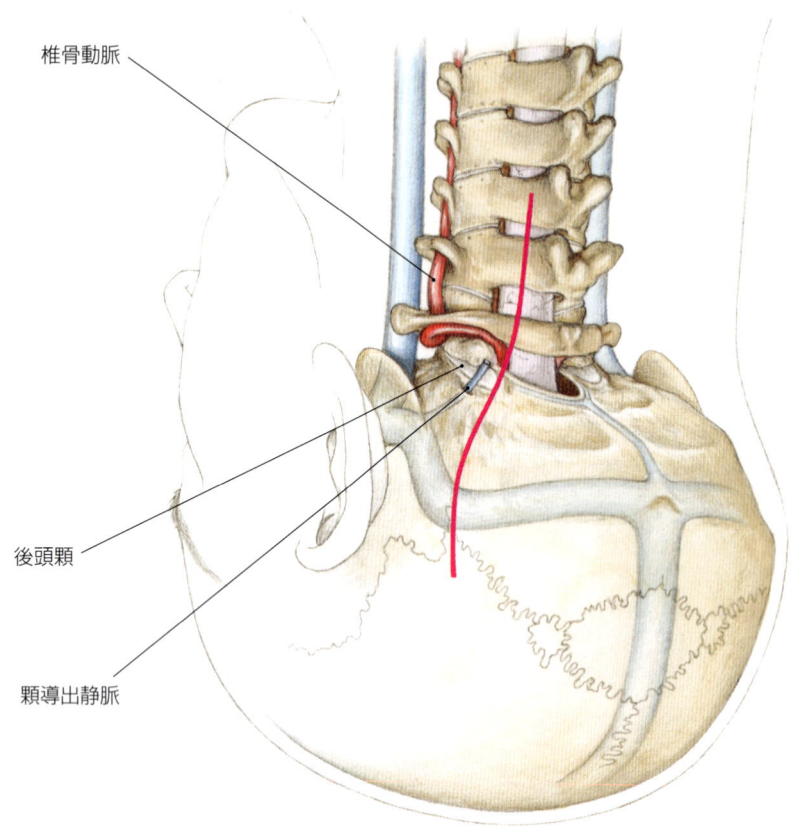

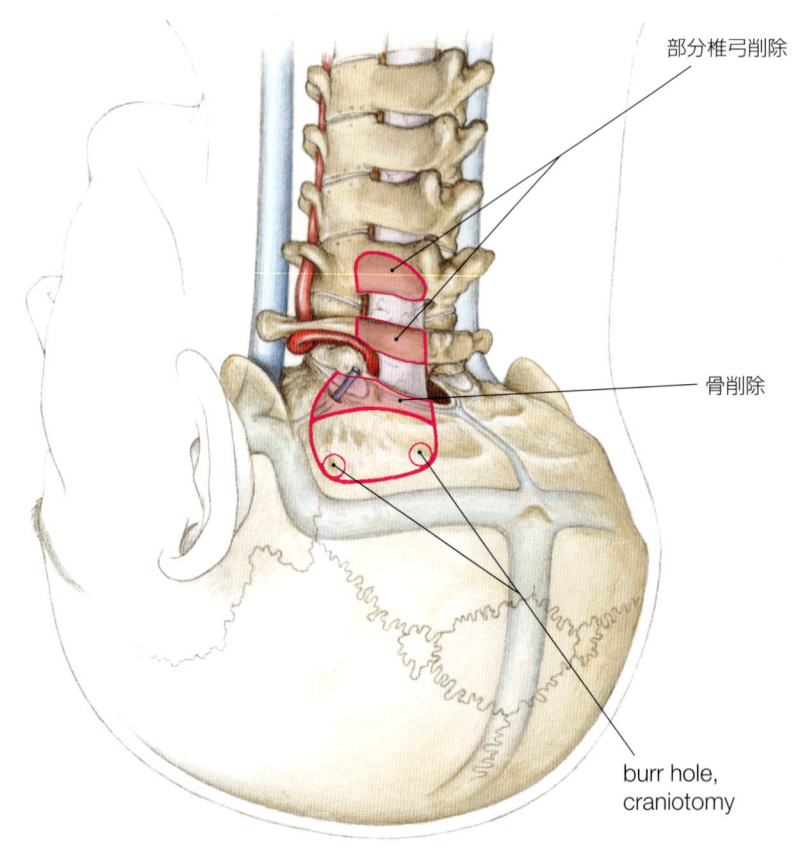

● 皮膚切開は，筋層の剥離，開頭範囲を考慮し，有毛部にＳ字状とする．

❸ 筋層を切開し，静脈を処理する

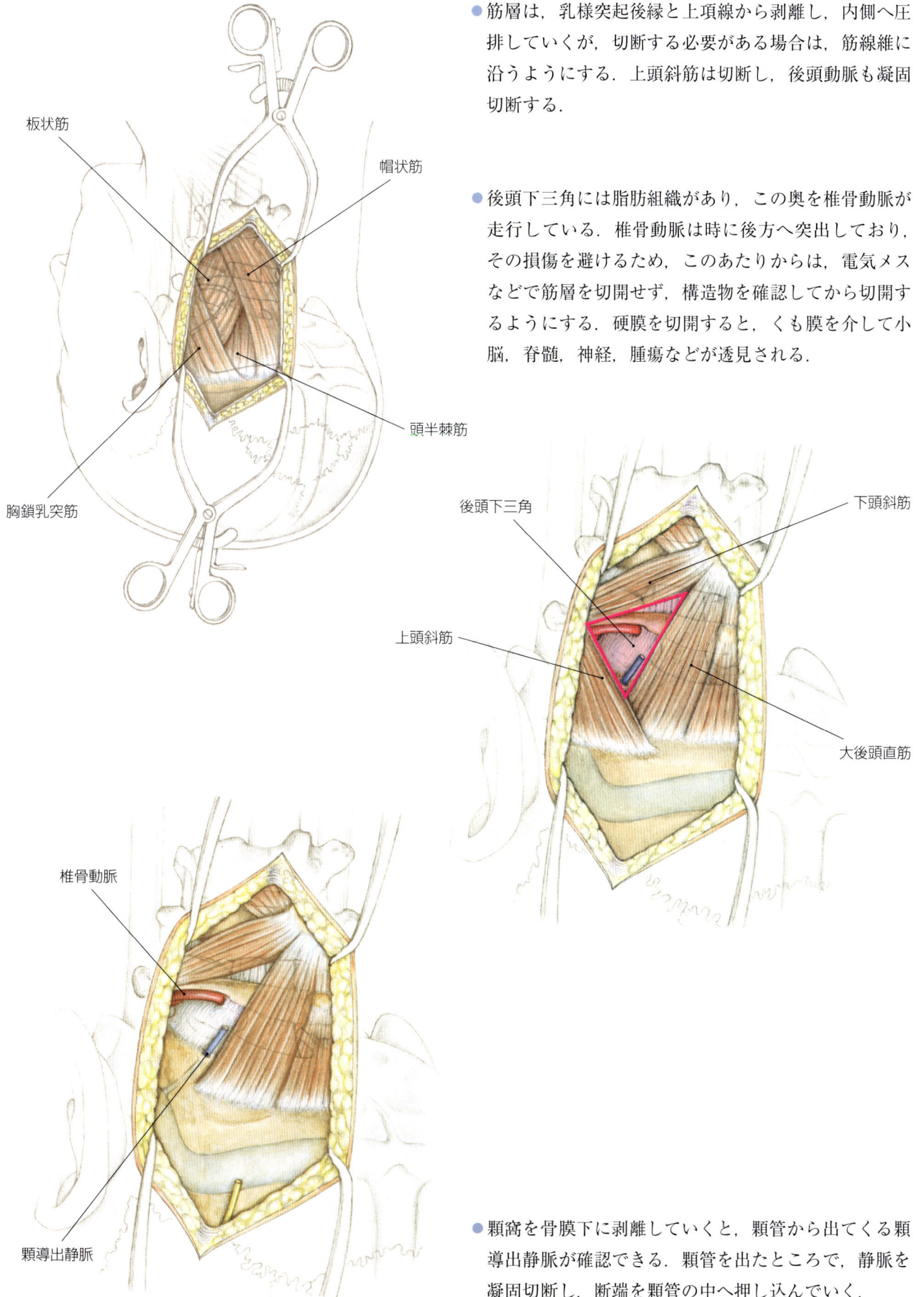

- 筋層は，乳様突起後縁と上項線から剥離し，内側へ圧排していくが，切断する必要がある場合は，筋線維に沿うようにする．上頭斜筋は切断し，後頭動脈も凝固切断する．

- 後頭下三角には脂肪組織があり，この奥を椎骨動脈が走行している．椎骨動脈は時に後方へ突出しており，その損傷を避けるため，このあたりからは，電気メスなどで筋層を切開せず，構造物を確認してから切開するようにする．硬膜を切開すると，くも膜を介して小脳，脊髄，神経，腫瘍などが透見される．

- 顆窩を骨膜下に剥離していくと，顆管から出てくる顆導出静脈が確認できる．顆管を出たところで，静脈を凝固切断し，断端を顆管の中へ押し込んでいく．

❹…開頭し，椎弓切除と硬膜切開を行う

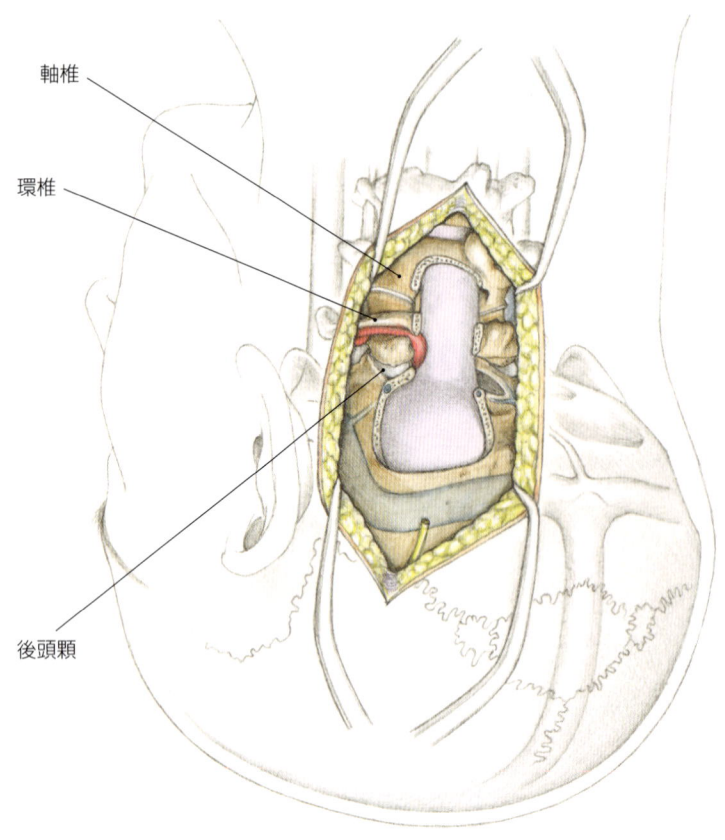

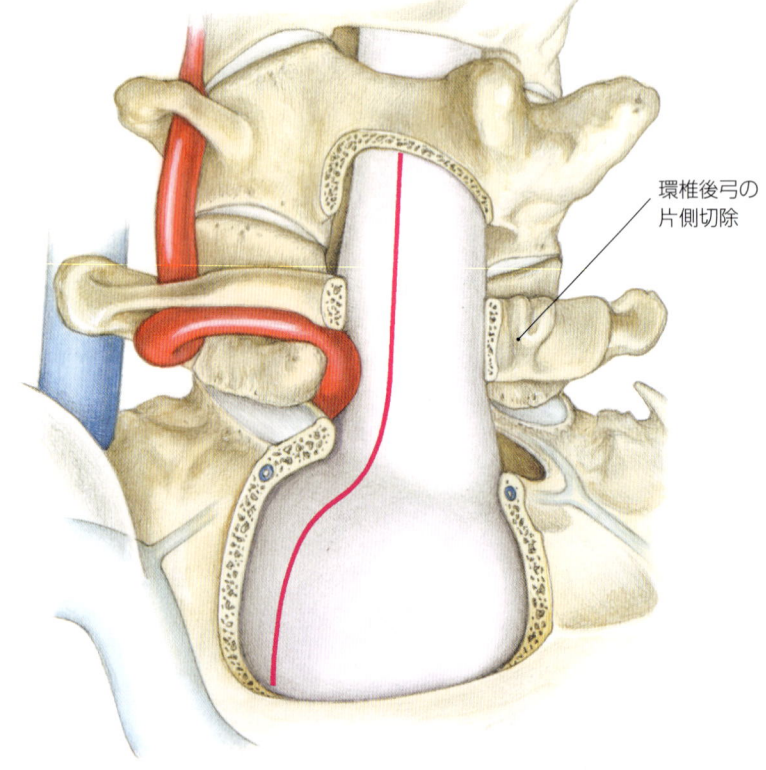

> ▶ポイント
>
> **頸静脈結節を削除する場合**
> ● 頸静脈結節を削除する場合は，顆管を頸静脈孔まで開放し，後頭顆の基部を削除していく．内側では，舌下神経管が解放される．

● 開頭し，大後頭孔を解放後，顆窩の内側部を削除する．顆導出静脈を処理しつつ，後頭顆の基部後内側をドリルにて削除する．症例によっては環椎後弓の片側切除，軸椎椎弓の片側上半部の削除を行っている．

❺ 腫瘍を切除する

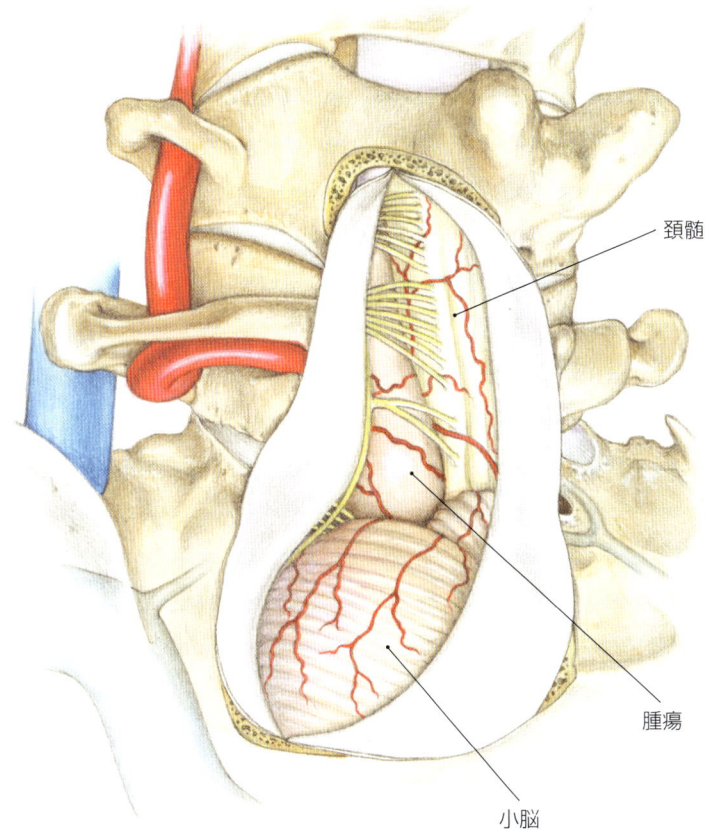

- くも膜を切開すると，腫瘍が露出する [1a, b]が，その表面を多数の細い神経，血管が横走している．歯状靱帯は切断する．硬膜から出て，腫瘍背側を横走している動脈は，脊髄を栄養しているため，温存する．

> ▶ポイント
>
> **椎骨動脈の同定と剥離**
> - 椎骨動脈の確認は，Schwannomaの場合はそれほど困難ではないが，髄膜腫の場合には，腫瘍にencaseされていて，硬膜下からの確認が困難な場合もある．
> - そのような場合は，硬膜外から，硬膜貫通部を確認して，椎骨動脈の剥離を行う．ただし，髄膜腫の場合には，動脈壁に浸潤している場合もあり，腫瘍と動脈の剥離が不可能な場合もあることは認識しておく必要がある．

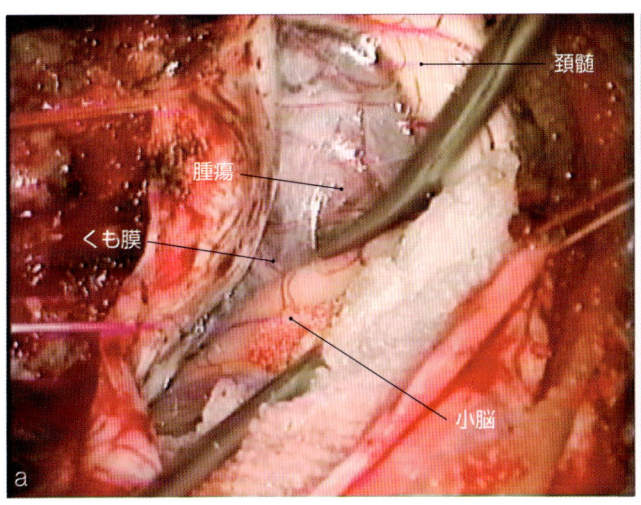
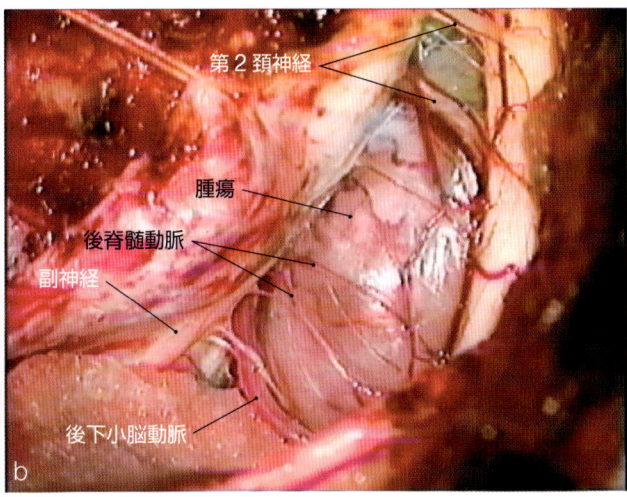

[1] くも膜の切開

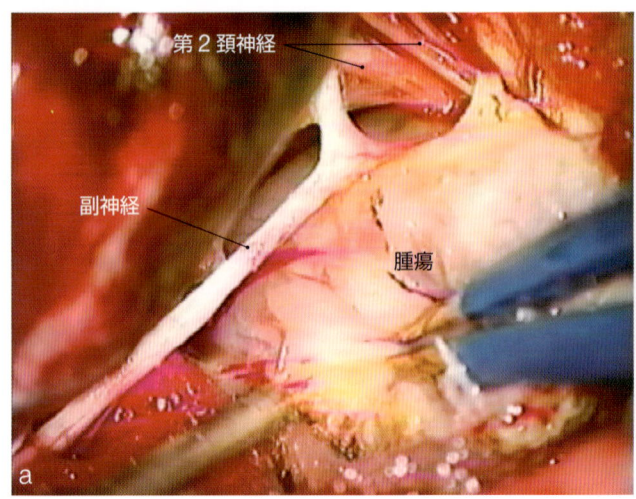 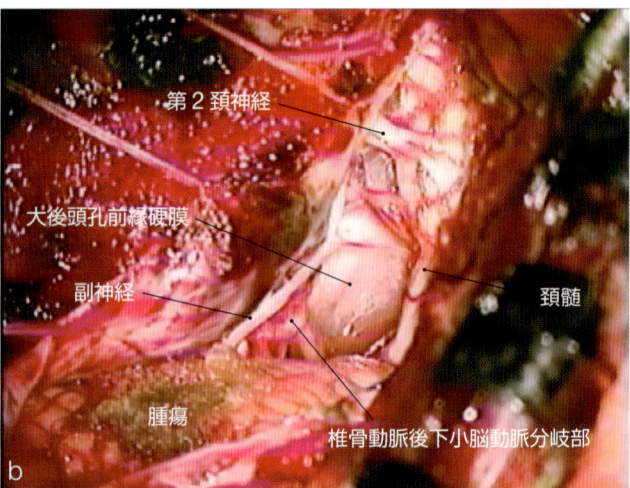

[2] 腫瘍の摘出

> **▶ポイント**
> **腫瘍摘出時の注意点**
> ●腫瘍の摘出にあたっては，栄養血管を早い時期に凝固遮断することと，頸髄，延髄を圧排せず，逆にその圧迫を解除するように，超音波吸引器などを用いて，内減圧を進めることが重要である．

● Schwannoma の場合は，発生母地の神経は切断せざるをえない場合があるが **[2a]**，近傍の神経が腫瘍表面で，引き伸ばされて膜状に扁平化している場合がある．Schwannoma には，真性被膜はないので，腫瘍から剝がれる膜様構造物は，近傍の神経である可能が高く，剝離温存する **[2b]**．

❻…閉創する

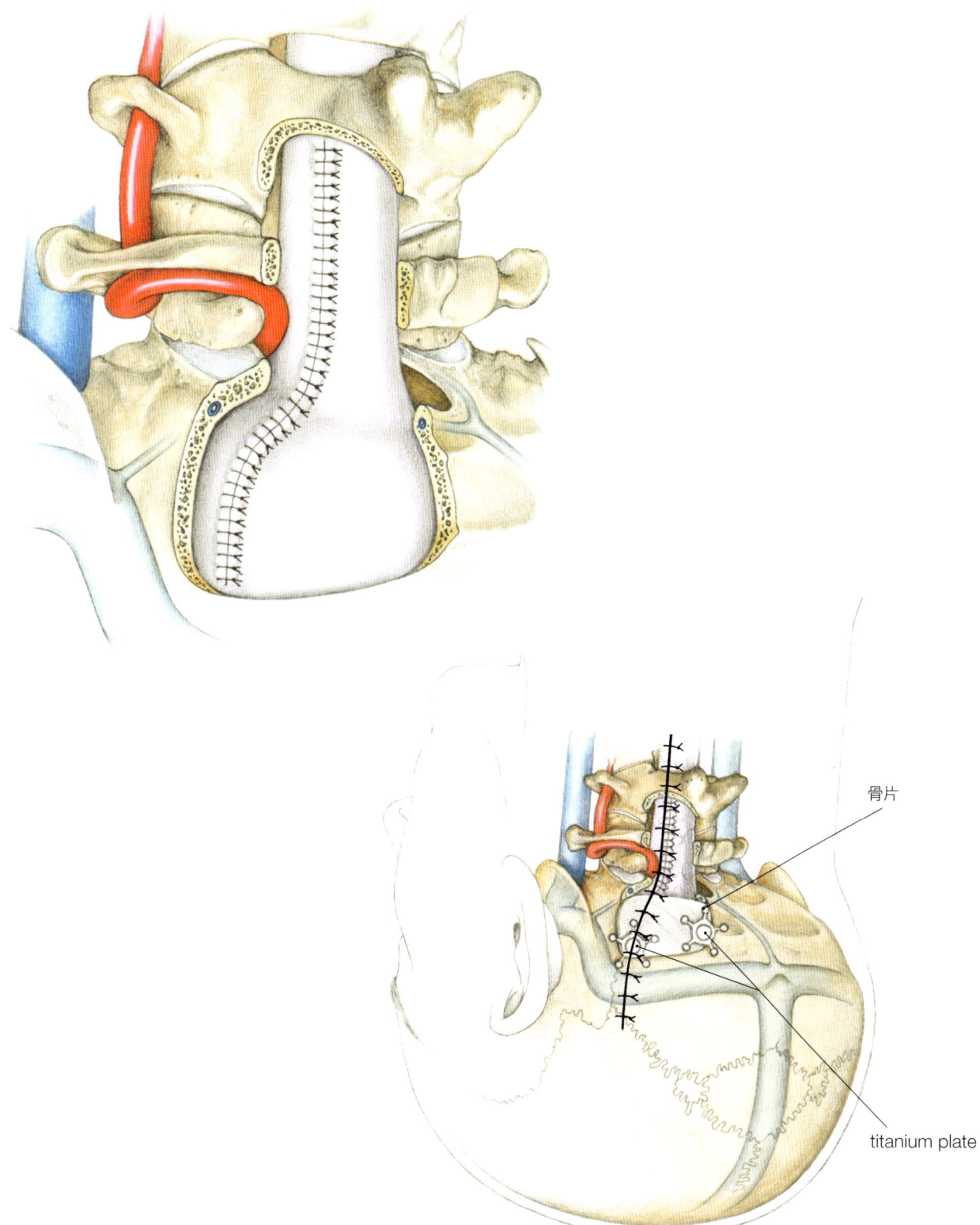

骨片
titanium plate

- くも膜を閉鎖する必要はないが，硬膜は watertight に縫合する．第1，第2頸椎であれば，椎弓の形成は不要である．後頭骨の骨片は，titanium plate で固定する．
- 皮弁をつくらない皮切であるので，筋層は筋膜を中心に，また皮下も密に縫合する必要があるが，皮下ドレーンを留置する必要はない．

▶後療法

- 後頭顆の部分削除であれば，不安定性の問題はないが，延髄の障害の可能性がある場合は，呼吸管理に留意する．
- 環椎後頭関節周辺の骨破壊のない場合は，後頭顆の後内側 1/3 程度は削除しても，術後の処置は必要ではない．
- 腫瘍の圧迫，術中の剥離操作などで，上部頚髄，延髄に障害が予想される場合は，慎重な呼吸管理が必要である．

▶まとめ

- 大後頭孔近傍腫瘍の摘出に際しては，後頭骨環椎関節の安定性を考慮した骨削除，膜構造を理解したうえでの腫瘍の剥離と，脳幹，脳神経，血管の温存が重要である．

（吉田一成）

■文献

1. Bertalanffy H, Seeger W. The dorsolateral, suboccipital, transcondylar approach to the lower clivus and anterior portion of the craniocervical junction. Neurosurgery 1991；29：815-21.
2. Kratimenos GP, Crockard HA. The far lateral approach for ventrally placed foramen magnum and upper cervical spine tumours. Br J Neurosurg 1993；7：129-40. PubMed PMID：8494614.
3. Kano T, et al. Meningiomas of the ventral foramen magnum and lower clivus：Factors influencing surgical morbidity, the extent of tumour resection, and tumour recurrence. Acta Neurochir（Wien）2010；152：79-86；discussion 86.
4. Ueda R, et al. Intradural C-1 ventral root schwannomas treated by surgical resection via the lateral suboccipital transcondylar approach—three case reports. Neurol Med Chir（Tokyo）2006；46：298-301.

髄内腫瘍の手術：上衣腫

手術の概要

- 髄内腫瘍のなかでも上衣腫（ependymoma）は全摘出が可能な腫瘍であり，術後神経症状の改善も期待できる．
- 顕微鏡視下の基本的な手術手技に習熟し，術中脊髄モニタリングを行いながら，できる限り早期に手術治療を行うことが重要である．

▶適応

- 脊髄障害がある場合はいうまでもなく，たとえ神経症状が軽度であってもできる限り早期に手術を適応するべきである．

▶手術のポイント

①体位と皮切：腹臥位で頭部を挙上し，頚部前屈位のコンコルド体位をとる．後方正中縦切開をおく．

②椎弓を処理する．項靱帯をよけ，傍脊柱筋を骨膜下に剥離し開創する．縦割して開大する椎弓の頭尾側椎間の黄色靱帯を切除し，椎弓下にT-sawを挿入して棘突起を縦割する．両側に削溝し椎弓を観音開きにして，傍脊柱筋に縫着しておく．

③顕微鏡視下に，硬膜，次いでくも膜を縦割して釣り糸をかける．

④後正中溝に入る後溝静脈を目印にして軟膜を切開し，鈍的に後正中溝を剥離する．

⑤十分に頭尾側まで軟膜切開ができたら，マイクロ鉤で腫瘍と脊髄のあいだを剥離する．途中腫瘍に入る血管は確実に凝固切離する．剥離後，腫瘍を摘出する．

⑥腫瘍の取り残し，出血がないことを確認したら，洗浄後に軟膜を9-0吸収糸で縫合する．次いで，くも膜，硬膜を5-0ナイロン糸で連続縫合する．

⑦開大した椎弓を還納し，糸で締結する．

⑧持続吸引ドレーンを留置して，髄液漏を防止するために密に筋層，皮下組織を縫合し閉創する．

手術手技の実際

❶ 手術体位,皮切

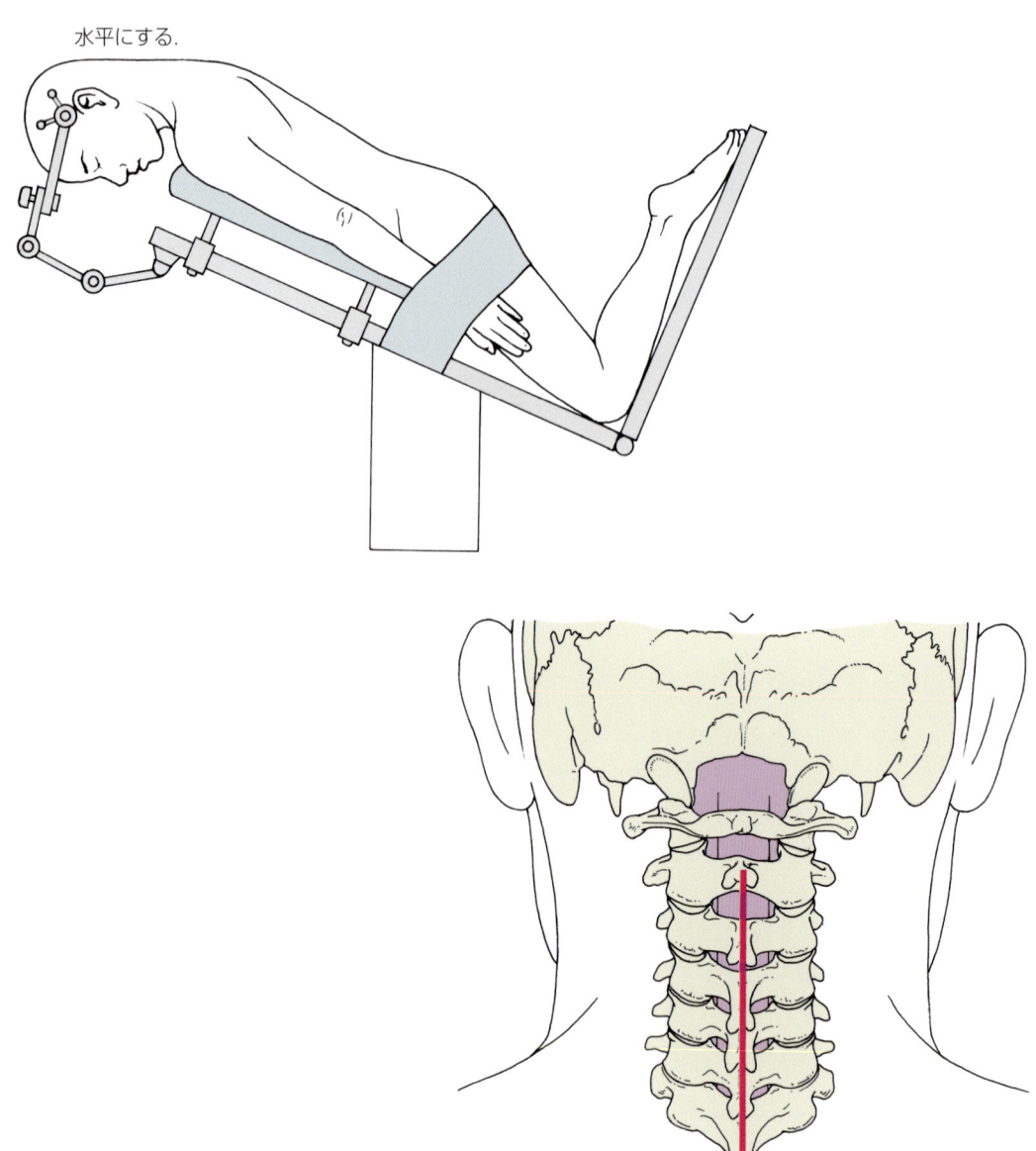

水平にする.

- 通常の頚椎後方進入と同様に,頭部挙上,頚部軽度前屈位で,いわゆるコンコルド体位をとる.
- 腫瘍が存在する罹患高位(C4〜C5)の頭尾側1椎弓を含めて展開するため,皮切はC2〜C7に至る後方正中縦切開とする.

❷ 椎弓を処理する

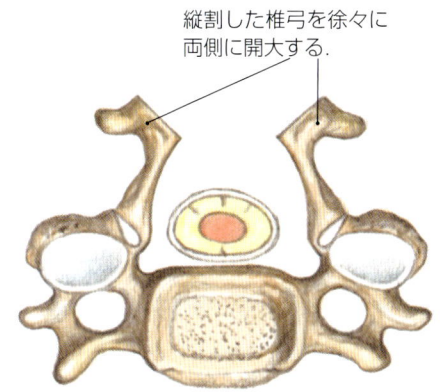

縦割した椎弓を徐々に両側に開大する．

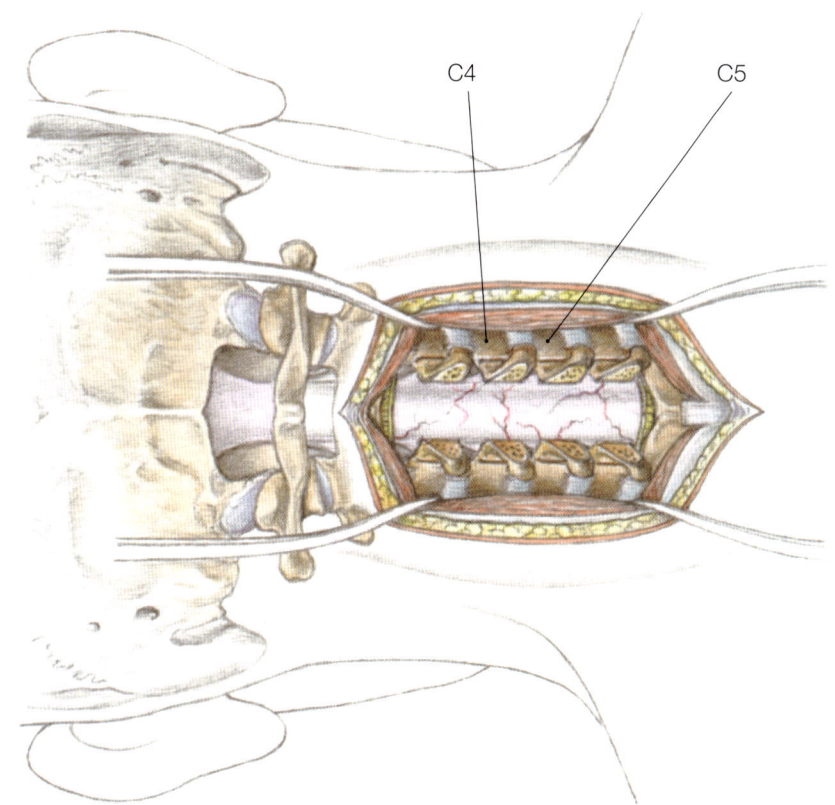

C4　C5

- 項靱帯を温存して傍脊柱筋を骨膜下に剥離展開する．C2-3 と C6-7 の黄色靱帯を切除し，T-saw guide を C3〜C6 の椎弓下に挿入し，次いで T-saw を通して棘突起を縦割する．
- 両側椎間関節内側部の椎弓にエアドリルを用いて削溝する．時々椎弓の硬さを確かめながら，縦割した椎弓を徐々に両側に開大する．棘突起に穿った孔に糸を通して，傍脊柱筋深部にかけて締結し，椎弓の開大位を保持する．

❸…硬膜，くも膜を処理する

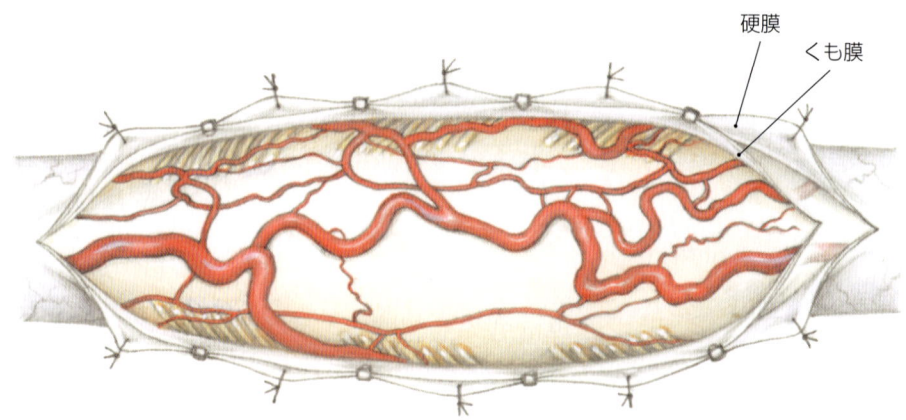
硬膜
くも膜

- 硬膜切開を行う前に手術創を十分に洗浄し，骨溝や硬膜外静脈叢からの出血がないことを確認することが，硬膜内操作を安全に行うために重要である．
- 顕微鏡視下に硬膜をメスで縦切開し，切開縁をピンセットで把持して硬膜下にスパーテルを入れ，剥離しながらメスで鋭的に縦切開する．縦切した硬膜に釣り糸をかけて周囲の筋層に縫着する．この操作は硬膜外静脈叢からの血液流入防止にもつながる．
- 次にくも膜の切開を行う．腫瘍により脊髄が腫大してくも膜と軟膜が癒着している場合は，脊髄表面の血管を損傷しないように鋏やバイポーラーピンセットで剥離し，凝固切離する．縦切したくも膜の断端はヘモクリップで硬膜に仮固定する．

❹…後正中溝を展開する

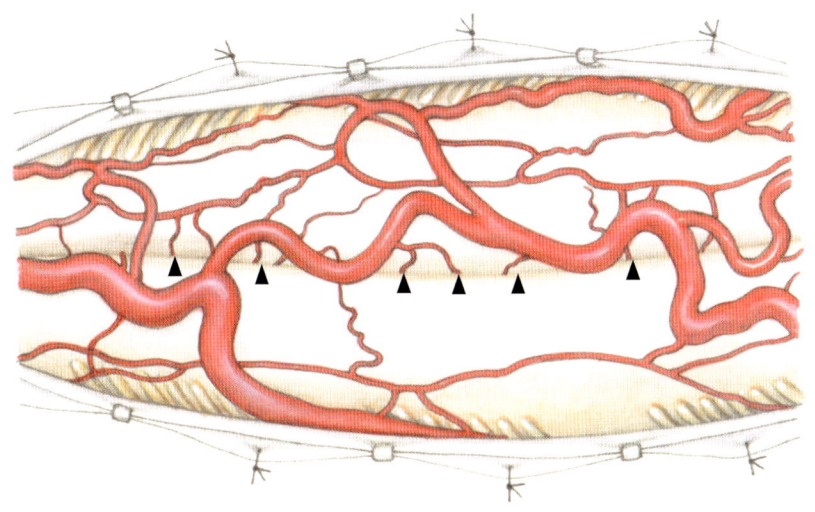

> ▶ ポイント
>
> **後溝静脈の同定が困難な場合**
> - 腫瘍発生高位では脊髄が回旋して後正中溝が偏位し，後溝静脈の同定が困難なことがある．腫瘍の頭側あるいは尾側部の正常脊髄で後溝静脈を探したほうが確実に後正中溝に達することができる．

- 髄内へのアプローチの前に顕微鏡の拡大率を最大限にまで上げて脊髄表面をじっくりと観察し，後正中溝を探す．このとき脊髄の中央で脊髄表面に出てくる後溝静脈を数か所で見つけ，これらをつなげると自ずと後正中溝が見えてくる．

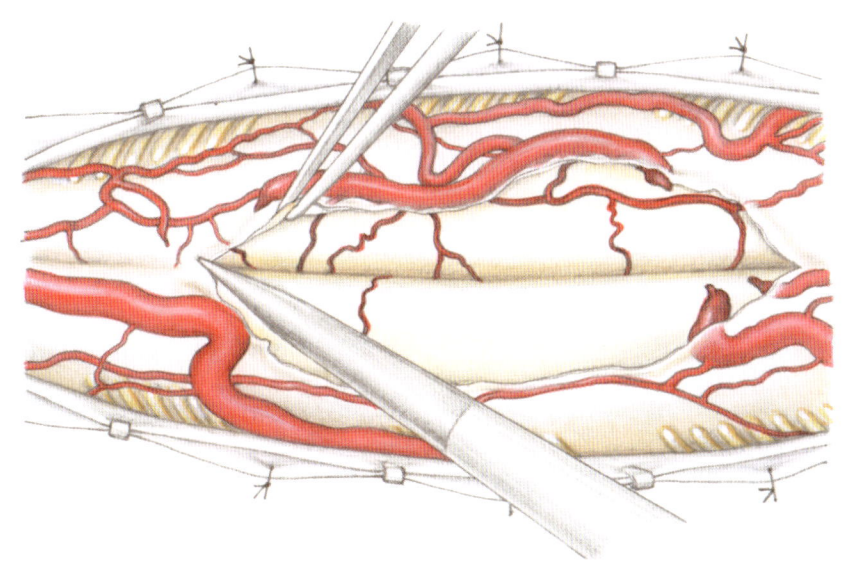

> ▶ ポイント
>
> **軟膜は大きめに切開する**
> - 軟膜は腫瘍の存在する範囲よりも大きめに切開する．後正中溝を展開する際，脊髄に過度なストレスを与えないために重要である．

- 後溝静脈のやや外側で軟膜のみを鋭利なメスの刃を上向きにして切開を加える．軟膜下にマイクロ剝離子を挿入し，マイクロ鋏で軟膜を切開していく．後正中溝と交差する太い静脈が存在する場合，静脈と外層軟膜を剝離し正中上から移動することで，できるだけ温存するように努める．やむなく切除する場合は，流出経路を考えて切離部位を決定する．

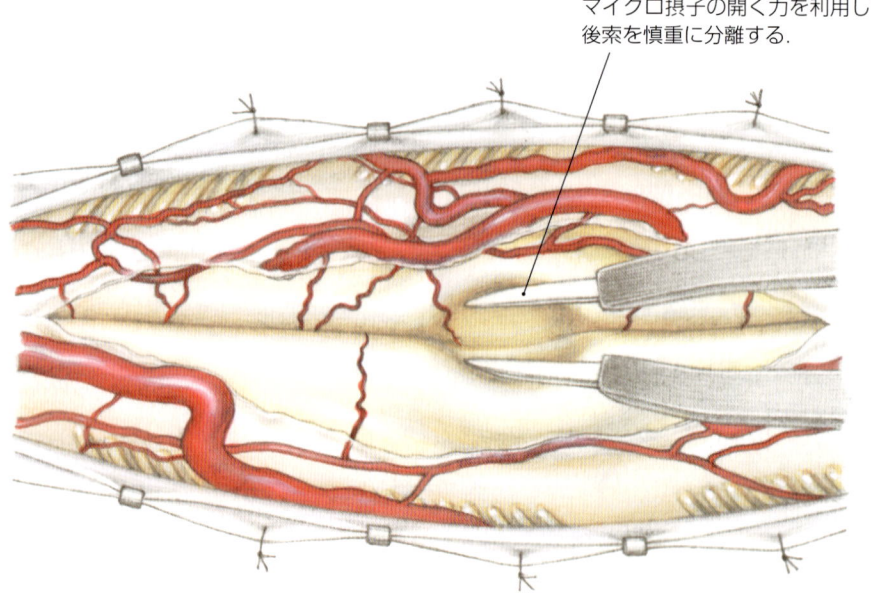

マイクロ摂子の開く力を利用して，後索を慎重に分離する．

- 鋭利なマイクロ摂子の開く力を利用して，神経線維の走行に沿って，後索を慎重に分離する．少し剥離が進んだら，マイクロ剥離子を用いて長軸方向に後正中溝を分けていく．確実に後正中溝に入っていれば次々と溝静脈が出現する．

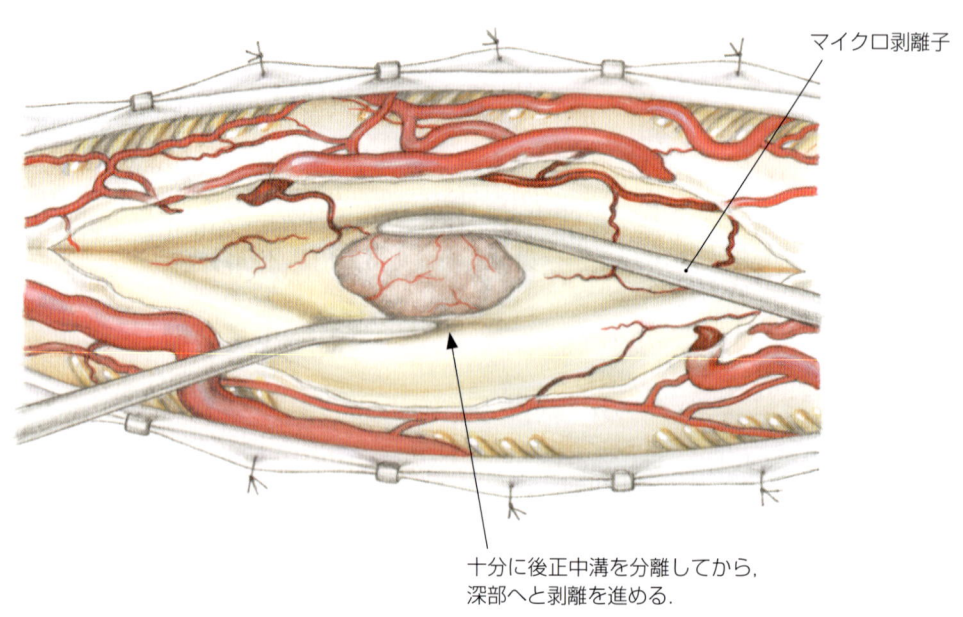

マイクロ剥離子

十分に後正中溝を分離してから，深部へと剥離を進める．

> ▶ピットフォール
> **脊髄にストレスを加えない**
> - 十分に後正中溝を分離しないで，深部に剥離を進めることは脊髄に過度なストレスを加えることになるので決して行ってはならない．

- 後正中溝を腫瘍の局在範囲を越えて十分に展開し腫瘍に到達したら，組織をできるだけ挫滅しないように鋭的に生検を行い，術中迅速病理診断の結果を待つ．

❺…髄内腫瘍を剥離し，摘出する

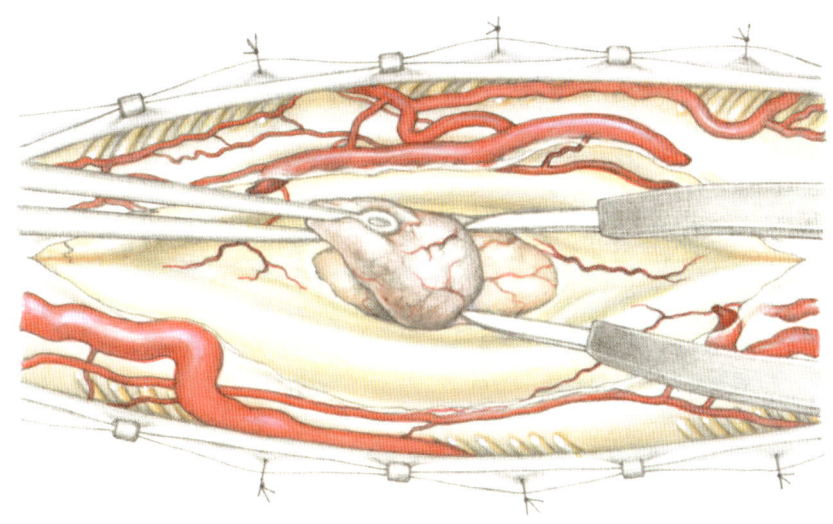

> ▶ **手技のコツ**
>
> **大きな腫瘍の側方剥離**
> - 腫瘍が大きい場合は，側方の剥離は危険である．CUSA（Cavitron ultrasonic surgical aspirator）を用いて腫瘍内減圧を行うことにより，腫瘍の剥離・摘出操作が安全に行える．

- 上衣腫の場合は，腫瘍と正常脊髄の剥離は可能である．腫瘍頭尾側に反応性嚢腫が存在する場合はより境界が明瞭になる．一方，腫瘍の頭尾側に反応性グリオーシスが存在し，腫瘍との剥離に難渋する場合は，無理をせず反応性グリオーシスは温存する．腫瘍の頭尾側の剥離ができたら，小さく切ったMQAをレトラクター代わりに挿入する．
- 腫瘍の側方を剥離する際は，後索が腫瘍により非常に薄くなっていることが多いので，これを保護するために細心の注意を払う．両手にマイクロ剥離子を持ち，脊髄にできるだけ力が加わらないように縦方向に腫瘍の表面をなぞるように剥離する．

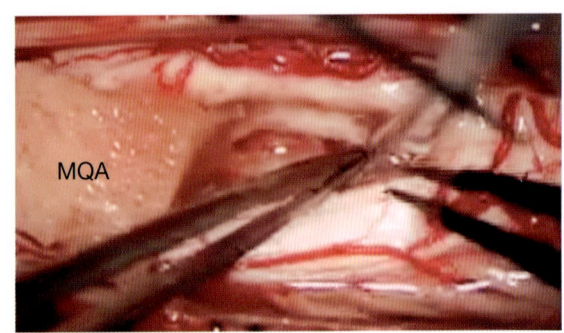
[1] 腫瘍の取り残しと止血の確認

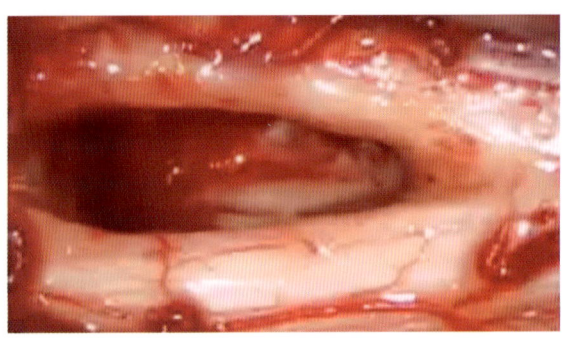
[2] 腫瘍摘出後

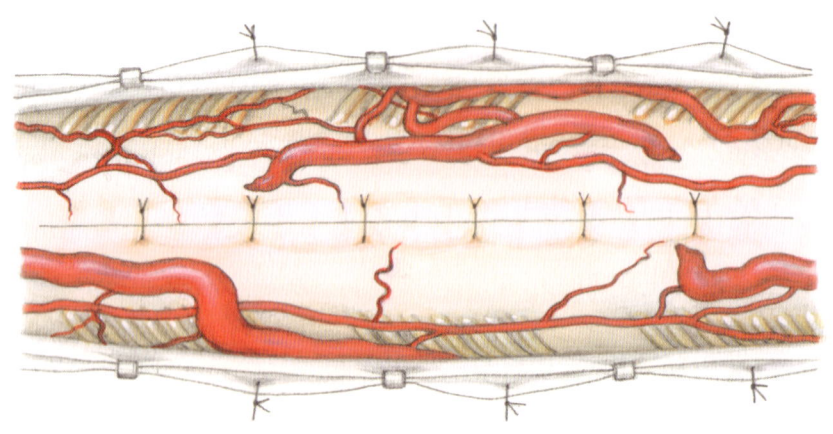

- 最後に腹側の剥離に移る．腫瘍の尾側端を腫瘍鉗子で軽く引き上げながら腹側を剥離し，途中で腹側から腫瘍に入る流入動脈を確実に凝固切離することが重要である．腹側の剥離ができれば腫瘍の全摘出が可能である．MQAで軽く脊髄をなぞりながら腫瘍の取り残しがないことと止血を確認する [1] [2]．
- 腫瘍摘出後は脊髄が二分されたまま髄液にさらされないように，軟膜を9-0吸収糸で縫合する．

❻…硬膜，くも膜を縫合する

- くも膜下腔を十分に洗浄したら，くも膜と硬膜を5-0ナイロン糸で連続縫合する．この際，両膜を止めていたヘモクリップは除去し，確実にくも膜を縫合すること，くも膜下腔に血液が残らないように十分洗浄することが，術後の癒着性くも膜炎や髄液漏を防止するうえで重要である．

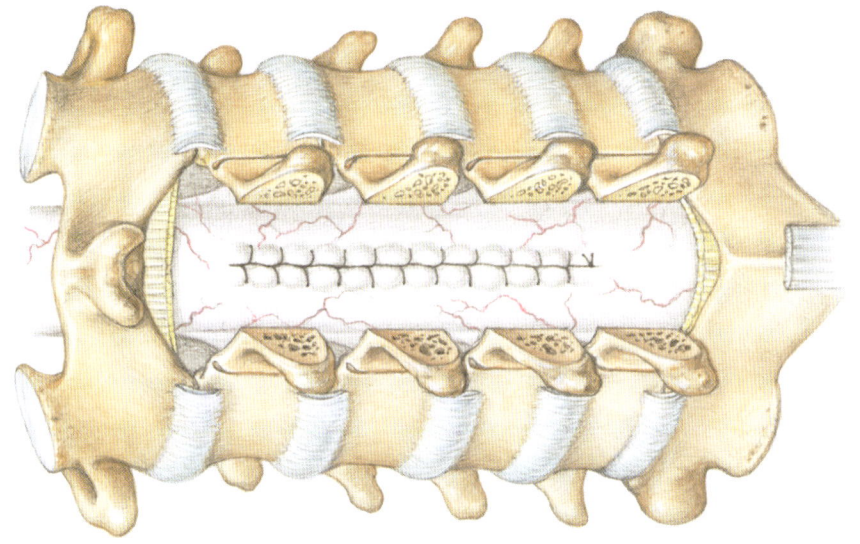

> ▶ポイント
>
> **縫合に人工硬膜を用いる場合**
> - 脊髄とくも膜との癒着が顕著でくも膜を温存できなかった場合は，人工硬膜をくも膜下に挿入し，癒着性くも膜炎の防止に努める．
> - また，腫瘍摘出後の脊髄の腫脹が著しい場合は，無理に硬膜を縫合せず人工硬膜を用いて硬膜形成術を行う．

❼…椎弓を還納して閉創する

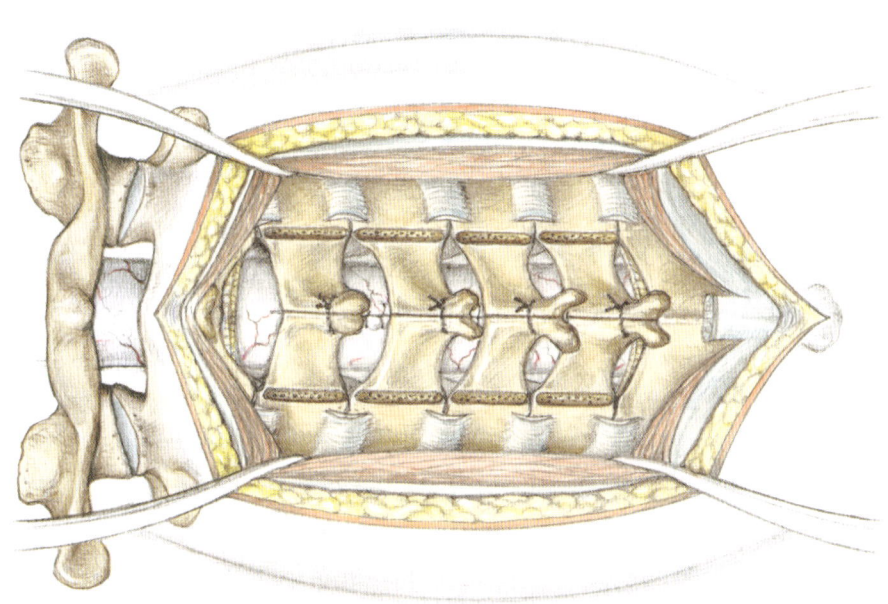

- 十分な創の洗浄と止血を確認したら，縦割した椎弓を還納して糸で締結する．
- 椎弓上にドレーンを留置して閉創する．この際，髄液漏を防止するために筋層と皮下組織をしっかりと縫合することが重要である．

▶後療法

- 術後4日間ベッド上安静とする．
- 創部痛が自制内で，感染や髄液漏の徴候がない場合は，通常4日前後でギャッジアップを許可し，その後，頭痛や吐気が出現しなければ頸椎カラーを装着して座位を開始し，1週間前後で立位・歩行を開始する．
- その後は神経症状に応じてリハビリテーションプログラムを組む．麻痺が高度な場合は褥瘡に注意し，術直後から全身状態が許せばベッド上での四肢筋力訓練や関節可動域訓練を開始し，関節の拘縮予防に努める．術後1週前後で斜面台起立訓練，筋力訓練を重点的に行い，平行棒内での起立・歩行訓練へと徐々に進めていく．さらに必要に応じて長・短下肢装具や杖の処方を考慮し，転倒などの事故には細心の注意を払う．
- 棘突起縦割・還納形成術を行った場合は，骨癒合が得られるまでの2～3か月間は頸椎カラーを装着させる．

(中村雅也，戸山芳昭)

■参考文献
1. 中村雅也ほか．髄内腫瘍の診断と治療．整・災外 2003；46：689-96.
2. 中村雅也ほか．脊髄・髄内病変．脊髄髄内進入法―後正中進入法．脊椎脊髄ジャーナル 2004；17：569-73.
3. 中村雅也，戸山芳昭．脊髄腫瘍の画像診断と治療（教育研修講演）．日本脊椎脊髄病学会雑誌 2005；16：472-86.
4. Nakamura M, et al. Surgical treatment of intramedullary spinal cord tumors—Prognosis and complications. Spinal Cord 2008；46：282-6.

髄内腫瘍の手術：星細胞腫

手術の概要

- 髄内腫瘍へのアプローチのなかでも，後正中溝を利用したposterior approachは最も利用頻度が高く，他の上衣腫でも頻用される．しかしながら星細胞腫（astrocytoma）では，周囲の脊髄に浸潤性に発育するだけでなく，一側白質にlateralityを有し，そのために，脊髄の正中構造そのものが左右どちらかにシフトしていることがしばしばみられる．
- 手術のゴールは新たな神経症状を出さずに，腫瘍を全摘出することである．しかしながら周辺の神経組織に浸潤性に発育する星細胞腫ではそのような全摘出は困難である．したがって，そのような症例では腫瘍を亜全摘し，その後に何らかの補助療法を行うことが主体となる．
- 筆者は髄内腫瘍のgold standardともいうべき，顕微鏡を使用したposterior midlineからのアプローチと手術の実際を星細胞腫の症例 **[1]** を例に詳細に述べることとする．

適応

- 髄内腫瘍患者は進行性に脊髄症状が進行し，最終的には重度の機能障害を生じるので，症状進行予防の意味では早期の外科治療が望ましい．その意味では，手術対象は軽度の神経症状を有する患者が望ましい．
- 手術に不向きな患者としては出血傾向のある患者，感染症のある患者，重篤すぎる症状を有する患者，そして生命予後がきわめて悪い患者などである．

手術のポイント

①周術期の管理と術中モニタリング：全身麻酔をプロポフォールとフェンタニルにて行い，手術開始時にステロイド，マンニトール，抗生物質の静注投与を行う．術中の知覚および運動神経のモニタリングはルーチンに行う．
②体位：腹臥位で腹部に圧迫が加わらないように留意し，頸髄および上位胸髄の症例では通常Mayfield固定などの頭部3点固定を使用し，腹臥位にて行う．
③皮切：後方アプローチでは正中切開とする．
④腫瘍の存在するレベルの上下1椎体余分に椎弓切除あるいは脊柱管拡大術を行う．小児例では椎弓形成を行う．
⑤腫瘍の存在部位を同定する．頸椎あるいは腰椎レベルでは術中X線で容易にレベルを確認できるが，胸椎レベルでは，硬膜を開ける前に超音波エコーで硬膜上から腫瘍の固形成分の上極・下極を同定する．
⑥顕微鏡下に硬膜を切開し，さらにくも膜を切開して両側の硬膜にヘモクリップで固定する．
⑦myelotomy（脊髄切開）を十分に行う．

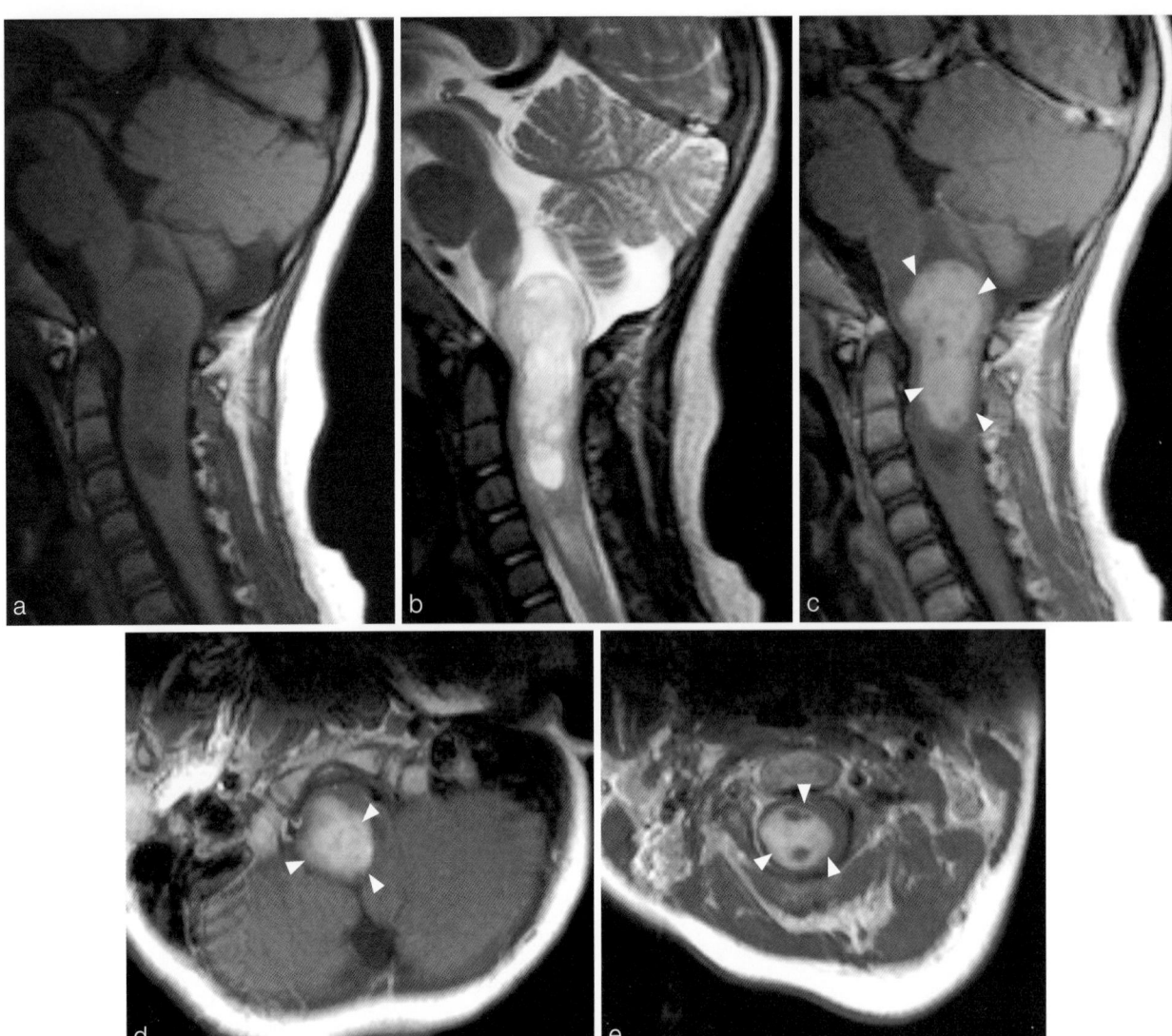

[1] 星細胞腫の症例（6歳，女児）
主訴として，3歳ころより右足を引きずると指摘されていた．MRIで異常を指摘され，治療のため当科へ紹介となる．右手足ともMMT（徒手筋力テスト）で4/5と軽度の筋力低下，右上下肢とも深部腱反射の亢進，軽度の歩行障害を認めた．MRIで延髄からC2レベルまで，T1強調画像で等信号（a），T2強調画像で高信号（b），Gdで増強される腫瘍を認めた（c）．MRIの軸面では延髄レベルからC2レベルまで，やや右側に偏在していた（d, e）．
a〜c：MRI矢状断．d, e：MRIの軸面．d：延髄レベル．e：C1–2レベル．

⑧腫瘍を摘出する．
⑨腫瘍を摘出した後に，8-0ナイロン糸で脊髄のmyeloplastyを数か所行う．
⑩硬膜を4-0あるいは5-0シルク糸で閉創する．
⑪硬膜にフィブリン糊を噴霧し，硬膜外ドレーンを挿入し，筋層，皮下，皮膚を閉じる．

手術手技の実際

❶ 周術期の管理と術中モニタリング

- 全身麻酔は後述する motor evoked potential（MEP）のためハロタン麻酔ではなく，プロポフォールとフェンタニルにて行い，筋弛緩薬の使用は挿管時のみとしてもらう．またメチルプレドニゾロンなどのステロイドとマンニトール，抗生物質の静注投与を手術開始時に行ってもらう．
- 術中の知覚および運動神経のモニタリングはルーチンに行っている．術中の SSEP（somatosensory evoked potential）は脊髄の後索の機能診断，MEP は下行性の運動路の機能を反映しているといわれている．MEP の振幅の 50％ 以上の低下がみられた際には，術者は手術操作を一時止めて回復するのを待つ．腫瘍の境界があり，MEP の回復がみられた際には腫瘍摘出の操作を続けるが，そうでなければ手術を断念する．
- 症例 [1] は全身麻酔後に MEP モニタリングの設定を行った．

❷ 手術体位

- 前方からのアプローチが可能な頚髄の腹側の腫瘍を除いて，ほとんどの髄内腫瘍では後方からのアプローチで腫瘍摘出を行う．
- 患者は腹臥位で腹部に圧迫が加わらないように留意する．頚髄および上位胸髄の症例では Mayfield 固定などの頭部 3 点固定を使用する．
- 症例 [1] は 3 点固定で腹臥位とした．

❸ 皮切

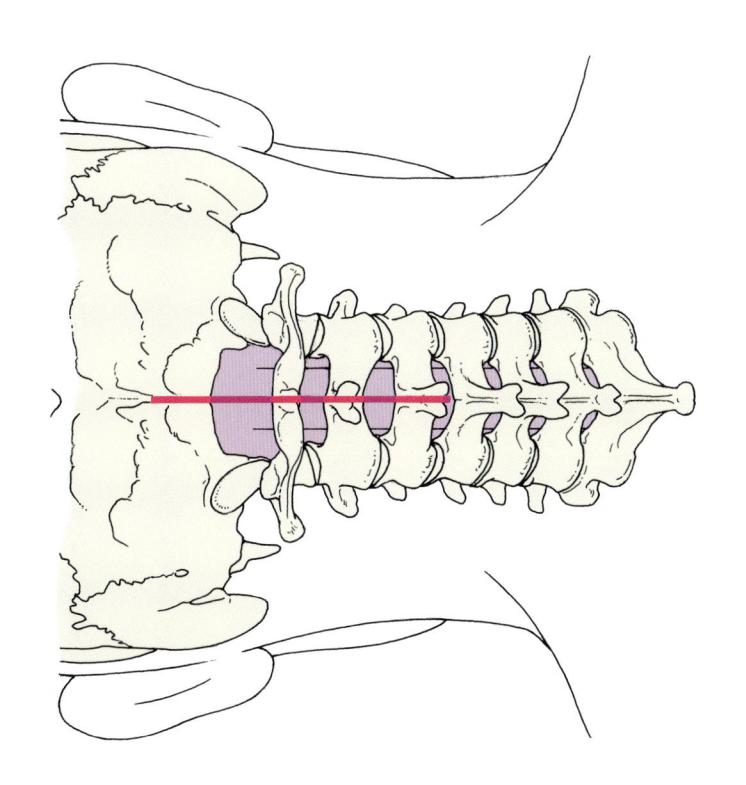

- 後方アプローチでは皮膚は正中切開とする．術中，皮下あるいは筋層からの出血には丁寧に止血を行う．
- 症例 [1] は大後頭孔部から C3 まで，直線状の皮膚切開とした．

❹…椎弓切除あるいは脊柱管拡大術を行う

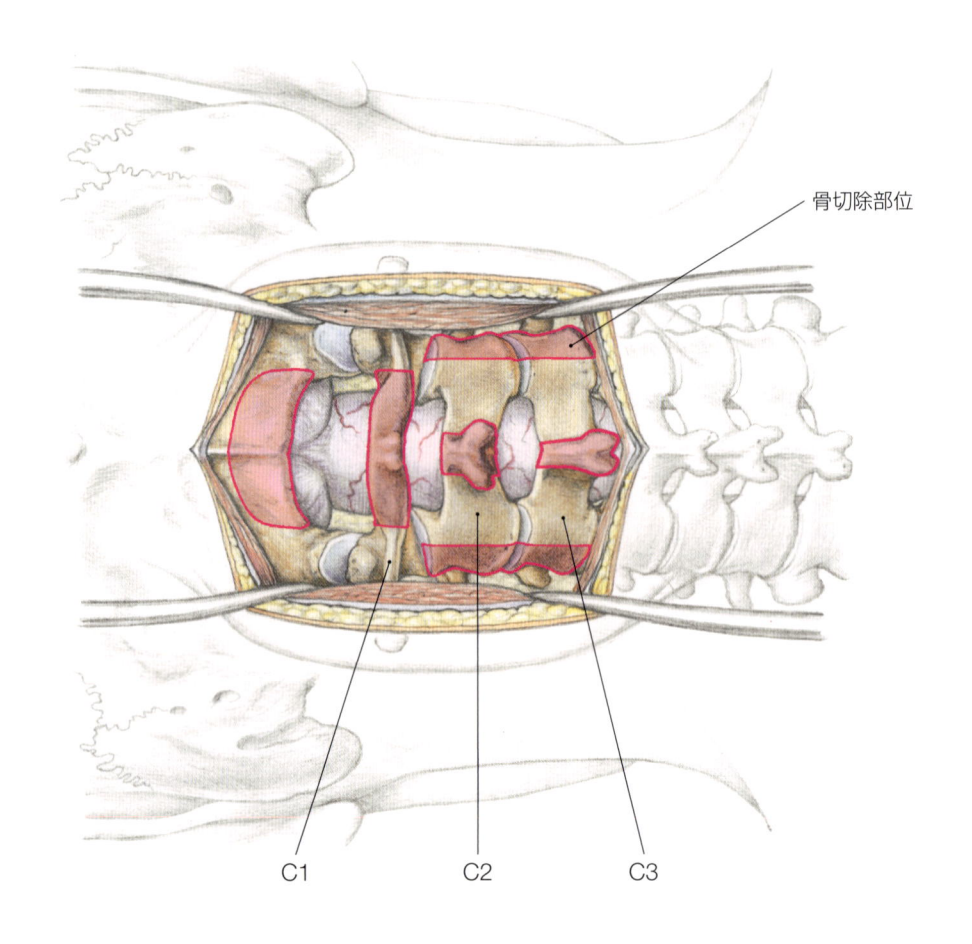

骨切除部位

C1　C2　C3

- 腫瘍の存在するレベルの上下1椎体余分に椎弓切除あるいは縦割式の脊柱管拡大術を行う．腫瘍周囲の囊胞成分のレベルについては外減圧を行う必要はない．とくに小児例では術後の脊柱変形予防のために椎弓形成術を行っている．
- 腫瘍が小さく後角侵入部に限局している症例では，片側椎弓切除にてアプローチしてもよい．
- 症例 [1] では，後頭骨を下端から15 mmドリリングし，C1椎弓切除，C2-C3は縦割式椎弓形成術を行った．

❺…腫瘍の存在部位を同定する

- 腫瘍が頸椎あるいは腰椎レベルの腫瘍では，術中X線で容易にそのレベルを確認できるが，胸椎レベルの腫瘍では術中X線では判断が難しいことも多い．硬膜を開ける前に，超音波エコーにて硬膜上から腫瘍の固形成分の上極・下極を同定するのが有用である．
- 症例 [1] はエコーで腫瘍を確認した．

❻…硬膜とくも膜を切開する

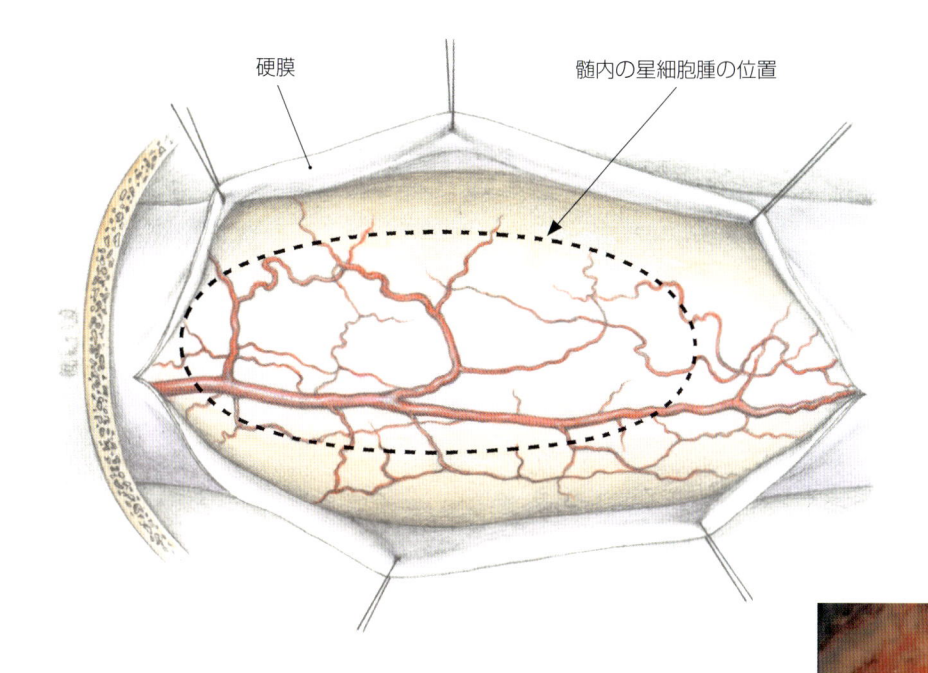

硬膜　　　　髄内の星細胞腫の位置

▶ポイント

丹念に止血する
- 硬膜外の静脈叢からの出血はアビテンあるいはゼロフォームで丹念に止血する．

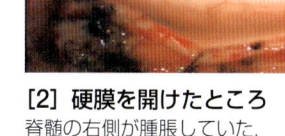

[2] 硬膜を開けたところ
脊髄の右側が腫脹していた．

- 硬膜を開ける前に傍脊柱筋にはコットンパッドを敷き，術野をきれいに保つ．
- 顕微鏡下に硬膜を開き，さらにくも膜を切開して両側の硬膜に小さなヘモクリップにて固定する．
- 症例 [1] の硬膜を開けると，とくに脊髄右側の腫大を認めた [2]．

❼…myelotomy を行う

- 髄内腫瘍症例では，通常，脊髄は腫脹しているが，脊髄背面の色調，静脈，左右への回転の有無についてチェックする．とりわけ後正中溝を正確に同定することが myelotomy を正確に行うために重要である．
- 後正中溝が同定できたら，myelotomy を行う．もし背側の静脈が太い場合にはできるだけどちらかに静脈を移動させ，静脈還流障害を少なくするように心がけている．脊髄の軟膜は強固なので，軟膜はマイクロ鋏あるいはナイフにて鋭的に切開し，その後，剥離子を用いて，後正中溝を左右に展開していく．myelotomy は腫瘍の上端および下端を十分に含む長さで行う．
- 髄内腫瘍が小さくて，後根進入部（dorsal root entry zone：DREZ）の直下にある場合には，後根進入部からアプローチする．小さな海綿状血管腫ではこの DREZ より行うことが多い．

くも膜

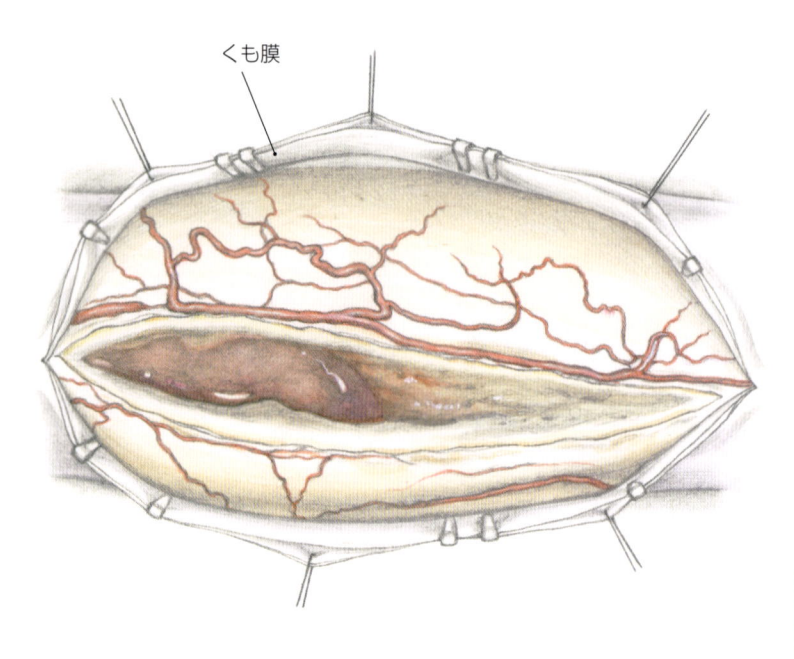

- 脊髄の myelotomy を十分に行い，腫瘍に達したあとに myelotomy を行った部分の脊髄軟膜の断端を 1.5 cm くらいの間隔で，8-0 ナイロン糸で左右の硬膜に吊り上げ，腫瘍摘出の作業スペースをつくる．腫瘍の背側の表面を露出した後に，腫瘍の上極・下極を同定し，周囲に囊胞が存在する場合には，それを開放する．
- 症例 [1] では，後正中溝に沿って myelotomy を行うも腫瘍は灰白色で軟らかく，とくに右側で脊髄との境界は不明瞭であった [3]．

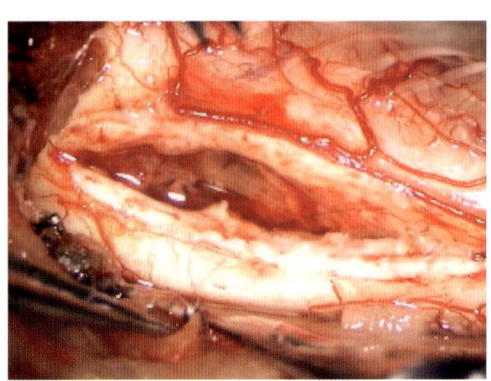

[3] midline myelotomy をした後，腫瘍の摘出を行うも腫瘍と脊髄の境界は不明瞭

▶ ポイント

後正中溝の同定
- 脊髄腫脹の強い症例ほど後正中溝の同定は溝が浅くなるために困難となる．しかし，後正中溝から流出する posterior septal vein に留意して同定することは可能である．ただし，星細胞腫では腫瘍自体が左右どちらかの白質に浸潤性に発育することから，後正中溝自体が正中になく，どちらかに偏在しているので十分な注意が必要である．その場合には顕微鏡の拡大率を上げ，腫瘍の存在する位置から上下に離れた部位で，前述の posterior septal vein をいくつか同定し，それを目印に後正中溝を同定する．

❽…腫瘍を摘出する

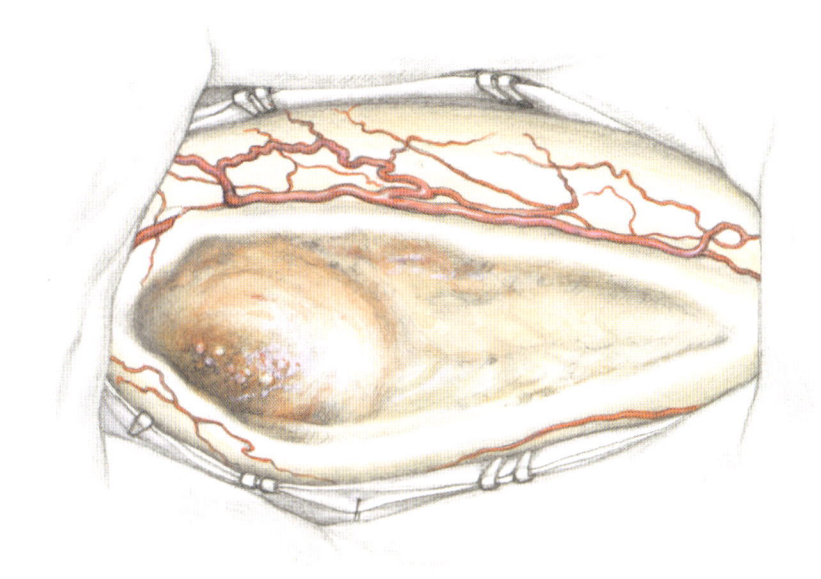

> ▶ **手技のコツ**
>
> **腫瘍は少しずつ摘出する**
> - 腫瘍の摘出にあたっては神経路の走行と平行に剥離を進め，摘出は尾側から行っていくが，腫瘍への栄養血管を術中同定し，凝固遮断しながら，少しずつ摘出していくことになる．

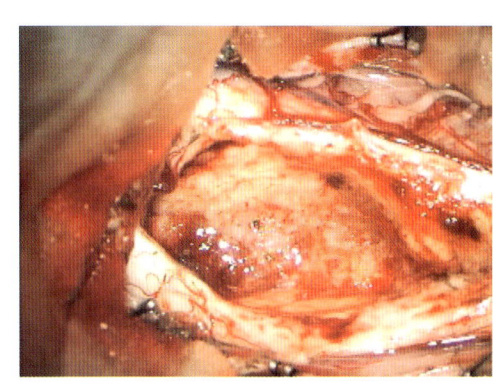

[4] 腫瘍の部分摘出後の術中写真

- 術中の生検にて腫瘍が悪性か良性か調べ，さらに顕微鏡下の所見で，周囲の神経組織に浸潤性なのかを判断したうえで，腫瘍摘出を部分摘出，亜全摘，全摘出のいずれとするか決定する．
- 腫瘍と脊髄組織の境界は，星細胞腫では明確な境界がないので，その場合には明らかな腫瘍の部位を，ソノペットなどを用いながら内減圧したうえで，可及的に摘出するが，grade 1 以外には星細胞腫の亜全摘は難しく，通常，部分摘出に終わることが多い．
- 症例 [1] では，ソノペットで内減圧を行い，40％程度の部分摘出で手術を終えた [4]．病理は pilocytic astrocytoma であった．

❾ 脊髄の myeloplasty を行い，閉創する

- 腫瘍を摘出した後に，脊髄の myeloplasty を 8-0 ナイロン糸で数か所行う．これは脊髄の変形を防ぎ，硬膜と脊髄の癒着を予防するためである．
- その後，硬膜を 4-0 あるいは 5-0 シルク糸で閉創する．その際に，脊髄と硬膜の癒着予防のために，現在は薄いゴアテックス®を硬膜下に挿入している．なお腫瘍摘出が部分摘出に終わり，脊髄の腫大がある症例ではゴアテックス®にて硬膜パッチを行い，外減圧としている．
- その後，硬膜にフィブリン糊を噴霧し，硬膜外ドレーンを挿入し，筋層，皮下，皮膚を閉じ，手術を終える．

> **手技のコツ**
> **硬膜の閉創**
> - 手術終了後に硬膜を閉める際には　硬膜・くも膜を同時に閉創する．

▶ 後療法

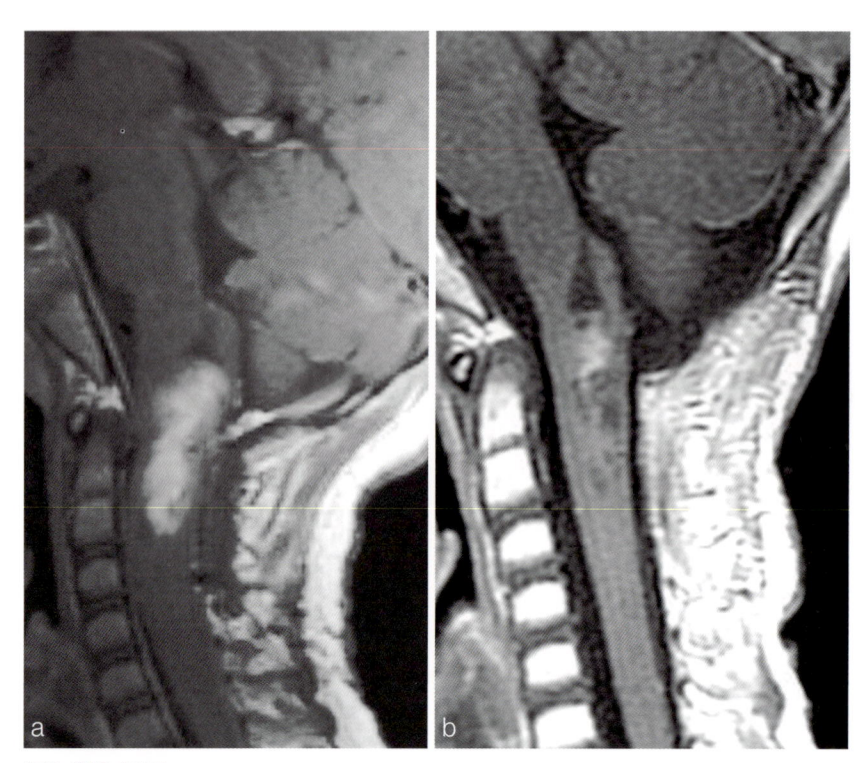

[5] 術後 MRI
a：腫瘍の部分摘出後の MRI．b：シスプラチンによる化学療法 6 か月後の MRI．

- 手術を終える前に，腹臥位のまま腰椎レベルで腰椎ドレナージを挿入し，術後 5〜7 日，髄液漏予防の目的でドレナージしている．
- 症例 [1] では，術後，新たな神経症状の出現は認めず，その後，シスプラチン主体の化学療法を行い，術後 5 年後の現在も経過良好である [5]．

サイドメモ

二期的手術

- 最初の二期的手術は1907年にElsbegにより報告された．脊髄の腫瘍摘出をしようとmyelotomyを行った際に腫瘍が分娩するのに気づき，1週間後に再度創を開き，残りの腫瘍を容易に摘出することができたというものであった．Benzelも2例のholocord astrocytomaに対して，二期的手術の報告をしている．それは，最初の手術で椎弓切除，myelotomy，そして腫瘍の亜全摘を行い，2回目の手術で残存する腫瘍を摘出するものであった．Karaguらも7例のastrocytomaに二期的手術を行ったという報告をしている．筆者らも3例の星細胞腫への二期的手術を報告している．1回目の手術ではmyelotomy，生検（あるいは部分摘出），硬膜形成を行い，2回目の手術を1回目の2〜3週後に行って，周囲の菲薄化した脊髄が膨らみ，腫瘍との境界がより明瞭になったのを確認して，残る腫瘍を新たな症状を出さずに摘出している．
- 二期的手術は，巨大なlow-grade astrocytomaなどでは手術による神経症状の悪化を防ぐうえでも有用な手術方法と思われる．

手術の合併症

- たいていの患者は手術直後には神経症状が悪化する．これは手術操作に伴う脊髄浮腫あるいは神経障害に起因するが，術後3か月までには術前の状態に戻るといえる．術後起こるかもしれない合併症としては，脊髄症状の悪化，後出血，髄液漏，創部の感染，髄膜炎，深部静脈血栓症，肺塞栓，脊椎の変形，癒着性くも膜炎などがある．

神経症状の悪化について

- 患者の術後の神経機能は術前の機能と相関する．軽度から中度の神経障害を示す患者は腫瘍摘出後に症状の軽快を認めることがあるが，術前の神経症状が重篤な症例では回復は難しい．術直後の髄内腫瘍の患者はしばしば神経症状の悪化を示す．最も起こりやすい症状は後索症状，すなわち触覚，位置覚の障害である．硬膜と脊髄が癒着した場合には，脊髄の繋留により遅発性に脊髄症状を起こしうるが，予防のために，硬膜下にゴアテックス®膜を挿入することは有用である．

髄液漏について

- 硬膜の縫合をしても，とりわけゴアテックス®パッチによる外減圧をした際には髄液漏が起こりやすい．通常，フィブリン糊を噴霧し，腰椎ドレナージを5〜7日ほど留置する．また硬膜閉創の際に，フィブリン糊とともにPGAシート（ポリグリコール酸シート）を用いるのも髄液漏予防にはきわめて有用である．

まとめ

- 術後の患者は外来にて神経症状の悪化の有無，MRIでの腫瘍の再発，再増大を定期的にチェックをする．星細胞腫などのgliomaでは，長期にわたって患者をみていく必要がある．

（飛騨一利）

文献

1. Adams DC, et al. Monitoring of intraoperative motor-evoked potentials under conditions of controlled neuromuscular blockade [see comments]. Anesth Analg 1993；77：913-8.
2. Benzel ED, et al. Holocord astrocytoma: A two-stage operative approach. Spine 1987；12：746-9.
3. Cooper PR. Management of intramedullary spinal cord tumors. In: Tindall GT, et al, editors. The Practice of Neurosurgery. Baltimore：Williams & Wilkins; 1996. p. 1335-46.
4. Epstein F, Epstein N. Surgical management of holocord intramedullary spinal cord astrocytomas in children. J Neurosurg 1981；54：829-32.
5. Epstein FJ, et al. Intraoperative ultrasonography: An important surgical adjunct for intramedullary tumors. J Neurosurg 1991；74：729-33.
6. Guidetti B, et al. Long-term results of the surgical treatment of 129 intramedullary spinal gliomas. J Neurosurg 1981；54：323-30.
7. Hida K, et al. Two-stage operation for resection of spinal cord astrocytomas: Technical case report of three cases. Neurosurgery 2006；58：ONS E-373.
8. Kalangu KK, Couto MT. Radical resection of intramedullary spinal cord tumors without cavitron ultrasonic aspirator or CO_2 Laser: A "two stage" technique. Surg Neurol 1996；46：310-6.

髄内腫瘍の手術：海綿状血管腫

手術の概要

- 脊髄海綿状血管腫（cavernous angiomas〈hemangiomas〉, cavernomas）は，脊髄髄内腫瘍全体の1～5％の頻度でみられる比較的まれな，毛細血管様組織から成る潜在性血管異常である[1,2]．
- 発生高位は頚髄，上位胸髄，下位胸髄，円錐部でそれぞれ約39％，30％，24％，7％と報告されており[1]，発生高位に特異性はない．脊髄横断面での局在は中心からやや偏在している症例が多く，髄外進展するケースもある．
- 一般に小病巣からの出血により髄節症状や脊髄症状を呈するため，出血直後のMRIでは病巣が見逃されることも少なくない．
- 手術は手術用顕微鏡（マイクロスコープ）使用下での全摘出術を行う．脊髄内の腫瘍の局在により，脊髄への侵襲を最小限としたアプローチを選択すべきである．

▶適応

- 薬物療法や放射線照射には，出血予防や根治的治療効果はない．手術療法が唯一の根治的治療法であることはコンセンサスが得られており，一部の出血既往歴がない無症候性腫瘍や多発病変以外はすべて外科的切除術の適応である[3]．
- 出血を繰り返すごとに神経機能が低下し，術後の改善率も悪いため[4,5]，可及的早期の手術が推奨されている．
- 出血後急性期における手術は脊髄にさらなるダメージを与えかねないため，神経麻痺の回復を待ってから手術を実施する[5]．

▶手術のポイント

①体位：腫瘍の高位が頚髄から上位胸髄（第5胸椎程度）までの場合はメイフィールド固定器により頭部を3点固定する．中下位胸髄高位の場合はホールフレームなどの4点支持台を用いた腹臥位とする．
②マーキング：胸髄高位では18G注射針でマーキングを行い，X線で高位確認をする．
③皮切：腫瘍の大きさにより椎弓切除の領域を決め，それに準じた皮切・展開を行う．
④頚椎から第1胸椎までは椎弓形成を，第2胸椎以下は椎弓切除を行い，脊髄を展開する．硬膜が露出した後は手術用顕微鏡（マイクロスコープ）下での操作を行う．硬膜外静脈叢を十分に焼灼し，硬膜とくも膜をそれぞれ切開すると脊髄が露出する．
⑤術前MRI画像にて確認した腫瘍の局在により腫瘍へのアプローチを慎重に選択する．

⑥腫瘍の一部を露出した後，腫瘍周囲のグリオーシスをメルクマールとして腫瘍周囲を剥離する．
⑦腫瘍切除後，人工髄液にて十分な洗浄を行い，縫合可能な軟膜は9-0ナイロン糸で縫合する．さらにくも膜と硬膜を5-0ナイロン糸で縫合する．
⑧持続吸引ドレーンを留置し，閉創する．

手術手技の実際

- 腫瘍の局在によりアプローチが異なるため，腫瘍の一部が脊髄表層に局在している場合について概説する．後正中溝進入などは「髄内腫瘍の手術」の他項を参照されたい．

❶ 手術体位

- 腫瘍の高位が頚髄から上位胸髄（第5胸椎程度）までの場合はメイフィールド固定器により頭部を3点固定する．胸髄高位の場合はホールフレームなどの4点支持台を用いた腹臥位とする．

❷ マーキングと皮切

- 胸髄高位では18G注射針でマーキングを行い，X線で高位確認をする．
- 腫瘍の大きさにより椎弓切除の領域を決め，それに準じた皮切・展開を行う．
- 展開時から脊髄モニタリングにより脊髄機能を随時確認する．

❸…脊髄を展開する

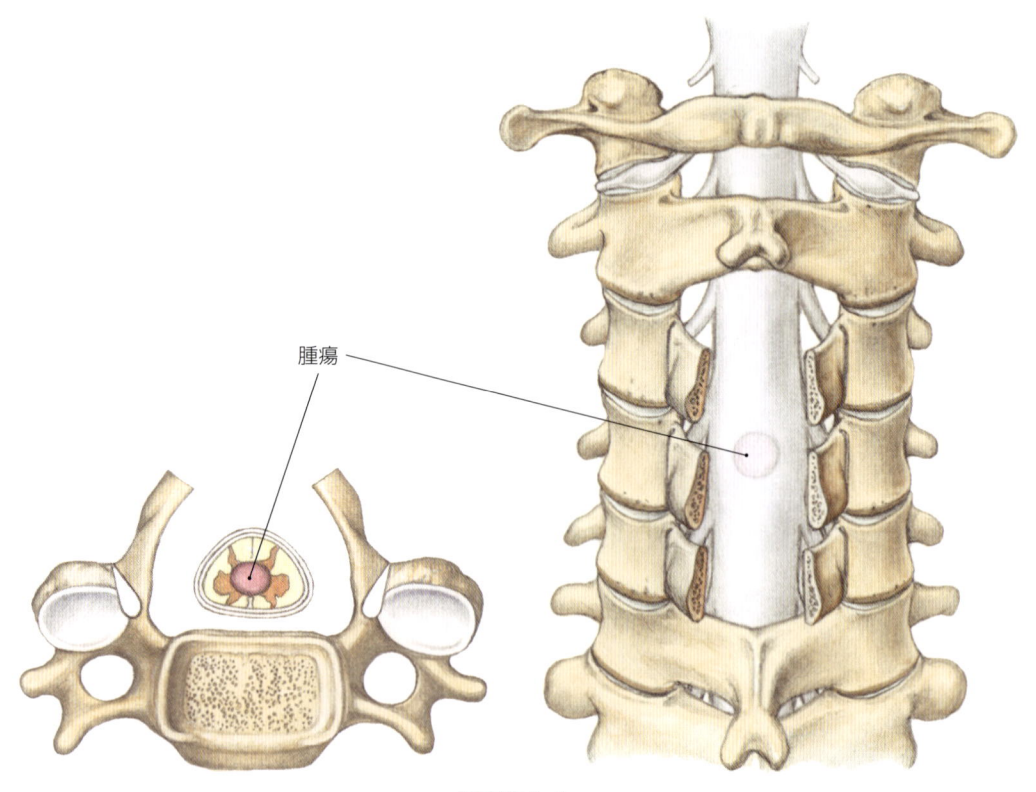

観音開き式

> ▶ ポイント
>
> **腫瘍の局在の確認**
> ● アプローチは，術前MRI画像所見にて腫瘍の局在を確認し，選択する．

> ▶ ポイント
>
> **ヒンジの落ち込みに注意**
> ● 観音開き式の場合は，腫瘍切除後の閉創時に脊髄の腫脹がなければ椎弓を閉じることができる．その際はヒンジの落ち込みに注意する．

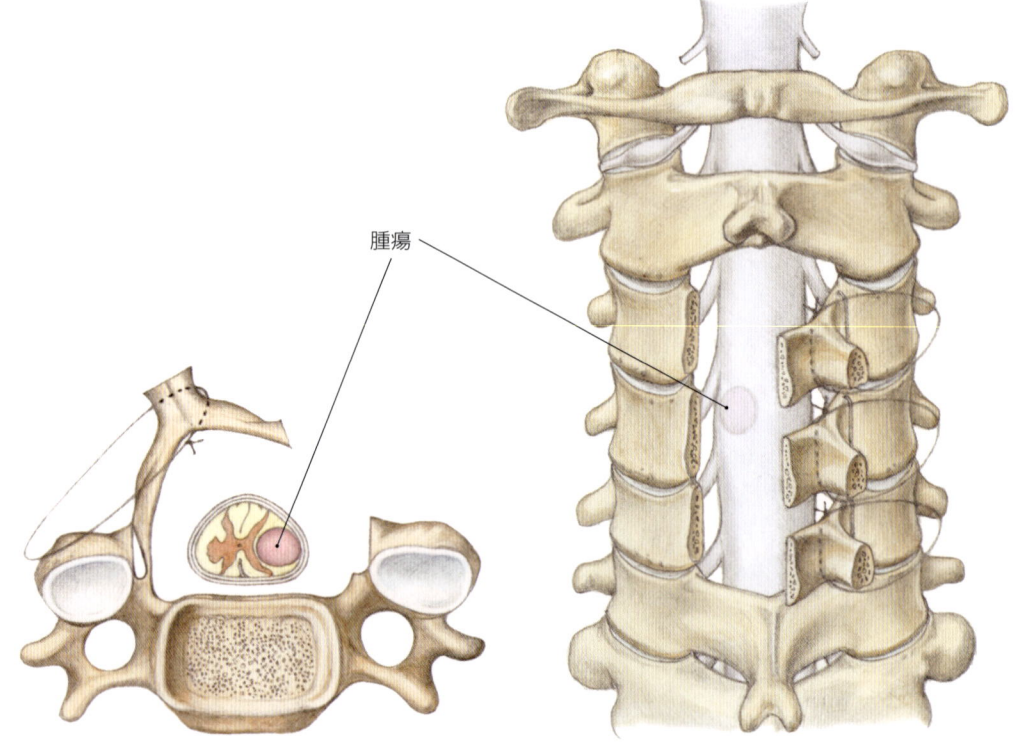

片開き式

● 頸髄正中病変では観音開き式，偏在する場合は片開き式による椎弓形成を行う．中下位胸髄ならびに円錐部では棘突起縦割式椎弓形成を行う．

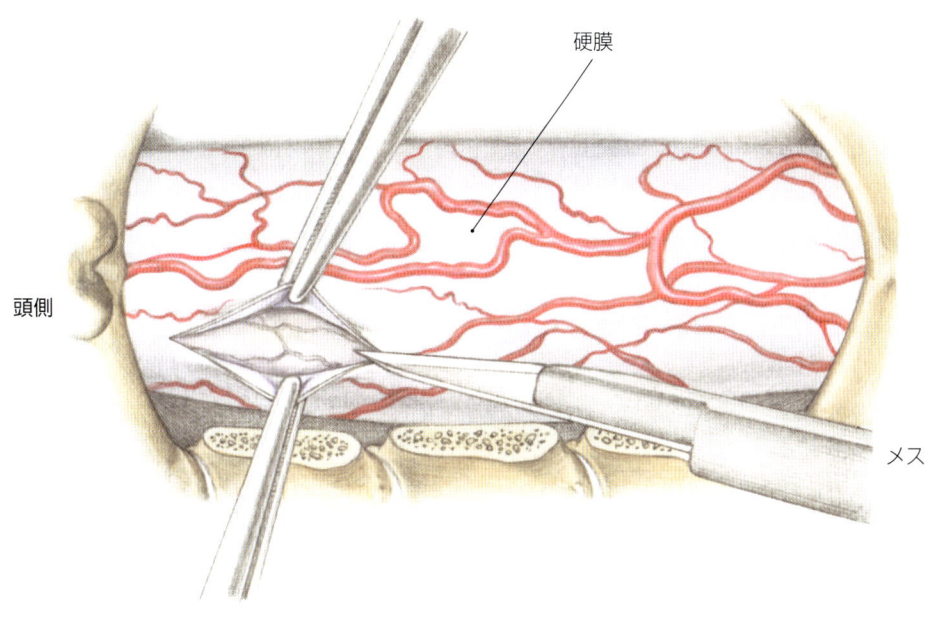

髄内腫瘍の手術：海綿状血管腫 | 33

硬膜

頭側

メス

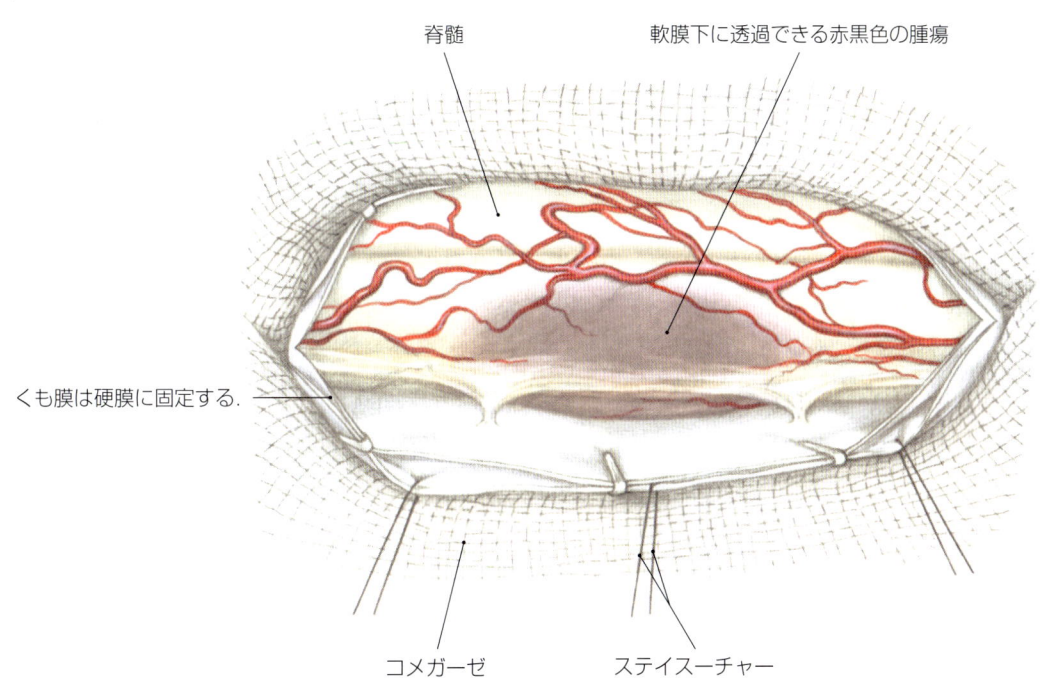

脊髄　　　軟膜下に透過できる赤黒色の腫瘍

くも膜は硬膜に固定する．

コメガーゼ　　ステイスーチャー

▶ポイント
癒着の防止
- 硬膜外出血によるくも膜下腔への血液垂れ込みは癒着の原因になるため，硬膜外静脈叢はバイポーラーで十分に焼灼し，周囲にコメガーゼを充填する．

- 硬膜が露出した後，手術用顕微鏡（マイクロスコープ）下で脊髄を展開する．硬膜を頭尾側方向に切開・展開し，ステイスーチャーをかけた後，くも膜を同様に切開し，硬膜に固定する．

❹…腫瘍へアプローチする

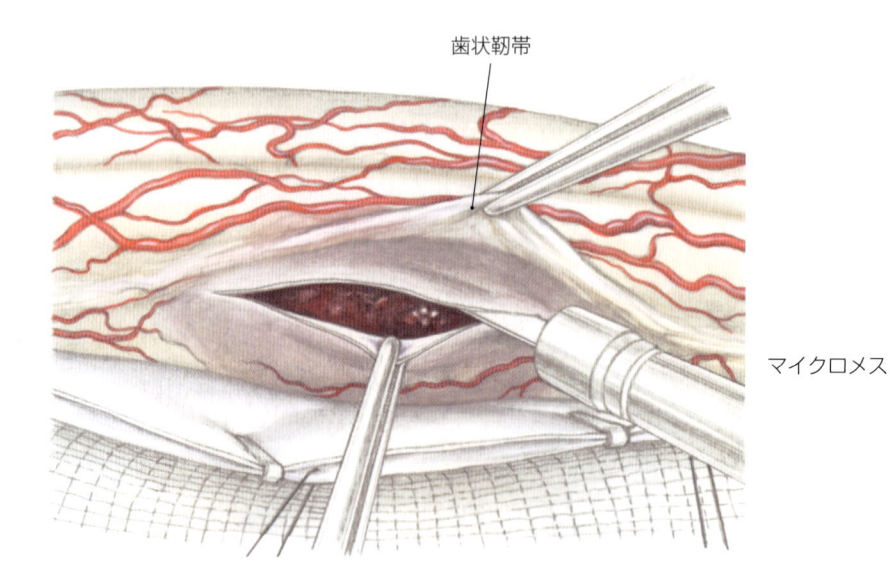

歯状靱帯

マイクロメス

- 軟膜下に赤黒色の腫瘍が透過できる場合は，その直上の軟膜をマイクロメスで切開する．その際，先端鋭のマリスバイポーラーで小血管を焼灼しながら展開する．通常，腫瘍実質は赤黒色を呈し，腫瘍周囲には黄褐色のヘモシデリン沈着したグリオーシスが存在する．

> ▶ ポイント
>
> **アプローチの選択**
> - 腫瘍が脊髄横断面で中心部に局在している場合は後正中溝から進入する．腫瘍が偏在し脊髄後根神経進入部（dorsal root entry zone：DREZ）から腫瘍までが近ければDREZからのアプローチを試みる．あるいは髄外進展している場合はその直上から進入する．
> - これらの進入法の使い分けにより，正常脊髄への侵襲を最小限として安全に腫瘍切除を行うことが可能となる．いずれのアプローチも脊髄表面の軟膜を切離しながら展開を進める．

❺…腫瘍を全周性に剥離し，摘出する

腫瘍実質

マイクロヘラ

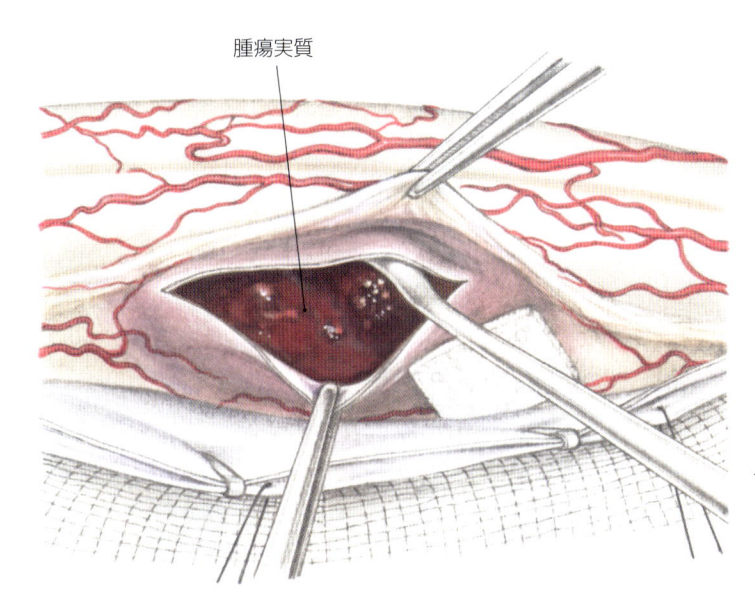

- 腫瘍実質に切り込むと易出血性であるため，グリオーシスをメルクマールとして腫瘍周囲を慎重に剥離する．

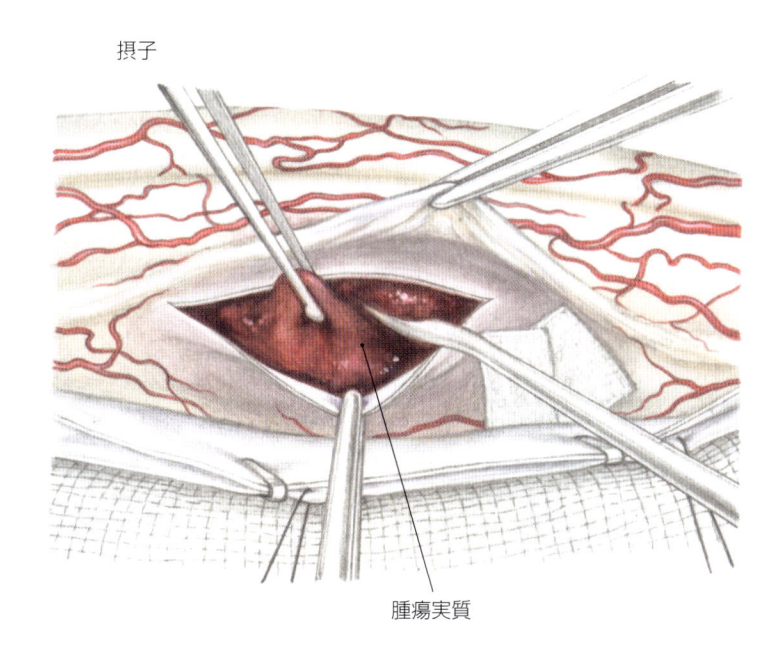

鑷子

腫瘍実質

▶ 手技のコツ
腫瘍が側方に局在する場合の操作
- 腫瘍が脊髄側方に局在する場合は，歯状靱帯を切離し，脊髄全体をゆっくりと回旋させて視野を確保する．無理かつ煩雑な操作は脊髄に容易にダメージを与えるため慎重に行う．

- 腫瘍周囲の血管は十分に凝固・切離し，腫瘍の剥離操作はMEPやSEPなどの脊髄モニタリングにより脊髄機能を随時確認しながら行う．脊髄を愛護的にレトラクトすることが重要である．
- 腫瘍を全周性に剥離し摘出する．

❻ 軟膜縫合と硬膜・くも膜縫合を行う

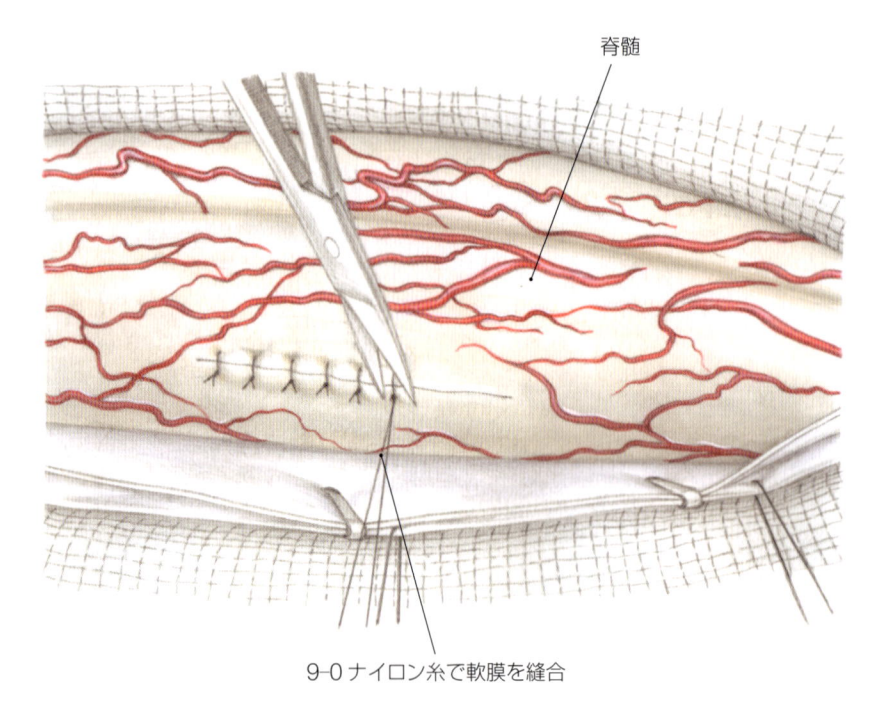

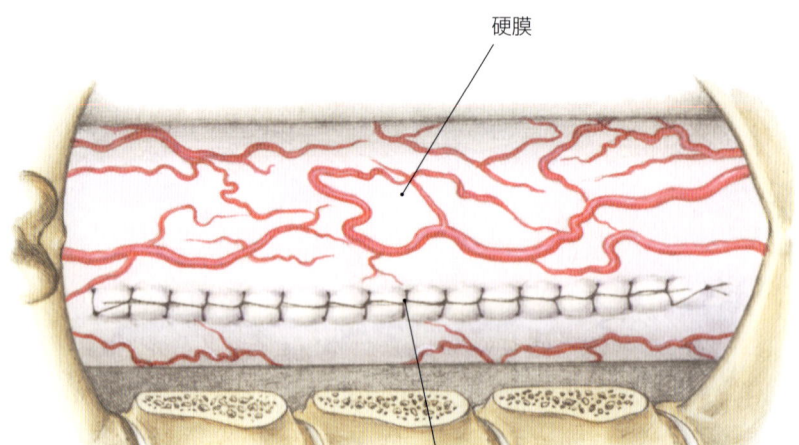

脊髄

9-0ナイロン糸で軟膜を縫合

硬膜

5-0ナイロン糸でくも膜と硬膜を縫合

> ▶ポイント
>
> **癒着性くも膜炎の防止**
> - くも膜に癒着や欠損があり，縫合時に脊髄を完全に被覆しないと将来的に癒着性くも膜炎を招くため，人工硬膜を硬膜下にあてがい硬膜縫合を行う．

- 腫瘍の全摘出後は人工髄液で腫瘍切除部とくも膜下腔を十分に洗浄し止血を施す．軟膜の縫合には9-0ナイロン糸を用いる．ただし，軟膜縫合により脊髄実質に緊張がかかる場合は軟膜を縫合する必要はない．
- 続いて，くも膜と硬膜を5-0ナイロン糸で縫合する．

❼ ドレーンを留置し，閉創する

- 硬膜縫合後は髄液漏予防のためにネオベール®をフィブリン糊でサンドイッチ状にして硬膜表面を被覆する．
- その後，持続吸引ドレーンを留置し，筋層，筋膜，皮下，真皮下を順番に密に縫合する．

> ▶ **手技のコツ**
>
> **観音開き式で椎弓を戻す場合の髄液漏予防法**
> - 頸椎高位の観音開き式椎弓形成の場合は，脊髄と硬膜が腫脹していなければ，開いた椎弓を元の状態に閉じることが可能である．その際，ネオベール®は使用せずにフィブリン糊を薄く硬膜上に撒き，椎弓を戻し，さらにフィブリン糊を塗布する．

▶ 後療法

- 持続吸引ドレーンは強陰圧でなく弱陰圧で引く．術後，髄液が300 mL以上引けた場合は陰圧解除を行い自然圧とする．
- 術当日から上下肢の自動運動を開始し，3日間のベッド上安静の後，術後4日目から起立・歩行訓練を開始する．

（石井　賢，中村雅也）

■**文献**

1. Dickman CA, et al. Spinal Cord and Spinal Column Tumors (T Hiscock). New York: Thieme; 2005.
2. 中村雅也. 脊髄髄内腫瘍. 越智隆弘ほか編. 最新整形外科学大系10. 脊椎・脊髄. 東京：中山書店；2007. p. 370-6.
3. 石井　賢. 胸椎部脊髄疾患の症候と外科治療. 脊椎脊髄ジャーナル 2009；22：179-86.
4. 石井　賢ほか. 脊髄海綿状血管腫の治療戦略—臨床経過と画像所見からみた外科的治療のタイミング—. 日本脊椎脊髄病学会雑誌 2008.
5. Ishii K, Nakamura M. Intramedullary spinal cord cavernous hemangiomas: Clinical features and surgical treatment. Brain Nerve 2011；63：27-30.

頚椎 dumbbell 腫瘍の手術
──被膜内摘出術

手術の概要

- 脊髄砂時計腫は"硬膜，椎間孔などで絞扼され砂時計様の形態をなす腫瘍群"と定義され，組織学的には神経鞘腫が最も多い．
- 発生高位では頚椎部での発生，とくに C2 神経根から発生するものが最も多い[1]．
- dumbbell 腫瘍は，占拠の形態が特徴的であるため，通常の硬膜内髄外腫瘍や硬膜外腫瘍とは手術法が異なる．
- 腫瘍サイズが大きく，椎骨動脈を圧排しているような症例では，静脈叢や椎骨動脈損傷による出血を回避するために被膜内摘出術（intraneural extracapsular resection）を考慮する．
- 上位頚椎発生例では，広いくも膜下腔の存在と延髄下端の存在による症状発現の遅延，下位脳神経症状の出現を含む多彩な神経症状の発生の危険性がある．

適応

- 神経症状を呈した dumbbell 腫瘍．
- 巨大な dumbbell 腫瘍，最も発生頻度が高い上位頚椎（C1-C2 間）では，椎間孔が存在せず骨性要素が乏しいため，腫瘍が脊柱管外，とくに背側への進展が生じやすい．
- 腫瘍は被膜ごと一塊にして摘出する手法もあるが，通常 dumbbell 腫瘍は腫瘍サイズが大きく，合併症として，神経根切断による神経脱落症状や，椎骨動脈損傷などがあげられる．これらの危険性を下げるために，脊椎外成分の摘出は被膜内摘出術が考慮される．

手術のポイント

① 体位：Mayfield 型頭蓋 3 点固定器を用い，体幹部は 4 点支持フレームにのせて腹臥位とする．頚部はやや屈曲位で固定する．
② 皮切：第 2 頚椎（軸椎）棘突起をメルクマールとして，後頭骨，環椎後弓，軸椎椎弓の腫瘍側が展開できる範囲で項部の後方正中を切開する．
③ 正中部の項靱帯を縦に切開し深部に進む．
④ 第 2 頚椎（軸椎）棘突起に付着する大後頭直筋，下頭斜筋，頚半棘筋を結紮し切離する．
⑤ 第 1 頚椎（環椎）後弓に付着する小後頭直筋を切離する．
⑥ 後頭骨および環椎後弓，軸椎椎弓外側まで展開し，腫瘍を同定する．
⑦ 腫瘍のサイズに応じて，軸椎椎弓の頭側および環椎後弓の片側椎弓切除を行う．
⑧ 腫瘍被膜下に硬膜外腫瘍成分の周囲を剥離し，腫瘍を外側に引き出す．

⑨硬膜内に腫瘍が進展していた場合には，硬膜外縁で切開を行う．
⑩被膜周囲の神経枝（根糸）に注意しながら，皮膜内切除を行い，輸入脚・輸出脚を同定し切離する．
⑪硬膜欠損が生じた場合には，筋膜や人工硬膜を当てて縫合固定する．
⑫十分に洗浄し，ドレーンを留置し閉創する．

手術手技の実際

❶ 手術体位と皮切

上下位頚椎が同じ高さに水平になるようにヘッドアップ

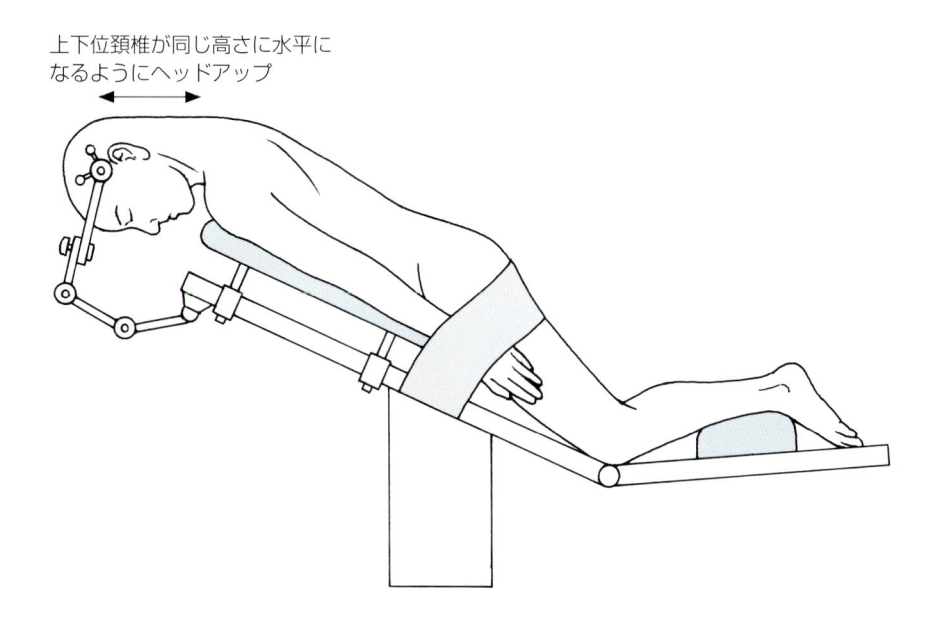

- Mayfield型頭蓋3点固定器を用い，体幹部は4点支持フレームにのせて腹臥位とする．
- 頚部は後頭骨が環椎後弓に重ならないようにやや屈曲位とし，顎を引くような形で固定する．
- 手術台を上位頚椎と下位頚椎がほぼ同じ高さになるようにヘッドアップする．
- 外後頭隆起から約2横指下に第2頚椎（軸椎）棘突起が触れる．この棘突起をメルクマールとして，後頭骨，環椎後弓，軸椎椎弓の腫瘍側が展開できる範囲で項部の後方正中に皮切をおく．

❷…浅層を展開する

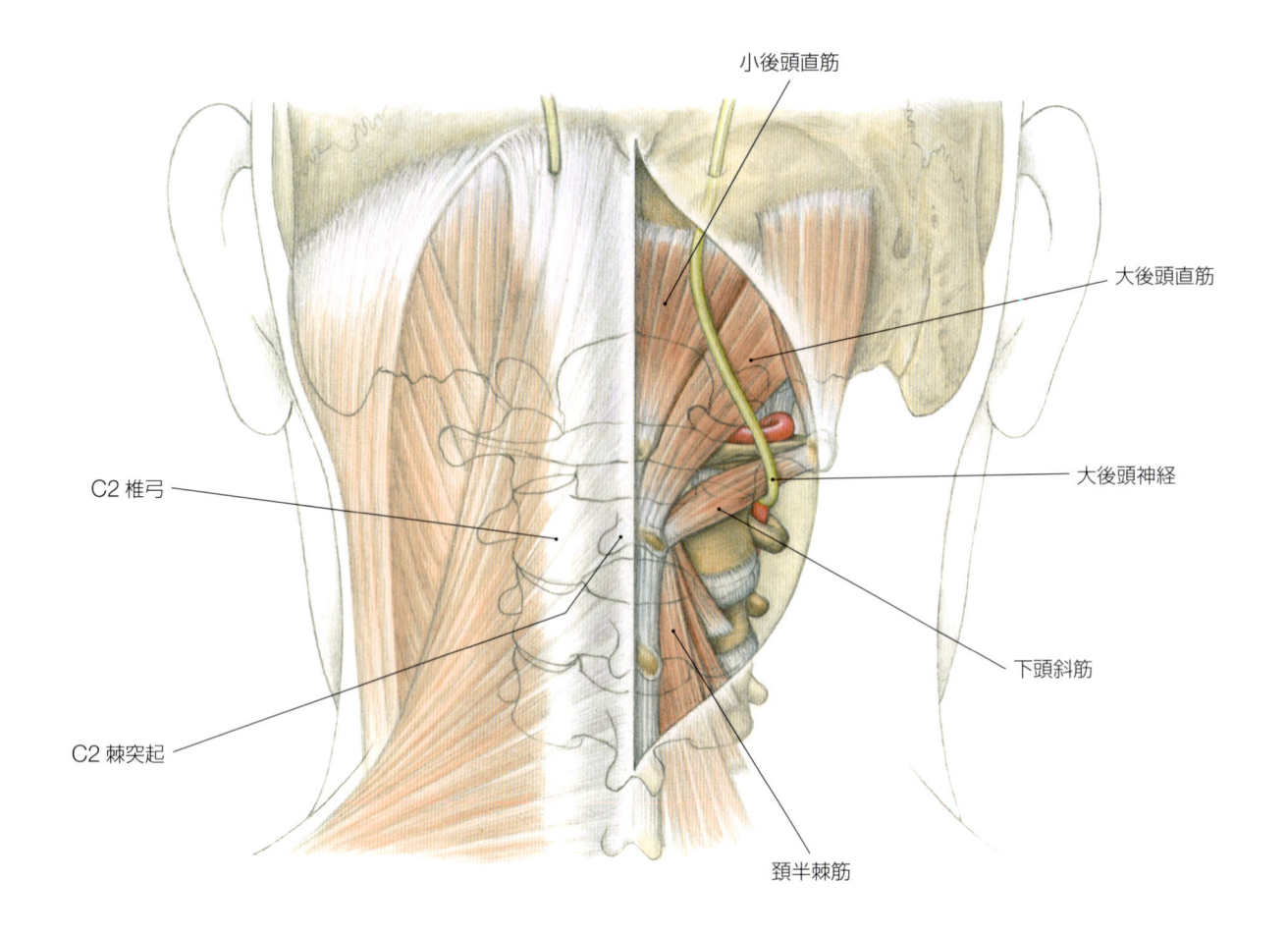

（図中ラベル）
- 小後頭直筋
- 大後頭直筋
- 大後頭神経
- 下頭斜筋
- 頚半棘筋
- C2 椎弓
- C2 棘突起

> ▶ ポイント
>
> **椎弓露出の際，大後頭神経の損傷に注意**
> - 下頭斜筋の下をくぐって上行する大後頭神経（C2 の後枝）の損傷に注意しながら，下頭斜筋を C2 棘突起から切離し，C1 後弓，C2 椎弓を露出する．

- 項部の後方正中を切開して，後頭骨，環椎後弓，軸椎椎弓の腫瘍側を展開する．
- 展開は，操作が筋肉内に入り出血をみないように，正中部の項靱帯を縦に切開して深部に進む．浅層では，頚半棘筋内側から僧帽筋に向かっている頚神経後枝内側枝の損傷に注意する．

❸…深層を展開する

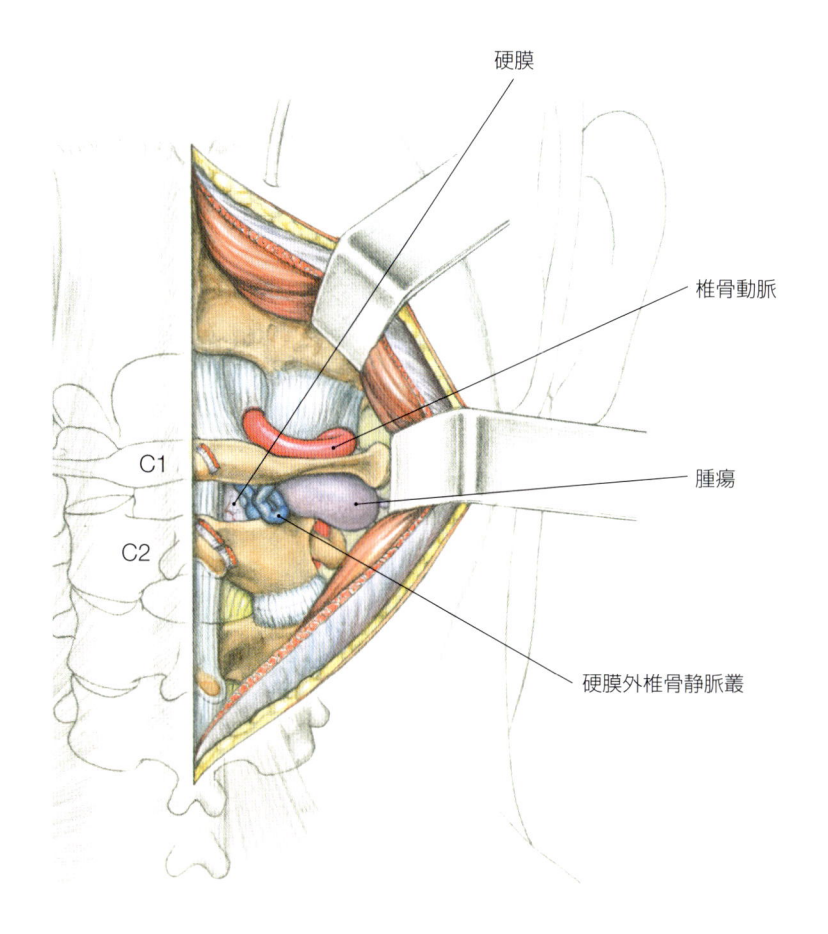

ポイント

椎骨動脈と硬膜外椎骨静脈叢
- 椎骨動脈が正中から約 15 mm 外側で環椎（C1）後弓の上縁をかすめるように走行している．椎骨動脈近傍部に存在する軟部組織の剥離は，動脈損傷を避けるために鈍的に慎重に進める．またこの部分では易出血性の硬膜外椎骨静脈叢が存在するので，これらは慎重に外側によけるようにする．

環椎後頭膜と後環軸間膜
- 後頭骨と環椎のあいだには環椎後頭膜が，環椎（C1）後弓と軸椎（C2）椎弓のあいだには後環軸膜があり，いずれも線維脂肪組織であり，黄色靱帯は存在していないことに留意しなければならない．

- 第2頚椎（C2）棘突起に付着する大後頭直筋，下頭斜筋，頚半棘筋を結紮し切離する．環椎（C1）後弓に付着する小後頭直筋を内側から切離し，後頭骨–環椎間を展開し，C1後弓，C2椎弓外側まで露出する．
- 外側を展開すると被膜に包まれた腫瘍が露出してくるので，被膜上をできる限り外側まで剥離・展開する．

❹…片側椎弓切除を行う

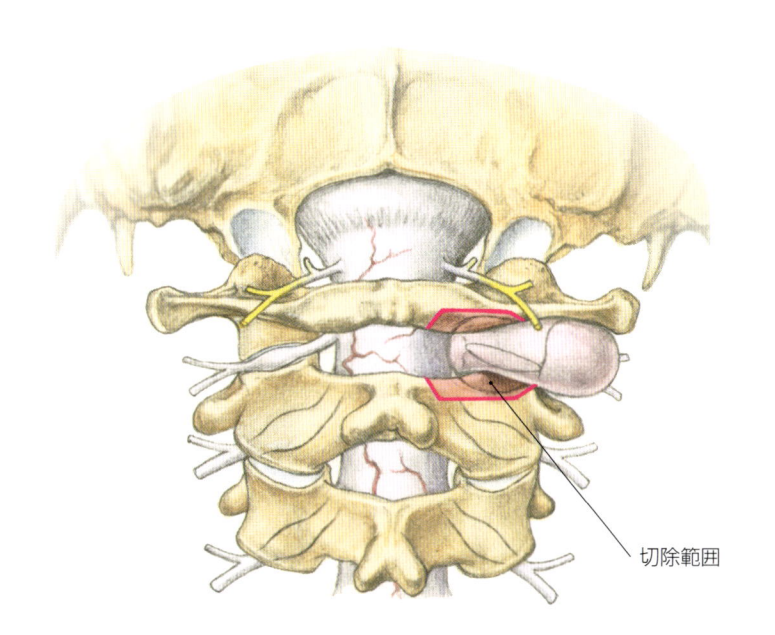

- 軸椎椎弓の頭側を椎弓根内側まで片側椎弓切除を行う．腫瘍サイズに応じて環椎後弓の切除を行う．この操作により，硬膜外腫瘍成分の背面の全容が露出される．

ポイント

上位頚椎では椎間関節切除は不要
- 環軸椎間には椎間孔が存在せず，骨性要素に乏しく，C2神経根は椎間関節に相当する外側環軸関節の後方で椎弓根を通過して脊柱管外に走行するため，中下位頚椎の dumbbell 腫瘍とは異なり，椎間関節切除は通常は不要である．

❺…腫瘍を外側へ引き出す

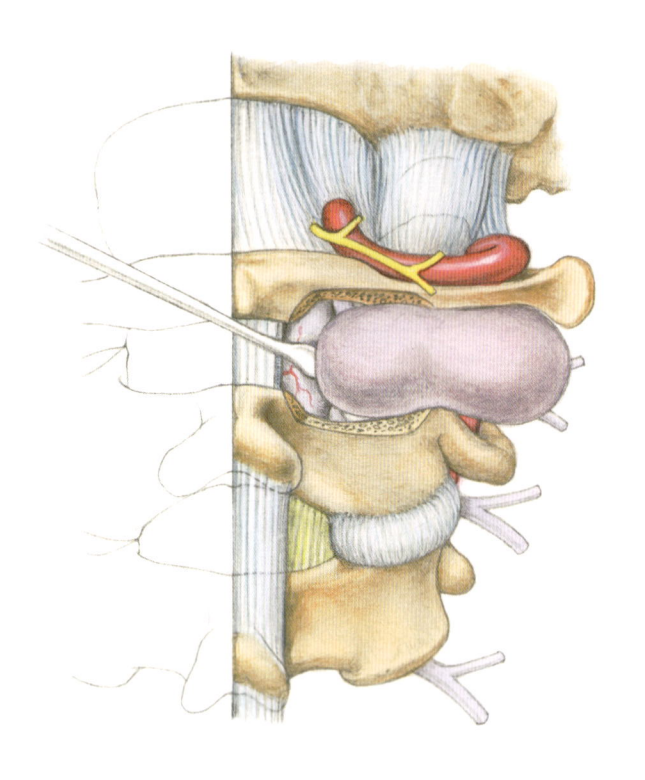

- 腫瘍被膜下に硬膜外腫瘍成分の周囲をスパーテルなどを用いて剥離し，腫瘍の可動性を得る．腫瘍を外側に引き出し，腫瘍と硬膜のあいだに正常なC2神経根が存在しているか，硬膜内に進展しているかを確認する．正常なC2神経根がみられる場合には，これを結紮・切離する．
- 腫瘍サイズが大きく，腫瘍と硬膜のあいだの剥離が進められない場合は，無理な操作は行わず，硬膜外腫瘍成分を部分切除することでmass reductionを図ってから外側へ引き出すようにする．

❻…硬膜および腫瘍被膜を切開する

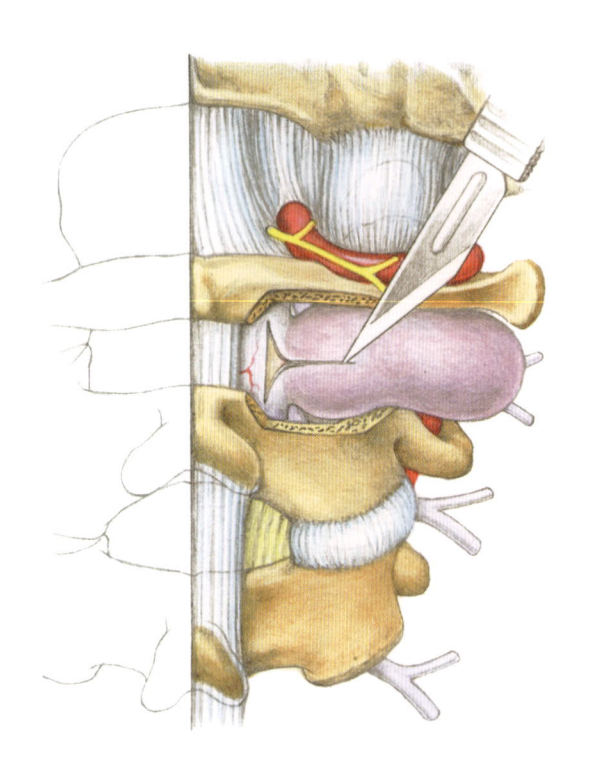

- 腫瘍が硬膜内に進展しているときには，硬膜外側から腫瘍被膜にかけてのT字切開を加える．硬膜内操作が必要な場合には周囲の正常神経を損傷しないように細心の注意を払いながら腫瘍を外側へ引き出し，輸入脚を切離する．
- 腫瘍が硬膜内に達していない場合は，誘発筋電図などの電気生理学的検査にて腫瘍被膜周囲に正常の運動神経の走行がみられないことを確認しながら，ニューロシーツなどで出血を抑えつつ被膜周囲の剥離を進めていく．

⑦…腫瘍を摘出する

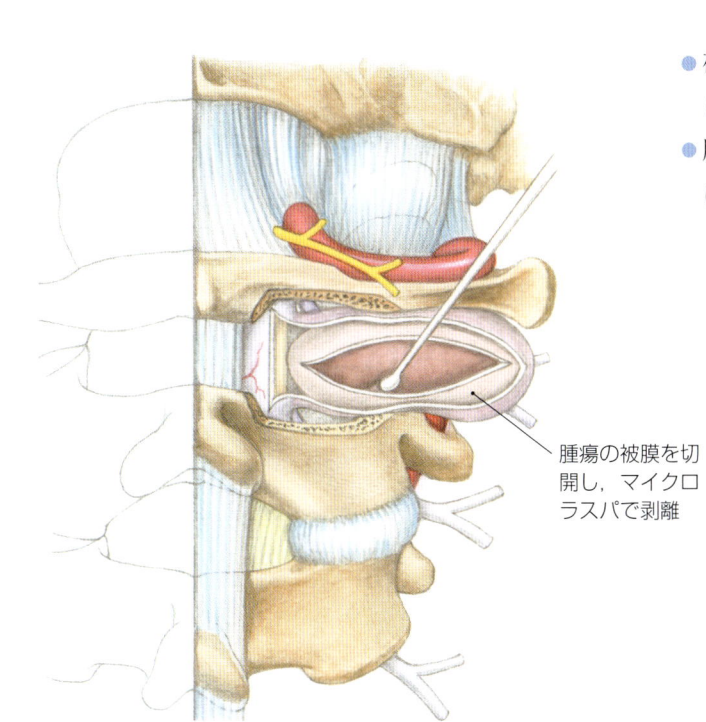

- 硬膜外腫瘍成分が小さく，椎骨動脈の圧排がないときには，被膜ごとの摘出を目指す[2]．
- 腫瘍が大きく，椎骨動脈を前方に圧排しているときには，被膜内切除を行う[3]．

腫瘍の被膜を切開し，マイクロラスパで剥離

▶ **手技のコツ**
大きい腫瘍の場合の摘出法
- 腫瘍が大きい場合，誘発筋電図の導出を行いながら，腫瘍被膜上の神経組織を避けながら，腫瘍被膜を切開し，腫瘍実質と被膜のあいだをニューロシーツなどで出血を抑えながらマイクロラスパなどで剥離し，腫瘍の輸入脚・輸出脚を同定し切離する．

▶ **手技のコツ**
小さい腫瘍の場合の摘出法
- 腫瘍が小さい場合，腫瘍を後上方に引き上げつつ，前方にニューロシーツなどを詰めて出血を抑えながら剥離を進める．

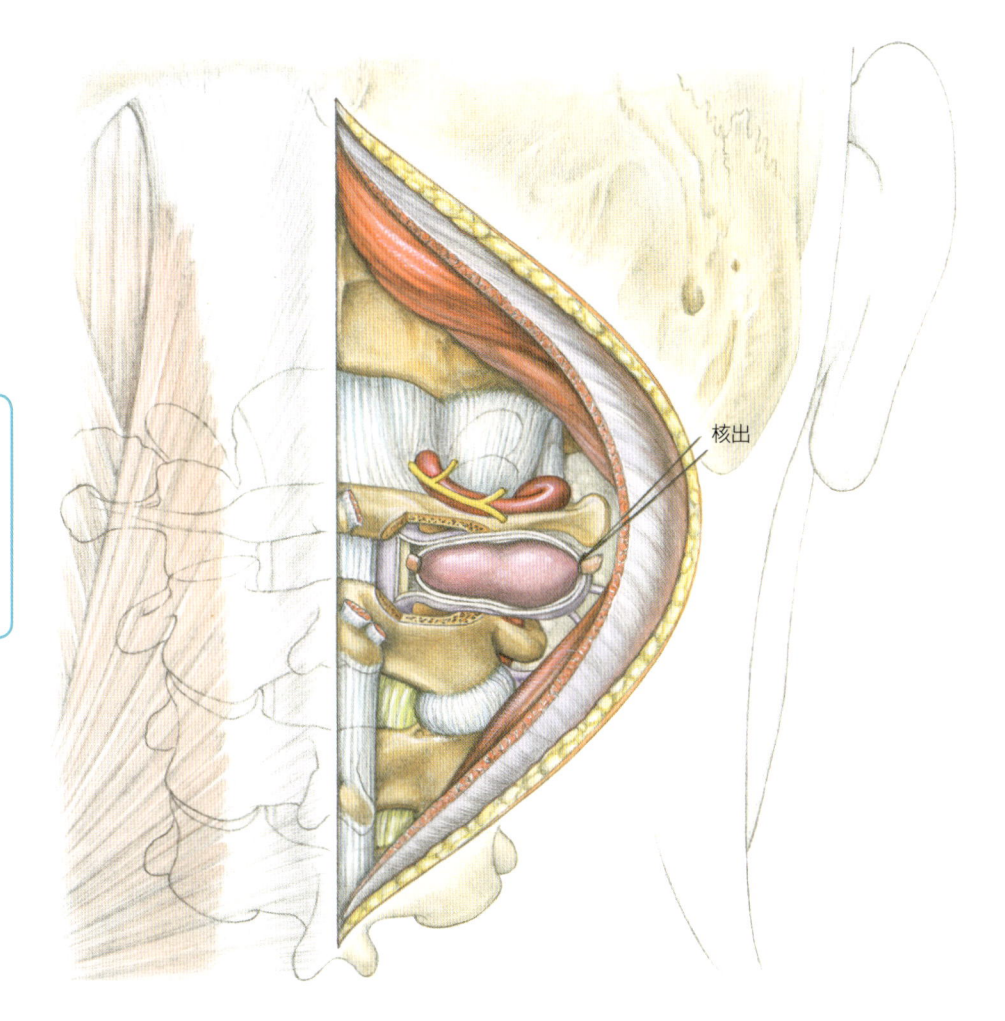

核出

❽…再建する

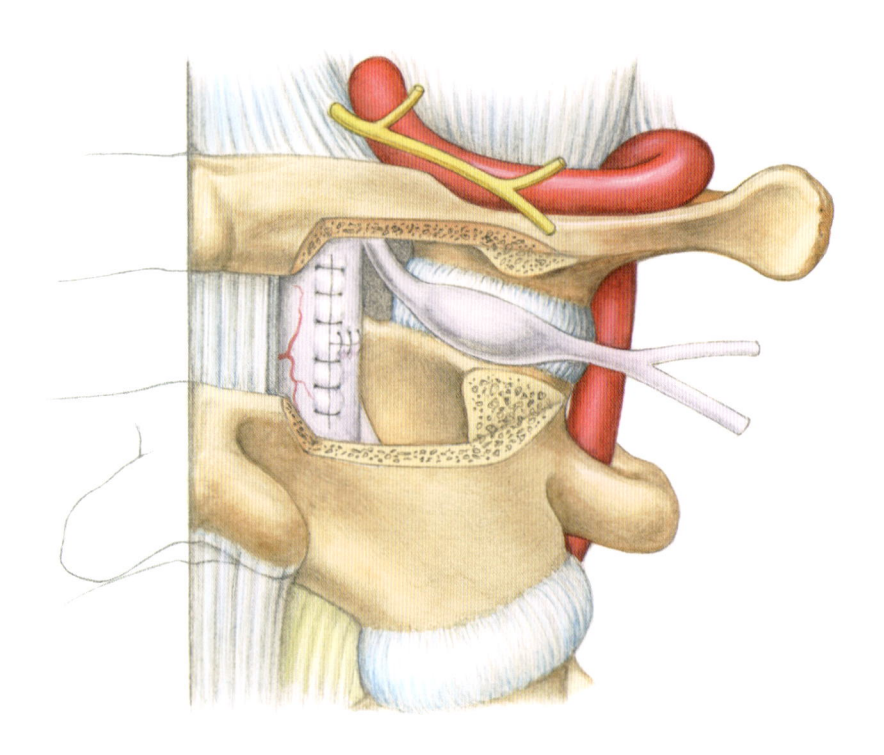

- 腫瘍摘出後，神経根袖部に硬膜欠損が生じた場合には，そのまま縫合するか，必要に応じて筋膜や人工硬膜のパッチを当てて縫合固定する．椎間関節切除は不要であるため，中下位頚椎とは異なり脊椎固定は不要である．
- 硬膜縫合後は，さらにその上からボルヒール®に浸したネオベールシートを当てたうえで，さらにボルヒール®を適量散布して，髄液漏を防止する．

▶後療法

- ドレーンは新鮮出血が治まり次第抜去する．髄液漏がみられる場合には，髄液排出量が多くても150 mL以下になるようにドレーン圧を調節する．
- ドレーン抜去後，起座・歩行訓練を開始するが，頭痛がみられた場合には，臥床のうえ1日1,500〜2,000 mLの補液を行う．

▶ポイント

ドレーン排液量の管理
- 大量の髄液をドレーンから排出させると，脳ヘルニアや遠隔小脳出血の危険性が生じるため，ドレーン排液量の管理は重要である．

髄液漏が長びく場合
- 髄液漏が継続する場合には，くも膜下ドレナージなどを検討しなければならない場合がある．保険適用外ではあるが，第XIII因子製剤であるフィブロガミンP®の点滴静注を考慮する場合もある．

▶まとめ

- 脊髄砂時計腫（dumbbell 腫瘍）の腫瘍サイズが大きい場合には，硬膜を温存した被膜内摘出術（intraneural extracapsular resection）により術中の血管損傷や術後の神経脱落症状を回避することができる．

（内田研造，中嶋秀明，杉田大輔，馬場久敏）

■文献

1. Ozawa H, et al. Spinal dumbbell tumors：An analysis of a series of 118 cases. J Neurosurg Spine 2007；7：587-93.
2. McCormick PC. Surgical management of dumbbell tumors of the cervical spine. Neurosurgery 1996；38：294-300.
3. Uchida K, et al. Microsurgical intraneural extracapsular resection of neurinoma around the cervical neuroforamen: A technical note. Minim Invasive Neurosurg 2009；52：271-4.

硬膜内髄外腫瘍の手術：神経鞘腫

手術の概要

- 神経鞘腫は脊髄腫瘍のなかで最も頻度が高い腫瘍であり，頚椎から仙椎までのすべての高位に発生する．
- 直視下に手術を行うことも可能であるが，脊髄や神経根，血管の確認や止血操作は顕微鏡視下のほうが行いやすい．
- とくに馬尾神経に発生した神経鞘腫では可動性を有することがあるため，椎弓切除範囲に注意が必要である．
- 椎弓形成あるいは椎弓切除下に行うことが基本であるが，腫瘍の局在によっては片側椎弓切除で摘出可能なことも実際には数多くあり，脊柱支持機構温存の意義を考慮すべきである．

▶適応

- 持続性の疼痛（臥位での疼痛や夜間痛も特徴）や麻痺を呈している場合に手術適応とする．
- 脊髄高位では，脊髄の圧迫が強く麻痺の出現が危惧される場合にも手術適応と考えられる．
- 腫瘍が小さい場合や無症状の場合には，定期的な経過観察を行うことがある．

▶手術のポイント

① 麻酔・体位：全身麻酔下に4点支持器や2列に敷いた枕の上に腹臥位とし，腹圧がかかっていないことを確認する．頚椎の手術では Mayfield 頭蓋3点固定器を用いて頭頚部を確実に固定する．
② マーキング：胸腰椎部では予定した椎弓切除の範囲内で棘突起に針（18G注射針など）を刺入し，X線像で高位を確認する．
③ 皮切：正中縦切開を行う．
④ 傍脊柱筋を剥離，展開する．
⑤ 予定範囲の椎弓形成あるいは椎弓切除を行う．
⑥ 硬膜・くも膜を切開する．
⑦ 腫瘍を摘出する．
⑧ くも膜と硬膜を一緒に縫合する．5-0ナイロン糸やePTFE（expanded polytetrafluoroethylene；ゴアテックス® スーチャー）を用いて張力をかけながら water-tight に連続縫合を行って，術後の髄液漏を予防する．
⑨ ドレーンを留置後に各層縫合にて閉創する．

──手術手技の実際

❶…手術体位

- 全身麻酔下に4点支持器や2列に敷いた枕の上に腹臥位とし，腹圧がかかっていないことを確認する．頸椎の手術ではMayfield頭蓋3点固定器を用いて頭頸部を確実に固定する．
- 下肢には深部静脈血栓予防目的に，弾性ストッキングや間欠式空気加圧ポンプを装着する．必要に応じて脊髄モニタリング用の電極を設置する．

❷…マーキングと皮切

- 胸腰椎部では予定した椎弓切除の範囲内で棘突起に針（18G注射針やKirschner鋼線など）を刺入し，X線像で高位を確認する．
- 正中縦切開を行う．

❸…傍脊柱筋を剥離し，椎弓を展開する

- 棘突起列を温存し，傍脊柱筋を骨膜下に椎弓から剥離する．とくに腰椎部では椎間関節関節包を損傷しないように注意する．
- 両側展開や棘突起縦割，あるいは片側展開後に棘突起を切離して反対側を展開して椎弓を露出する．
- 片側椎弓切除では片側のみ傍脊柱筋を剥離し，椎弓を展開する．

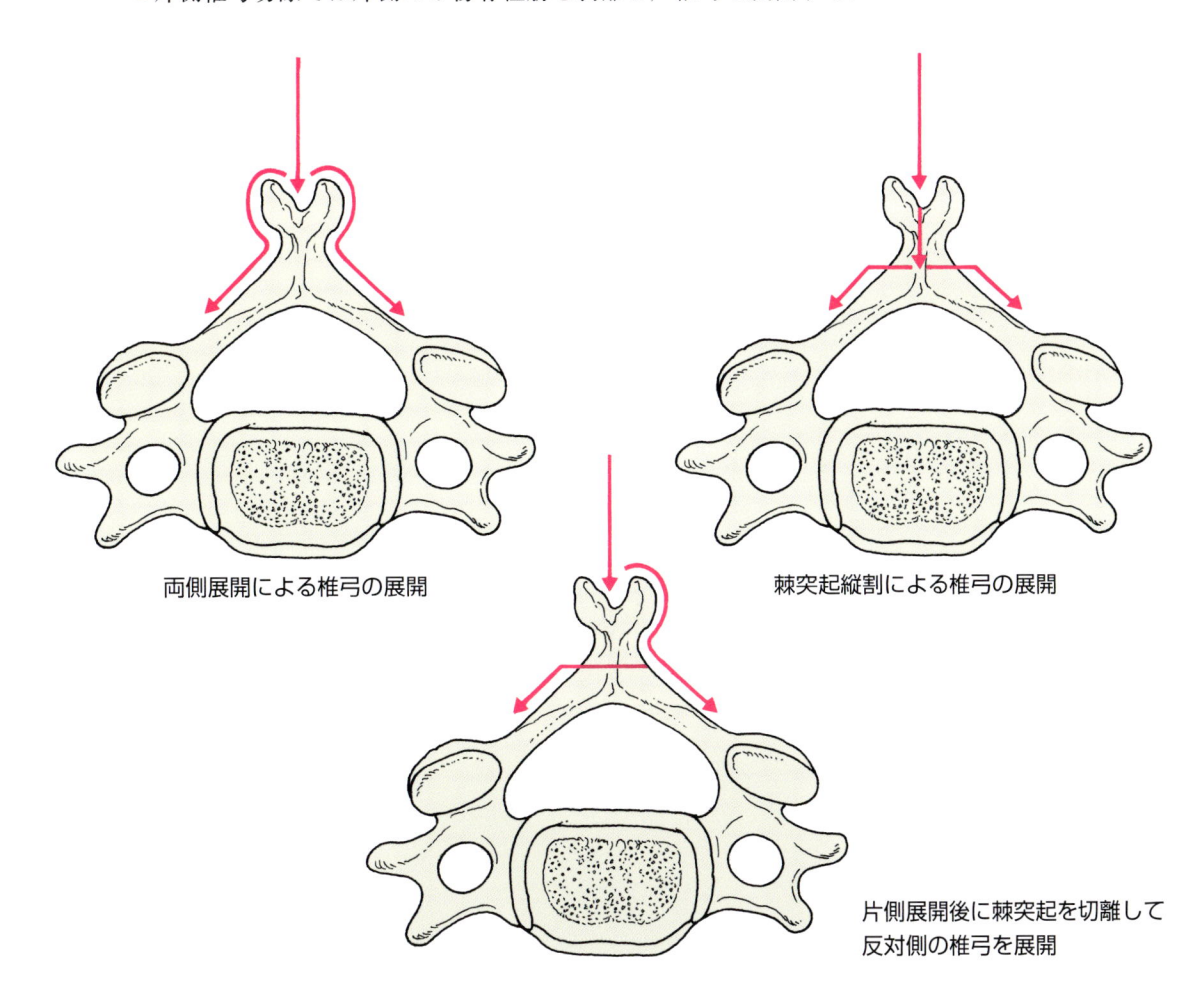

両側展開による椎弓の展開　　　棘突起縦割による椎弓の展開

片側展開後に棘突起を切離して反対側の椎弓を展開

❹…椎弓切除を行う

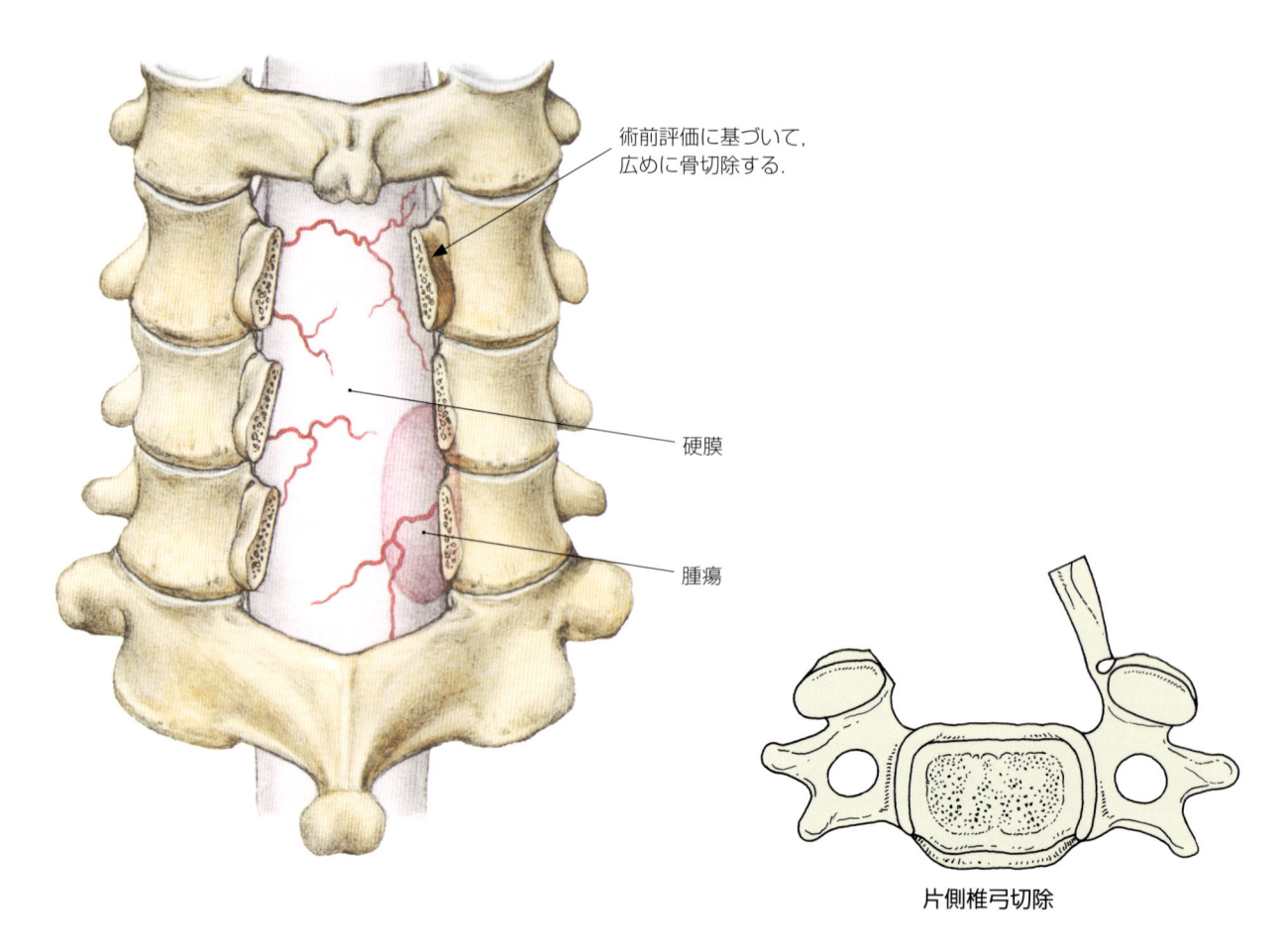

術前評価に基づいて，広めに骨切除する．

硬膜

腫瘍

片側椎弓切除

> ▶ポイント
> **くも膜下腔への血液の流入を防ぐための準備**
> - 硬膜・くも膜切開後に骨切除を追加すると，髄液中に骨粉や血液の混入する可能性があるため好ましくない．術前評価に基づいて，広めに骨切除を行っておくことも必要である．
> - 硬膜切開前にエコーで腫瘍の局在を確認しておくのも一つの方法である．
> - 硬膜・くも膜切開後の血液の流れ込みを予防するために，十分な止血を行うとともに，止血材や高吸収シートなどを硬膜周囲に敷き詰めておくとよい．

- 術前の画像診断により，腫瘍の局在，大きさを評価して椎弓形成，椎弓切除あるいは片側椎弓切除を選択する．

硬膜内髄外腫瘍の手術：神経鞘腫 | 49

❺…硬膜・くも膜を切開する

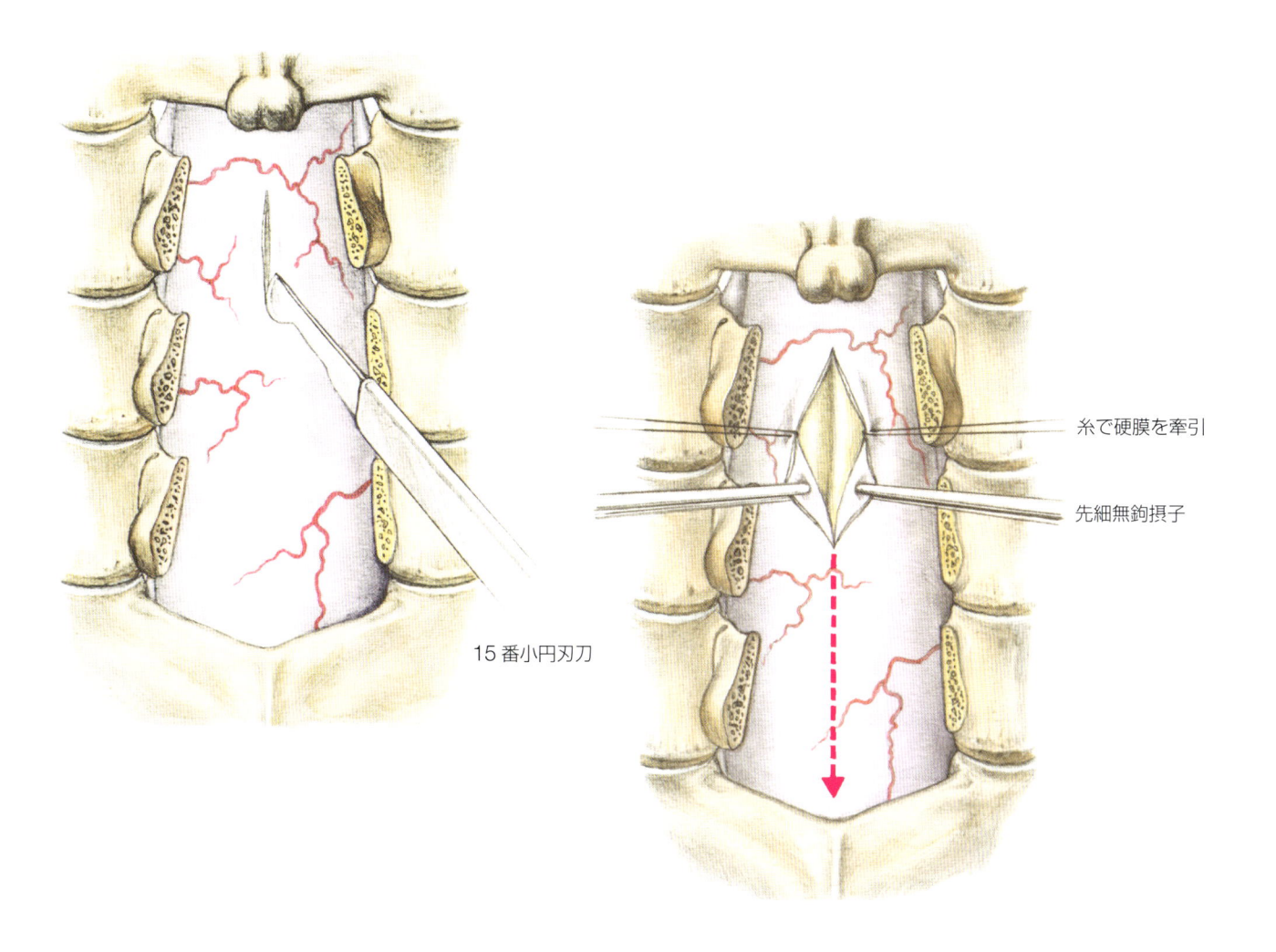

15番小円刃刀

糸で硬膜を牽引

先細無鉤摂子

- 15番小円刃刀や硬膜剪刃などで少しずつ硬膜を切開していき，2本の無鉤摂子を用いて裂くようにして上下に延長する．切開後に糸をかけて視野を確保していく．

脊髄 ／ 後根糸 ／ 腫瘍 ／ 歯状靱帯

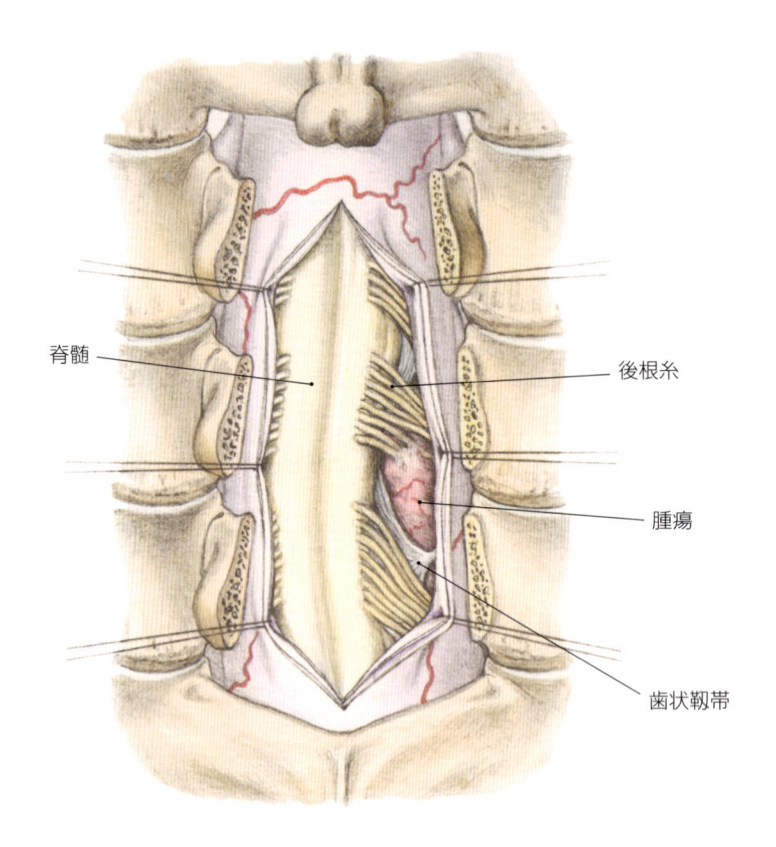

- 続いて，くも膜に切開を加えて硬膜とともに糸をかけて索引して視野を確保する．

▶ポイント
硬膜・くも膜の切開と視野確保
- 小円刃刀などで硬膜を少しずつ切開し，透明なくも膜を確認する．その後は先細の無鉤摂子で頭尾側に裂いていく．可能な限り硬膜とくも膜を分けて切開している．
- 切開後の視野確保には，5-0ナイロン糸をかけて小モスキートペアンやコッヘルで適度に牽引するか，専用の釣り針を使用している【1】．

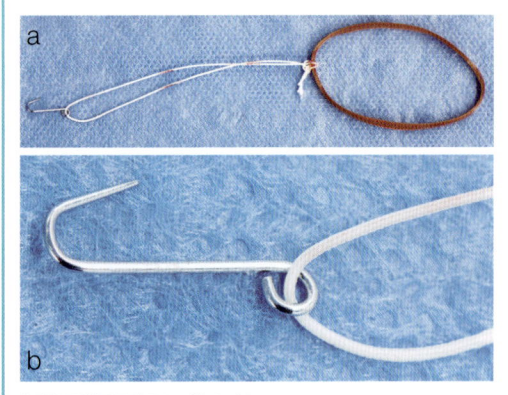

[1] 硬膜牽引用の釣り針

▶ポイント
くも膜を温存して癒着を防ぐ
- くも膜と腫瘍あるいは馬尾とのあいだに軽度の癒着を認めることがある．慎重に剥離して，硬膜と一緒に糸をかける．後の馬尾や脊髄との癒着防止にくも膜の温存は重要と考えられており，閉創時にくも膜は硬膜とともに縫合していく．

❻…腫瘍を摘出する

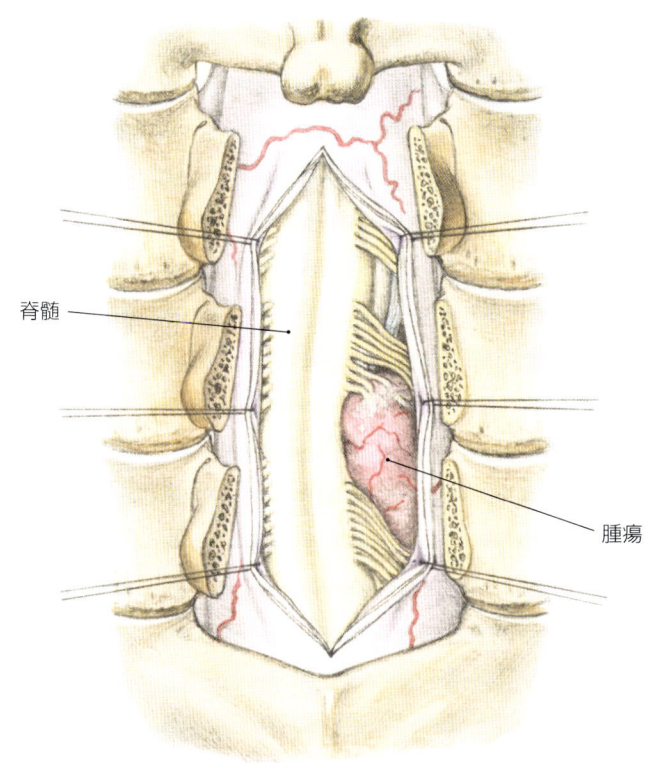

脊髄

腫瘍

- スパーテルあるいはマイクロスパーテルなどを用いて周囲の神経組織を剥離し，腫瘍を確認する．脊髄高位では必要に応じて歯状靱帯を切離して脊髄の可動性を得る．

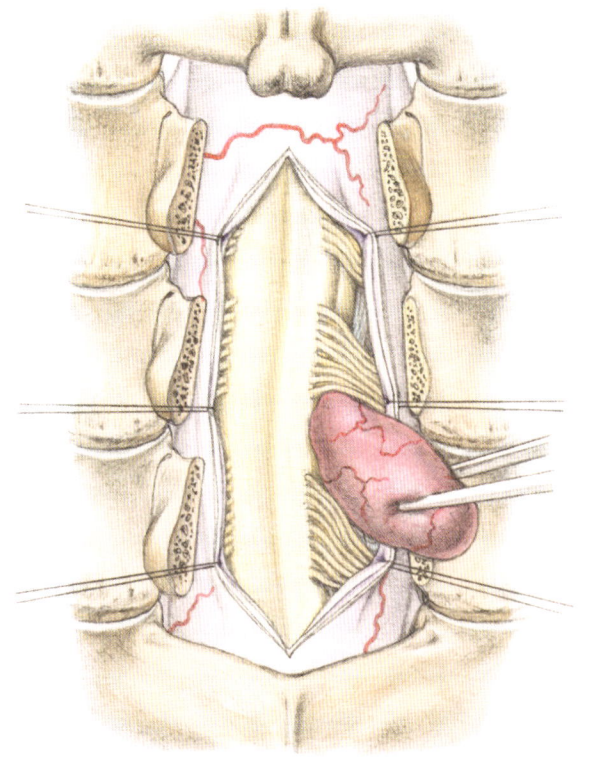

- 神経鞘腫では腫瘍を発生神経とともに背側へすくい出せることも多い（scoop-out）．
- 脊髄の腹側に腫瘍が存在する場合，脊髄を圧迫しないように側方へ引き出すようにするとよい．

> ▶ 手技のコツ
>
> **腫瘍摘出のコツ**
> - 術前に腫瘍と脊髄の位置関係を評価しておくことが重要である．
> - 腫瘍の把持に難渋する場合には，腫瘍に stay suture をかけて軽く牽引しながら把持することもある．
> - 腫瘍が大きくてすくい出せない場合には，CUSA（cavitron ultrasonic surgical aspirator）で減量した後にすくい出すこともある．

腫瘍発生神経

腫瘍被膜

マイクロスパーテル

バイポーラーコアギュレーター

腫瘍発生神経　摘出腫瘍

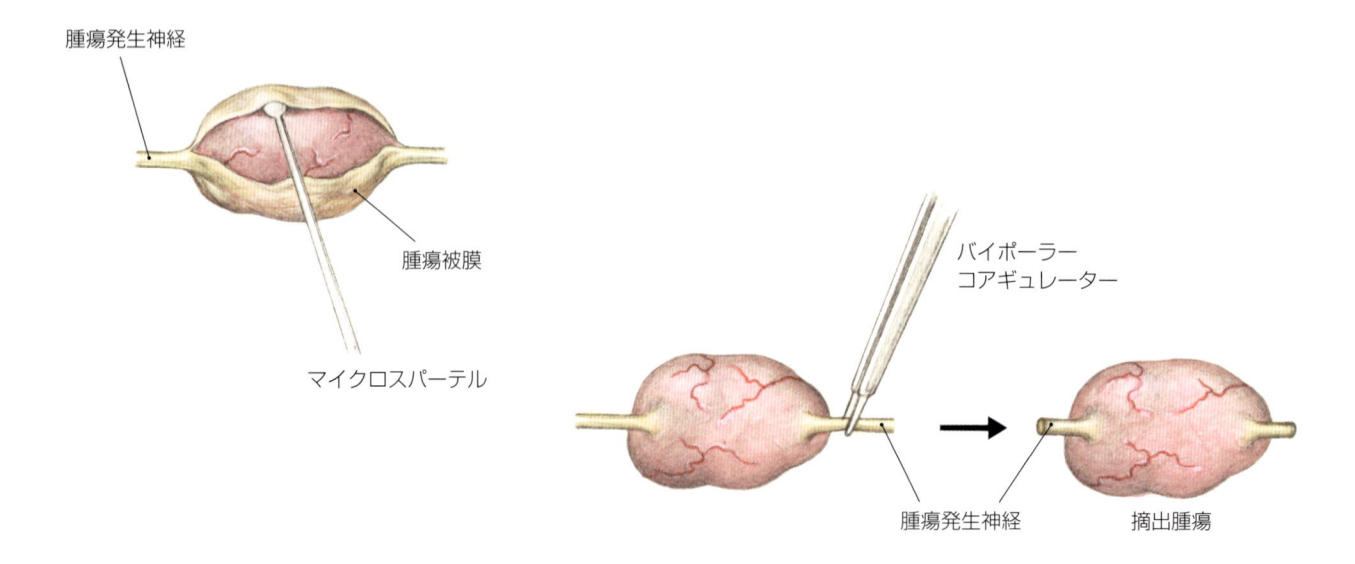

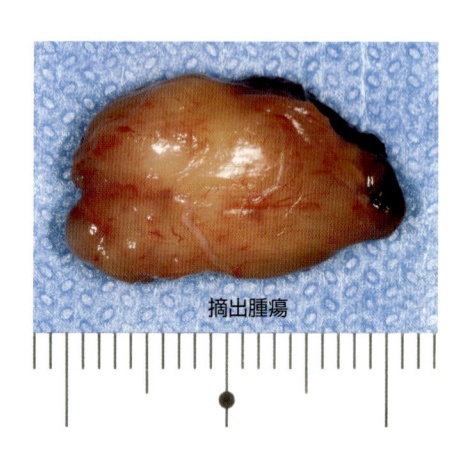

摘出腫瘍

- 腫瘍切除では，腫瘍発生神経を温存しながら腫瘍被膜内より核出する方法（enucleation）と，腫瘍発生神経を確認して腫瘍の頭尾側においてバイポーラーコアギュレーターで凝固した後に切離して摘出する方法がある．

▶ポイント

術前の手術説明
- 核出術では腫瘍の再発が，腫瘍発生神経の切離では神経脱落症状が問題となりうる．神経切離後に神経脱落症状を認めない例も存在するが，比較的高率に神経脱落症状を生じた報告もあるため，術前の手術説明は重要である．

❼ くも膜・硬膜を縫合する

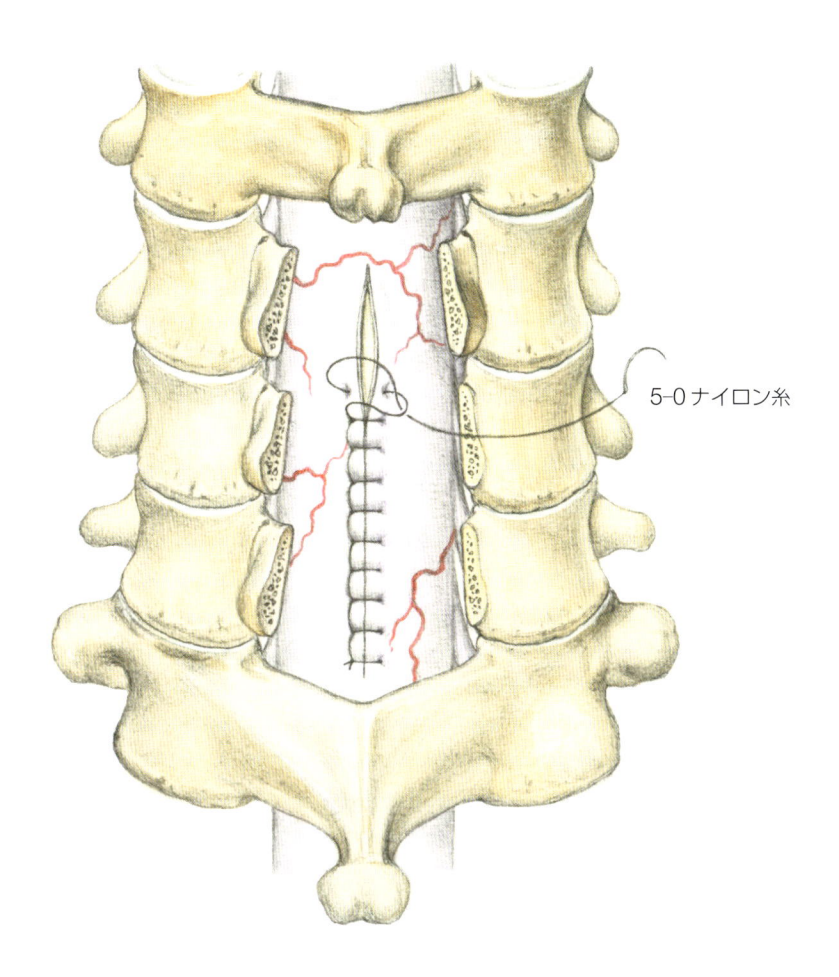

5-0ナイロン糸

▶ 手技のコツ

髄液漏を予防する硬膜縫合法
- 硬膜縫合時には，助手に牽引してもらいながら糸が緩まないように1針ずつ確実に縫合していく．
- フィブリン糊を散布するのも一つの方法であるが，water-tight に確実に縫合された場合には必ずしも必要はない．
- 硬膜欠損を生じた場合には人工硬膜を使用してパッチを当てる．

- 5-0ナイロン糸やePTFE（ゴアテックス®スーチャー）を用いて硬膜とくも膜を一緒に連続縫合する．髄液漏を予防するため，1針ずつ緩まないように，water-tight に縫合する．適宜，数針の結節縫合を加えている．

❽ 閉創する

- 死腔を減らすために，筋層・筋膜は密に縫合する．術後の血腫や感染予防目的に持続吸引ドレーンを挿入する．髄液漏を認める場合には陰圧をかけずに等圧とし，術後2～3日で吸引量にかかわらず抜去する．
- 切除した腫瘍を病理組織検査に提出して診断を確定する．

▶後療法

- 創の安静目的で頚椎カラーやコルセットを装着する．術前の麻痺の状態に応じてリハビリテーションを行う．

▶まとめ

- 神経鞘腫は脊髄腫瘍のなかで最も頻度が高い腫瘍であり，経験することも比較的多い．顕微鏡視下手術に慣れるとともに，神経組織に愛護的な操作を心がける必要がある．

（播广谷勝三）

■参考文献
1. 辻　陽雄．基本腰椎外科手術書．東京：南江堂；1996. p. 258-60.
2. 渡辺雅彦．馬尾腫瘍摘出術．德橋泰明編．執刀医のためのサージカルテクニック　脊椎．東京：メジカルビュー社；2004. p. 60-70.
3. 植田尊善．脊髄手術．芝啓一郎編．脊椎外科の要点と盲点：胸腰椎．東京：文光堂；2006. p. 176-9.
4. 小澤浩司．脊椎脊髄疾患の治療戦略—砂時計腫．脊椎脊髄 2006；19：581-7.

硬膜内髄外腫瘍の手術：髄膜腫

手術の概要

- 髄膜腫は，硬膜内髄外腫瘍において神経鞘腫に次いで頻度の高い腫瘍である．
- 全摘出が治療の基本である．発生母床すなわち腫瘍の硬膜付着部の処置を誤り腫瘍組織が残存してしまうと高率に再発をきたすため，発生母床の処置が重要である．
- 通常，母床硬膜を腫瘍とともに切除することが理想的である．
- 硬膜再建が困難な場合は，硬膜全層を切除せずに発生母床内層のみを切除する場合もある．

▶ 適応

- 脊髄圧迫のある腫瘍が手術適応である．
- 脊髄髄膜腫では症状が急速に進行する場合があるので注意が必要である．麻痺が軽度であっても，あるいは無症状であっても，脊髄の圧迫を認める場合はできる限り早期に手術を行うことが望ましい．

▶ 手術のポイント

① 手術プランニング：発生母床の位置を予測し，硬膜の処置を術前に計画しておくことが重要である．
② モニタリング：巨大な腫瘍を摘出する場合は脊髄に外力が加わる可能性があり，手術を安全に行うためには脊髄モニタリングが有用である．
③ 体位，皮切：腹臥位で術野が水平になるように傾きを調整する．頸髄〜上位胸髄の手術では，スリーピンを使用して頭部を固定している．後正中にて皮切を行う．
④ 椎弓切除：腫瘍の大きさと脊髄の圧迫程度に応じて，椎弓開削を行う．
⑤ 硬膜外静脈叢の止血を行った後，顕微鏡を入れ，硬膜を切開し糸をかけて吊り上げておく．
⑥ 腫瘍の摘出：背側〜側方の腫瘍は母床硬膜とともに一塊として切除可能である．脊髄腹側の腫瘍では，歯状靱帯を硬膜付着部で切離して脊髄の可動性をもたせた後に摘出を行う．
⑦ 硬膜切除後の欠損部は人工硬膜を補填して閉鎖する．
⑧ 十分に洗浄したのち，遊離脂肪片を硬膜背側に留置し，フィブリン糊を散布してシーリングする．筋膜を密に縫合して閉創する．

手術手技の実際

- 頻度の高い上位胸椎における手術を例にとる．

❶ 手術プランニングとモニタリング

- 発生母床の位置を予測し，硬膜の処置を術前に計画しておく．
- 上位頚髄発生の髄膜腫では腫瘍と椎骨動脈の位置関係を 3D-CTA（血管造影CT）によって術前に把握しておくとよい．
- 巨大な腫瘍を摘出する場合は脊髄に外力が加わる可能性があり，手術を安全に行うためには脊髄モニタリングが有用である．

❷ 手術体位と皮切

- 腹臥位とし，術野が水平になるように傾きを調整する．
- 頚髄～上位胸髄の手術では，スリーピンを使用して頭部を固定する．
- 胸髄の手術ではレベル確認のためのメルクマール撮影が必要である．
- 後正中にて椎弓開削に必要な長さの皮切を行う．

❸ 椎弓切除を行う

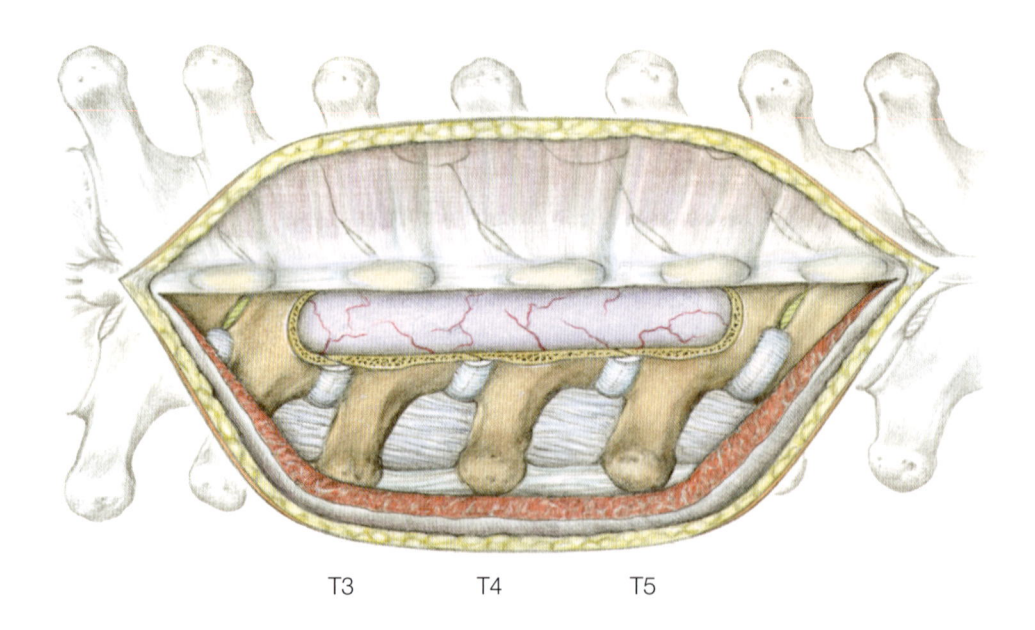

T3　　T4　　T5

- 腫瘍の大きさと脊髄の圧迫程度に応じて，hemilaminectomy（片側椎弓切除），laminectomy（椎弓切除）または laminoplasty（椎弓形成術）を選択する．ここでは片側椎弓切除を選択している．
- ワーキングスペース確保のため，頭尾側には腫瘍の範囲よりも1椎程度ずつ広く開削する．適正に開削されたかどうかの確認にエコーが有用である．

▶ポイント
硬膜外静脈叢の止血
- 硬膜を展開した段階で硬膜外静脈叢を電気焼灼し，コラーゲン止血材を残存椎弓下に詰めておく．ここで止血をしっかりやっておかないと，腫瘍が減圧されて硬膜外の圧が下がった際に出血をきたす．

❹ 硬膜を切開する

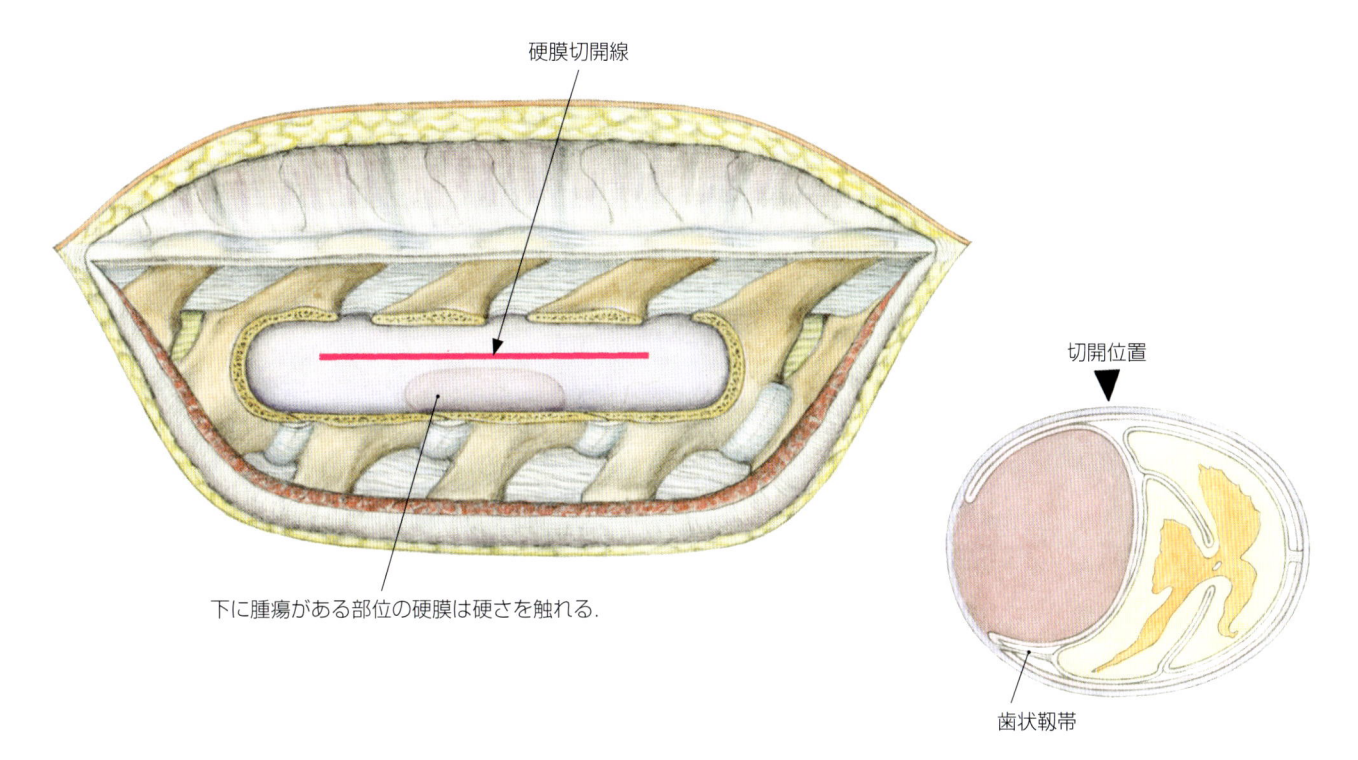

- 腫瘍が背側にある場合は，母床硬膜（硬さを触れる）のわずかに健常側寄りで縦切する．腫瘍が側方あるいは腹側にある場合は患側寄りで縦切する．切開線上の血管は切開に先立ち電気焼灼しておく．硬膜の断面も電気焼灼止血する．

硬膜切開線

下に腫瘍がある部位の硬膜は硬さを触れる．

切開位置

歯状靱帯

❺ 硬膜のテンティングを行う

- 硬膜を吊り上げるための糸をかける．自分で決めた一定の間隔にするとよい．

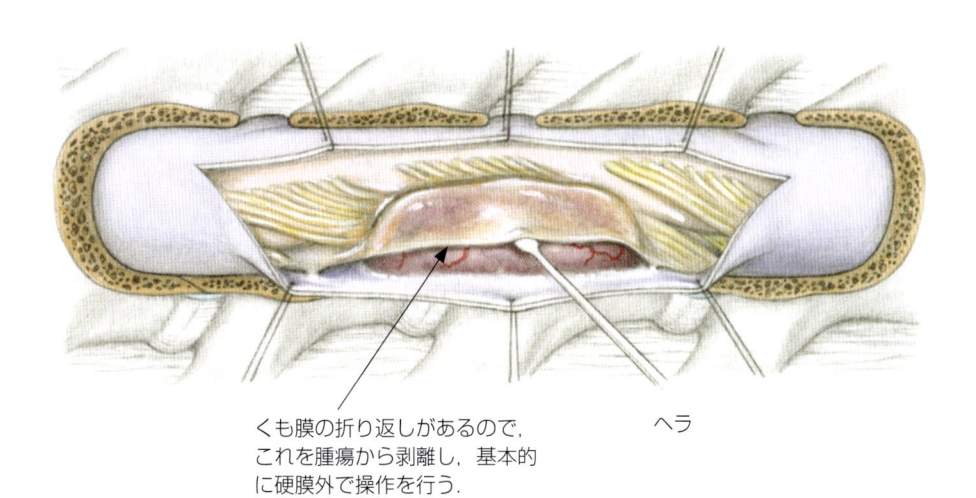

くも膜の折り返しがあるので，これを腫瘍から剥離し，基本的に硬膜外で操作を行う．

ヘラ

▶ ポイント

くも膜の処置
- 髄膜腫は基本的にくも膜の外にあるのでくも膜はできる限り温存する．腫瘍が硬膜から立ち上がる部位にくも膜の折り返しがあるので，これを同定し腫瘍から剥離することで，基本的に硬膜外で腫瘍摘出の操作を行う．

❻…腫瘍を摘出する

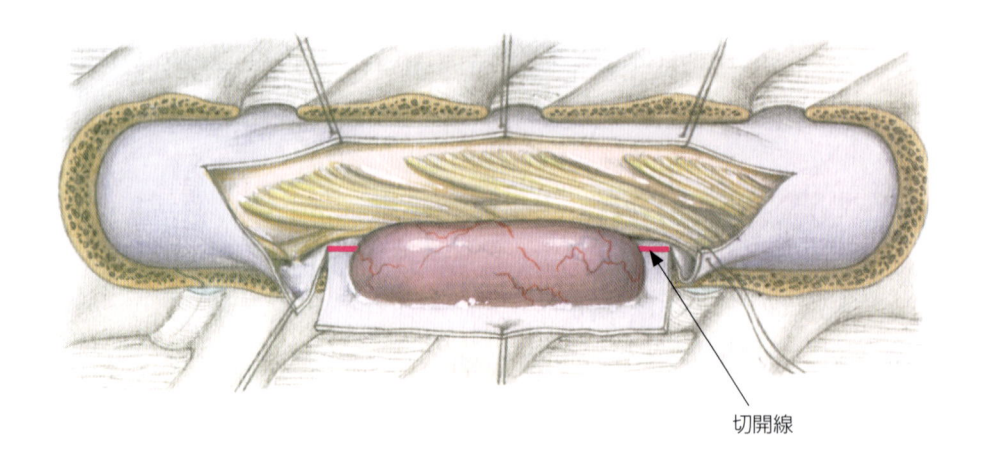

切開線

- 背側〜側方の腫瘍は母床硬膜とともに一塊として切除可能である．母床の範囲を確認できたらこれを含めるように硬膜を横切していく．

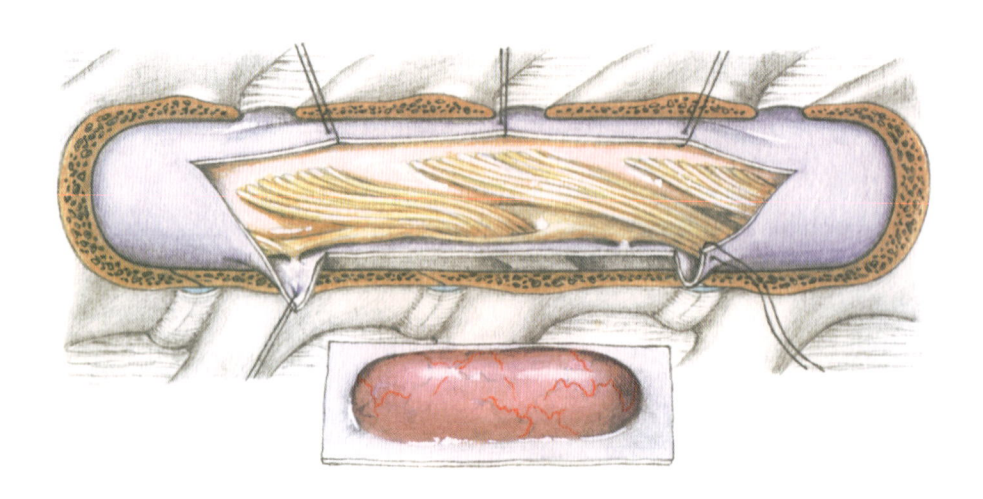

- 腹側の範囲を確認できたら腫瘍の腹側を縦切し，母床と硬膜は一塊として摘出する．

脊髄腹側の大きな腫瘍の場合

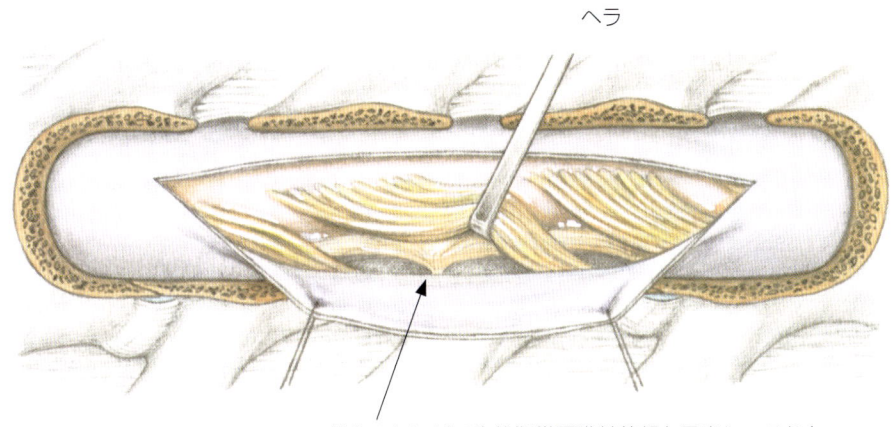

ヘラ

根糸のあいだで歯状靱帯硬膜付着部を見出し，これを切離する．この操作を硬膜切開範囲にわたり行う．

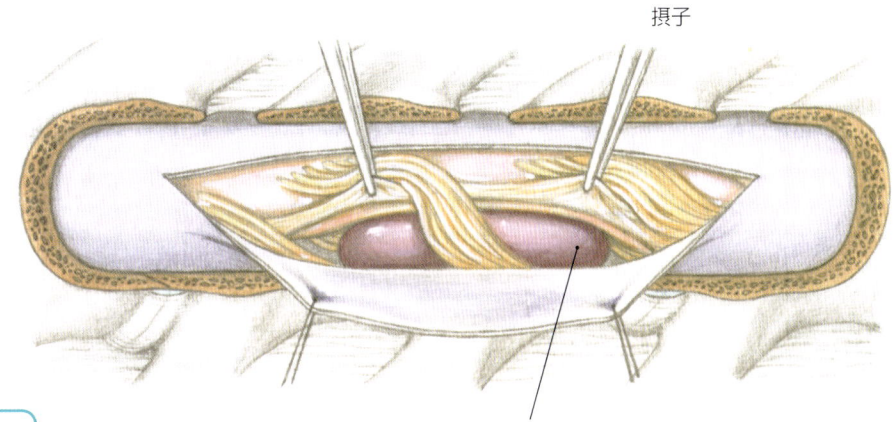

摂子

切離した歯状靱帯を把持して持ち上げると，腹側の腫瘍が見えてくる．

> **ポイント**
> **歯状靱帯の処置**
> ● 根糸のあいだで歯状靱帯硬膜付着部を見出し，切離する．これを硬膜切開範囲にわたって行う．歯状靱帯には血管は入っていないので，凝固の必要はない．切離した歯状靱帯を把持して持ち上げると腹側の腫瘍が見えてくる．

● 脊髄腹側の腫瘍では硬膜を開いただけでは腫瘍は現れない．脊髄を硬膜に固定している歯状靱帯を硬膜付着部で切離すると脊髄の可動性が生じ，その腹側にある腫瘍が視野に現れる．

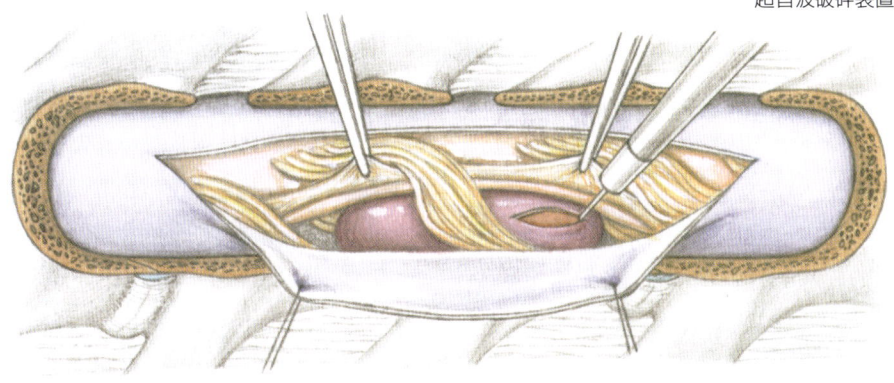

超音波破砕装置のヘッド

● 腹側の巨大な腫瘍は一塊として摘出するのは脊髄に対して危険であり，内部減圧しながら piece-by-piece で摘出する．この際，超音波破砕装置を用いると便利である．

大部分が切除された腫瘍

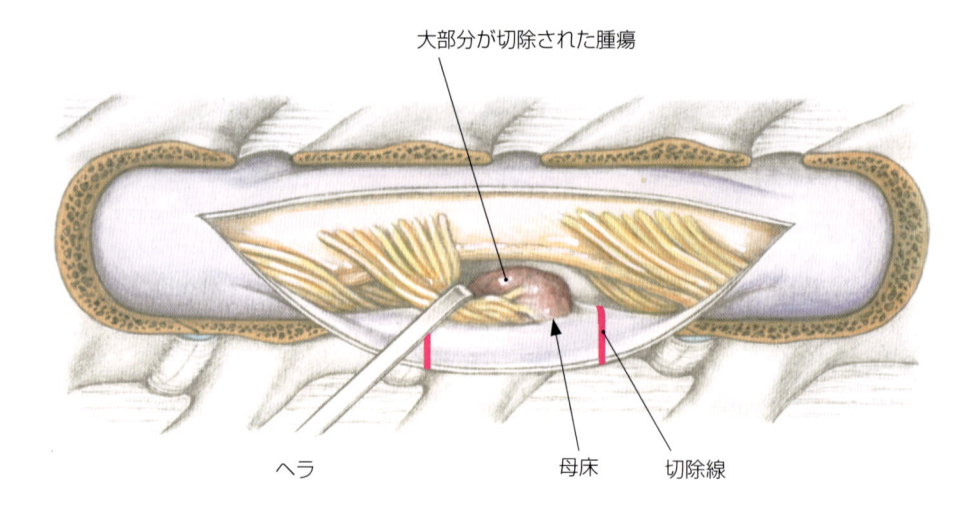

ヘラ　　母床　切除線

- 脊髄腹側の腫瘍では腫瘍の大部分を切除したのちに母床範囲を確認して母床硬膜を切除する．巨大な腫瘍では神経根糸が内部に巻き込まれている場合があり，腫瘍の完全切除のためには神経根を犠牲にすることもある．

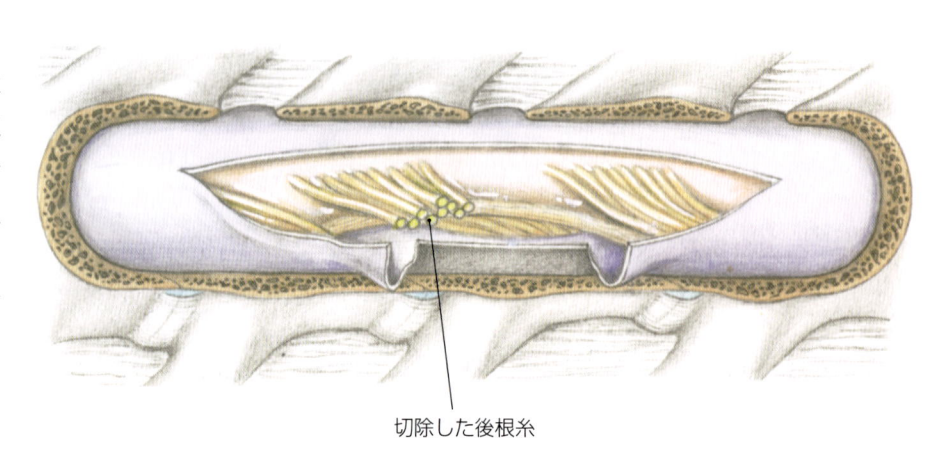

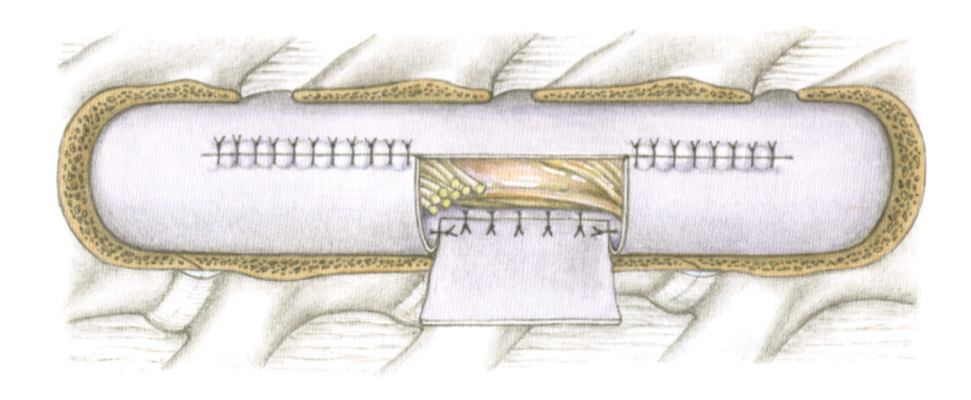

切除した後根糸

❼…硬膜形成を行う

- 硬膜切除後の欠損部は人工硬膜を補塡して閉鎖する．できるだけ water-tight に縫合することで術後の髄液漏を低減することができる．

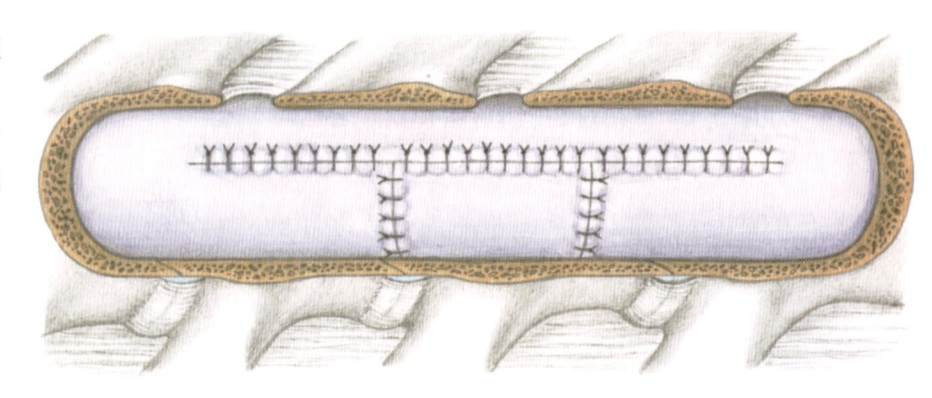

❽…閉創する

- 十分に洗浄したのち，殿部から採取した遊離脂肪片を硬膜背側に留置したのち，フィブリン糊を散布してシーリングする．
- 持続吸引ドレーンを留置し，創を閉鎖する．

> ▶ポイント
> - 術後髄液漏を防ぐためには筋膜を密に縫合することが重要である．
> - ドレーンは，術後血腫が生じなかったことを確認でき次第抜去する．長く留置すると髄液の通り道ができてしまうことがある．

▶後療法

- 術後1～2日の安静の後，低髄圧症状が落ち着き次第，離床を許可する．

▶まとめ

- 脊髄に対して愛護的な操作を常に意識して手術を行うことが最も重要である．
- 再発のチェックのために，定期的にMRIを撮影しての経過観察が必要である．

（大河昭彦，山崎正志）

脊柱管内髄膜嚢腫の手術

手術の概要

- 脊柱管内髄膜嚢腫（spinal meningeal cyst）には種々の名称，分類があり混乱もみられるが，Nabors ら[1] による分類 **[1]** が一般的かと思われる．
- type Ia は，胸腰椎移行部を中心に硬膜背側の硬膜外に存在することが多い．時に椎間孔内や腹側にまたがり，椎弓や椎弓根の菲薄化を伴うこともあり，まれに，広範囲に多発することもある．画像上は硬膜外脂肪と境界され診断は容易である．
- いわゆる仙骨嚢腫といわれるものは日常臨床でよく遭遇するが，嚢腫内または嚢腫壁内に神経組織を含むか否かで type Ib と type II（Tarlov cyst と同義語で使われることが多い）とに分けることができる．MRI 上，type II では嚢腫内にぽつんと神経線維が見えることがあるが，そうでなければ両者の鑑別は容易ではない．いずれにせよ，ほとんどの場合は無症候性であり，両者を鑑別する必要はない．手術的治療を考えた場合は気にはなるが，結局開けてみないとわからないといったところであろう．本項では，いわゆる仙骨嚢腫（type Ib, type II）は脊髄疾患ではないため省略する．
- type III の多くは胸椎硬膜内脊髄背側に発生する．ほとんどがくも膜下腔と交通性であり診断が難しく，無症候性のものもあるため，手術適応の決定は慎重に行う．
- 以下に type Ia および type III について手術の実際を述べる．

[1] spinal meningeal cyst の分類

type	
I	extradural meningeal cyst without nerve root fibers 　Ia：extradural meningeal cyst (extradural arachnoid cyst) 　Ib：sacral meningocele
II	extradural meningeal cyst with nerve root fibers （perineural cyst, Tarlov cyst）
III	intradural meningeal cyst (intradural arachnoid cyst)

(Nabors MW, et al. J Neurosurg 1988; 68: 366-77[1] より)

type Ia：extradural spinal meningeal cyst

▶ 適応

- 画像上，硬膜管の圧迫は明瞭であり，さらに下肢麻痺や強い下肢痛を生じることが多いため，type II や type III と比べ手術適応の決定は容易である．また，嚢腫壁は比較的厚く，手術では可及的な嚢腫全摘と硬膜連続部の結紮をめざす．全摘が困難な場合は，確実な硬膜連続部の結紮をめざす．

- 通常は嚢腫範囲で椎弓切除を行うが，椎間孔部に嚢腫が広がっている場合は骨形成的椎弓切除，または椎間関節切除および固定術を併用する．scalloping による椎弓や椎弓根の菲薄化が著しい場合も固定術の併用を考える．
- ここでは片側の骨形成的椎弓切除を施行した場合を示す．

▶手術のポイント

①体位：4点支持器を用いた通常の腹臥位にて行う．
②皮切：正中縦切開とする．
③嚢腫の範囲で骨膜下に椎弓を展開する．骨形成的椎弓切除を行う場合は切除側の椎弓外側まで十分に剥離しておく．
④ケリソンパンチにて嚢腫の範囲で椎弓切除を行う．骨形成的椎弓切除を行う場合はデシャンにて誘導糸を通した後，T-saw にて関節突起間部を離断し切除する．片側骨形成的椎弓切除であれば，一方は椎弓正中で割断する．
⑤嚢腫摘出：嚢腫のほぼ全体を背側から展開する．できる限り背側から剥離した後，嚢腫を切開し虚脱させる．嚢腫壁を硬膜などから剥離しながら全摘出する．この際，くも膜下腔との連絡部は結紮切離する．
⑥洗浄後，創閉鎖する．片側骨形成的椎弓切除を行った場合は，還納後に正中のみ縫着すればよい．

── 手術手技の実際

❶ … 手術体位と皮切

- 4点支持器を用いた通常の腹臥位で行う．
- 正中縦切開をおく．

❷ … 椎弓を展開し，切除する

- 嚢腫の範囲で骨膜下に椎弓を展開する．骨形成的椎弓切除を行う場合（右図では左 L1）は，切除側の椎弓外側まで十分に剥離しておく．

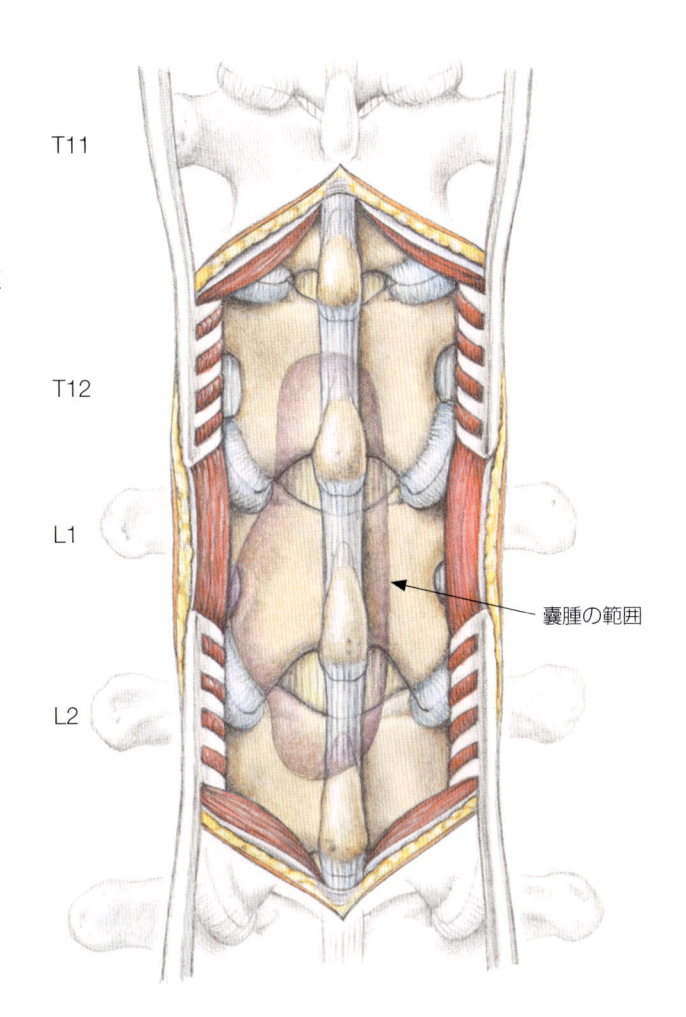

嚢腫の範囲

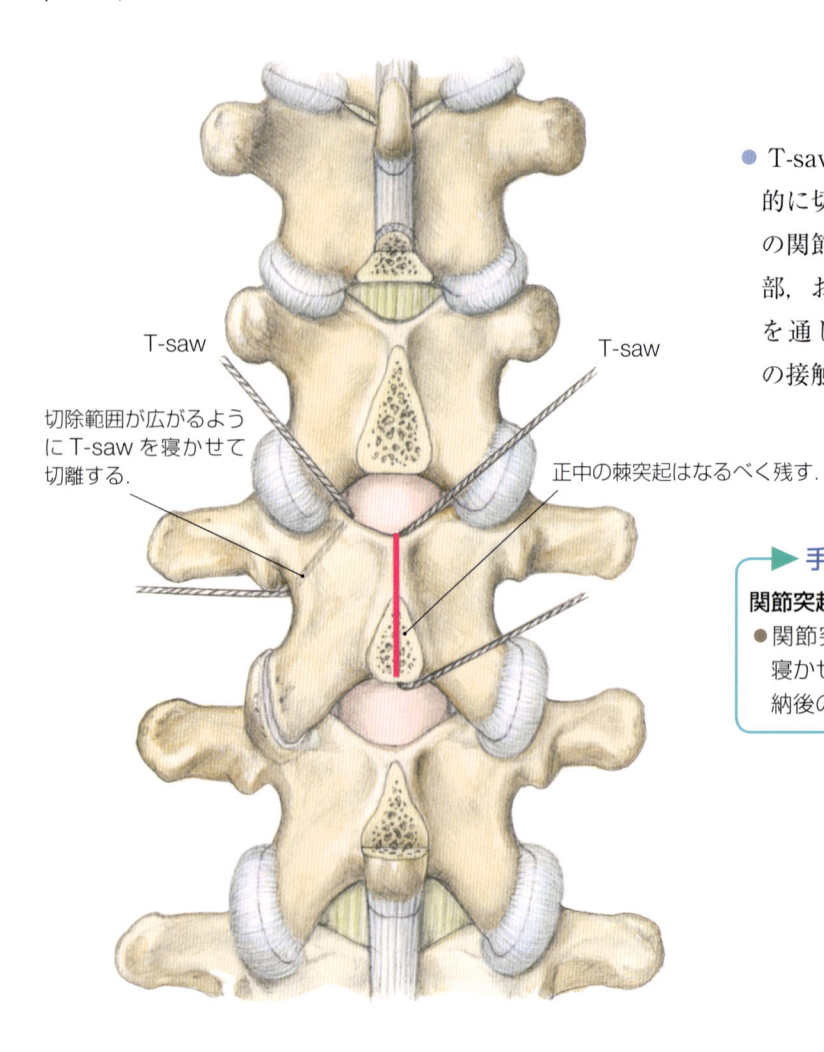

- T-sawを通す椎間を剥離し，黄色靭帯を部分的に切除する．さらに椎弓外側および切離予定の関節を十分に剥離しておく．椎間関節突起間部，および椎弓正中にデシャンを用いて誘導糸を通した後，T-sawを通す．正中は，還納後の接触面を考え棘突起はなるべく残す．

T-saw

T-saw

切除範囲が広がるようにT-sawを寝かせて切離する．

正中の棘突起はなるべく残す．

▶ 手技のコツ

関節突起間部の割断ではT-sawをやや寝かせる
- 関節突起間部を割断する場合，T-sawをやや寝かせて切ったほうが切除範囲も広がるし，還納後の収まりも良い．

❸…嚢腫を剥離し，摘出する

- 必要に応じて椎弓切除を追加し，背側からできるだけ嚢腫を剥離しておく．

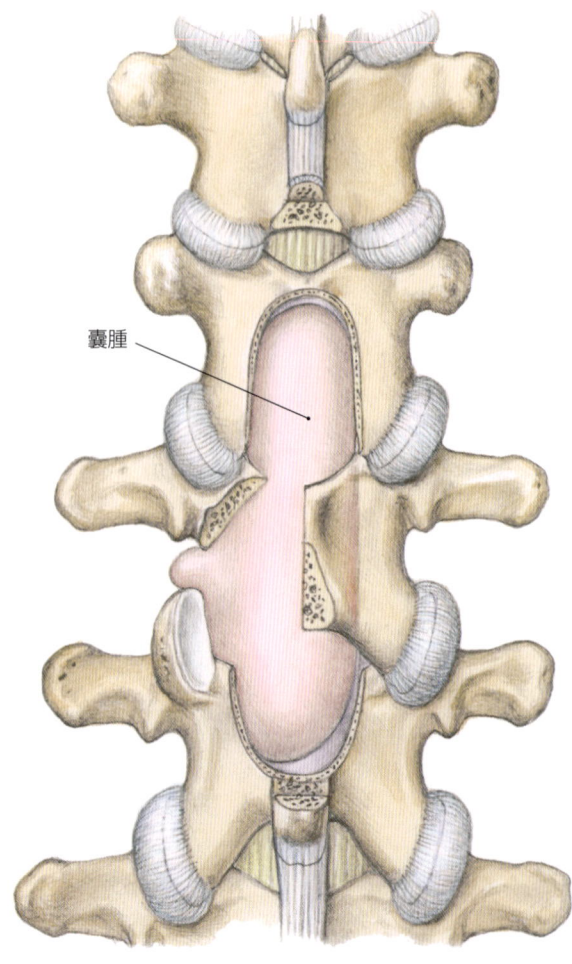

嚢腫

脊柱管内髄膜嚢腫の手術 | 65

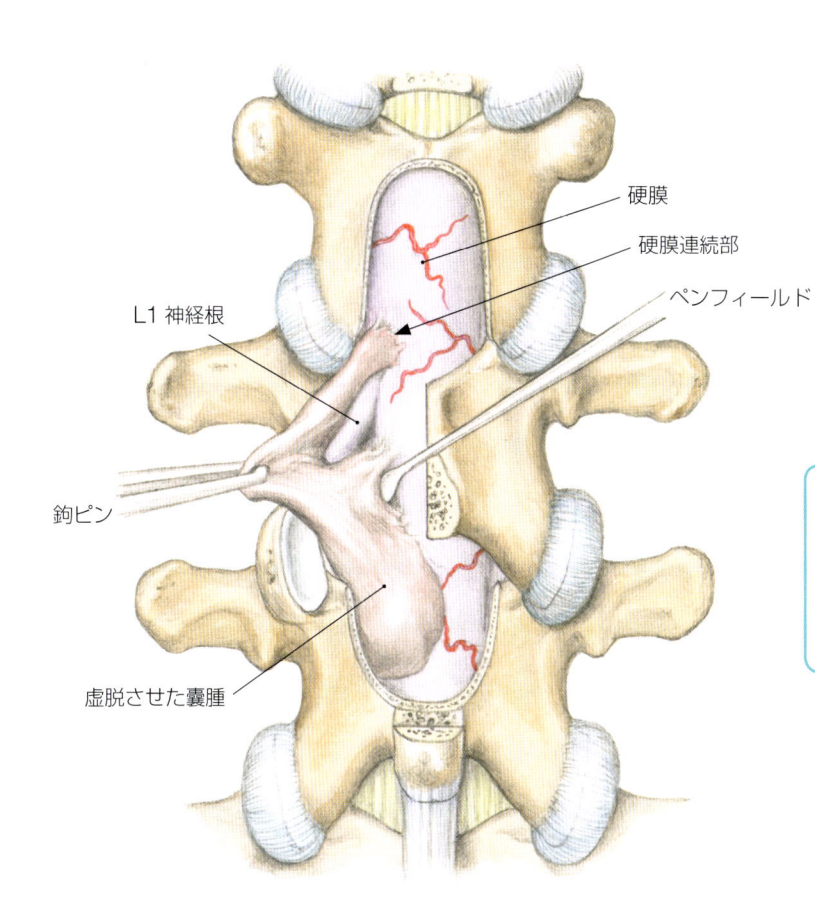

●嚢腫をできる限り背側から剥離した後，嚢腫壁を切開して虚脱させ，内部からも観察しながら切除していく．神経根分岐部近傍で硬膜と連絡していることが多く，ここを同定し結紮切離する．

▶ポイント
癒着部分の剥離は慎重に行う
●硬膜と癒着している部分は慎重に剥離する．椎間孔部〜硬膜前方剥離の際，時に硬膜外からの旺盛な出血があるので，バイポーラーやアビテン®などで対処する．

（図中ラベル：硬膜／硬膜連続部／ペンフィールド／L1神経根／鈎ピン／虚脱させた嚢腫／太めの縫合糸で縫着）

❹ 摘出椎弓を還納する

- 正中部に孔を2か所穿ち，太めの縫合糸で縫着する．
- 片側の骨形成的椎弓切除であれば，正中のみ縫着すればよい．両側の関節突起間部を割断する場合は，展開時に棘上，棘間靱帯を残して棘突起を2/3ほど切断，翻転しておく．椎弓還納後，戻した棘突起に縫着する．
- 椎間関節突起間部をミニプレートやスクリューで固定してもよいが，処置せず分離になっても問題になることはきわめて少ない．

▶**後療法**

- 術後，髄液漏がなければ軟性コルセット装着下，術後2日目に離床．髄液漏が明らかであれば，術後4〜7日，離床を待つ．
- 軟性コルセットは術後3〜4週間装着する．骨形成的椎弓切除術を行った場合は3か月ほど装着する．

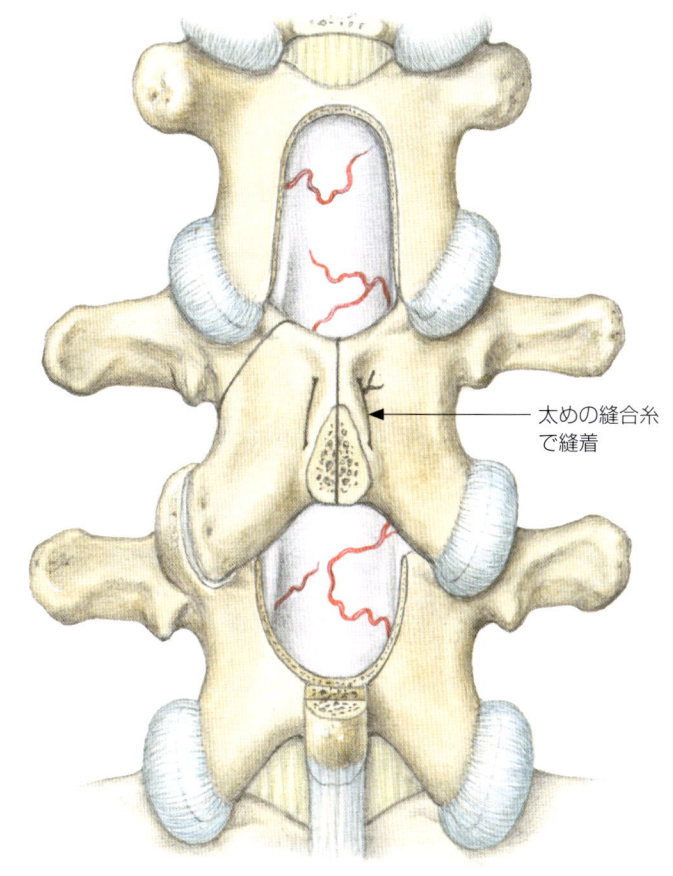

type III：intradural spinal arachnoid cyst

▶適応

- 手術適応は頑固な背部痛や下肢不全麻痺である．
- MRI がくも膜嚢腫の診断に重要であるが，診断に苦慮することも多い．脊髄が前方偏位し，その横径が脊柱管横径の 1/2 未満になっている場合，くも膜嚢腫の存在を疑う．とくに脊髄の扁平化がみられたり髄内輝度変化がみられる場合は，病的なくも膜嚢腫の存在が強く疑われる．脊髄外傷後や脊髄ヘルニアに合併することもある．
- 嚢腫の広がりに応じて切除椎弓数は多くなりがちであるが，椎弓切除の幅は嚢腫幅より狭くてもよい．

▶手術のポイント

① 体位：4 点支持器を用いた通常の腹臥位とする．レベル間違いのないよう必要に応じてマーキングは 2 か所行うか，あるいは術中 X 線コントロールにて確認する．
② 皮切：正中縦切開とする．
③ 嚢腫の範囲で骨膜下に椎弓を展開する．
④ エアトームやケリソンパンチにて嚢腫の範囲で椎弓切除を行う．
⑤ 嚢腫摘出：くも膜を温存しながら硬膜を切開し，嚢腫長のほぼ全体を背側から展開する．できる限り背側から剥離する．嚢腫壁はやや白濁し若干肥厚しているが，それでも非常に薄く癒着もあるため，通常どこかで破れ虚脱する．嚢腫壁を剥離しながら摘出する．嚢腫壁の腹側は脊髄軟膜に癒着していることも多く，通常，可及的な摘出となる．
⑥ 硬膜を縫合する．
⑦ 洗浄後ドレーンを留置し，創閉鎖する．

━━ 手術手技の実際

❶…手術体位と皮切

- 4点支持器を用いた通常の腹臥位とする．レベル間違いのないように必要に応じてマーキングは2か所行うか，術中X線コントロールにて確認する．
- 皮切は正中縦切開とする．

❷…椎弓を展開する

- 嚢腫の範囲で骨膜下に椎弓を展開する．

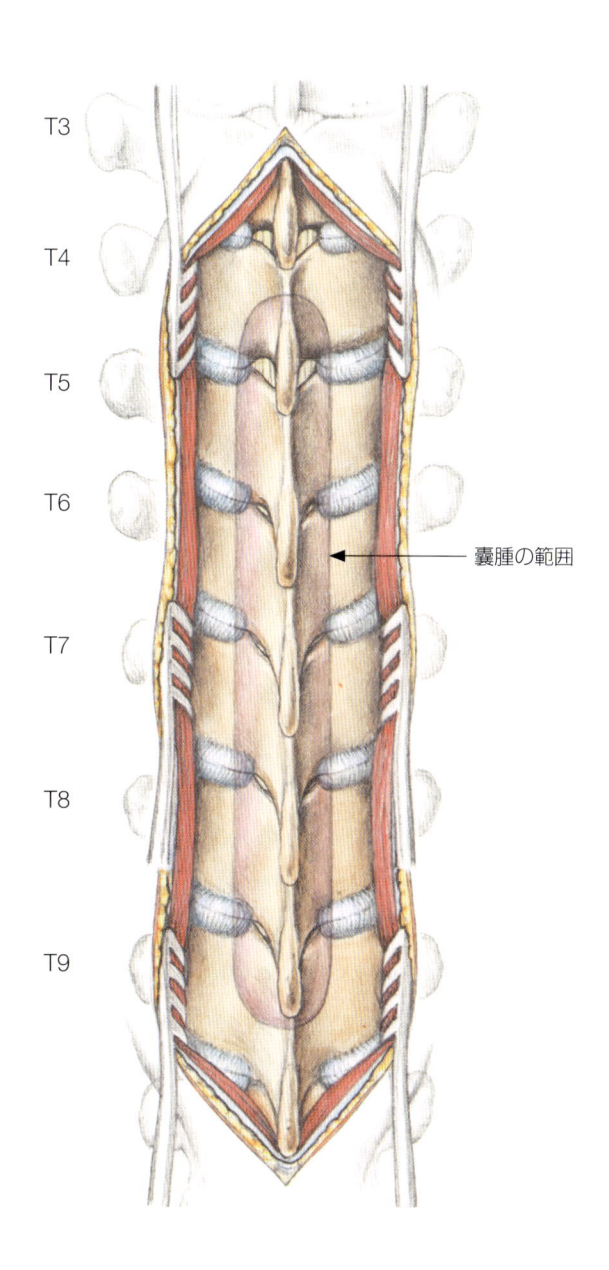

囊腫の範囲

❸…椎弓切除を行う

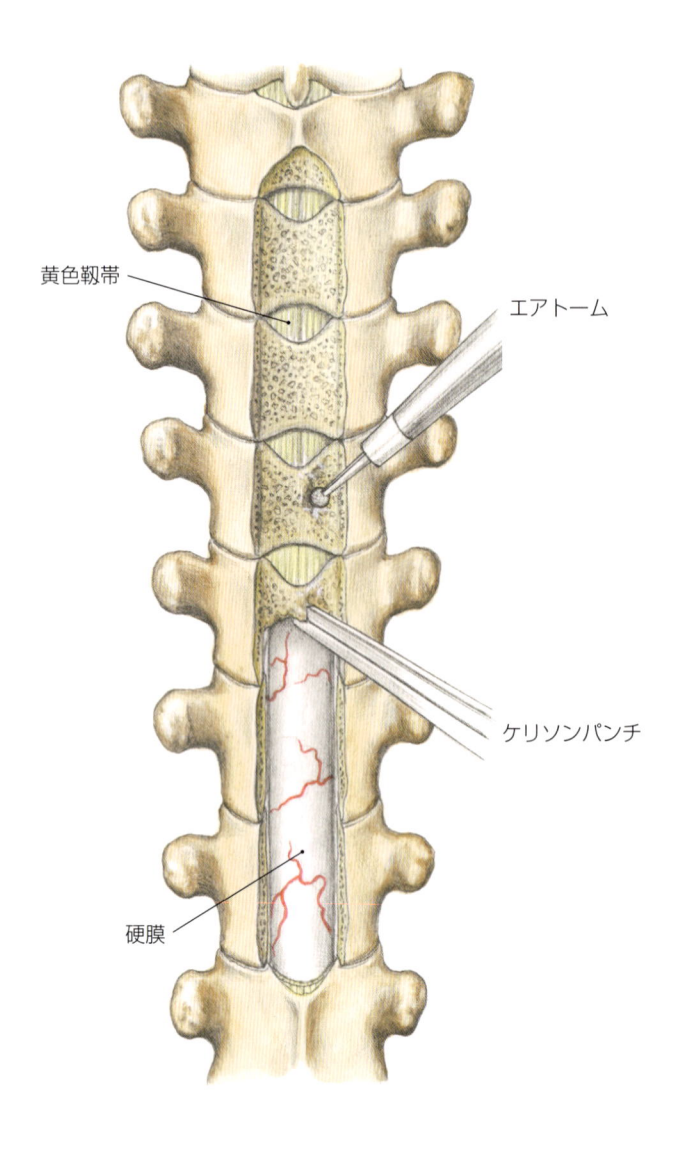

黄色靱帯
エアトーム
ケリソンパンチ
硬膜

- エアトームやリュエルにて椎弓を菲薄化した後，ケリソンパンチにて椎弓切除を行う．
- エアトームで左右両側を割断し，一気に椎弓切除してもよい．

▶ ポイント
くも膜を傷つけない
- 硬膜の最初の切開でくも膜を傷つけないことが大事である．

❹…硬膜を切開する

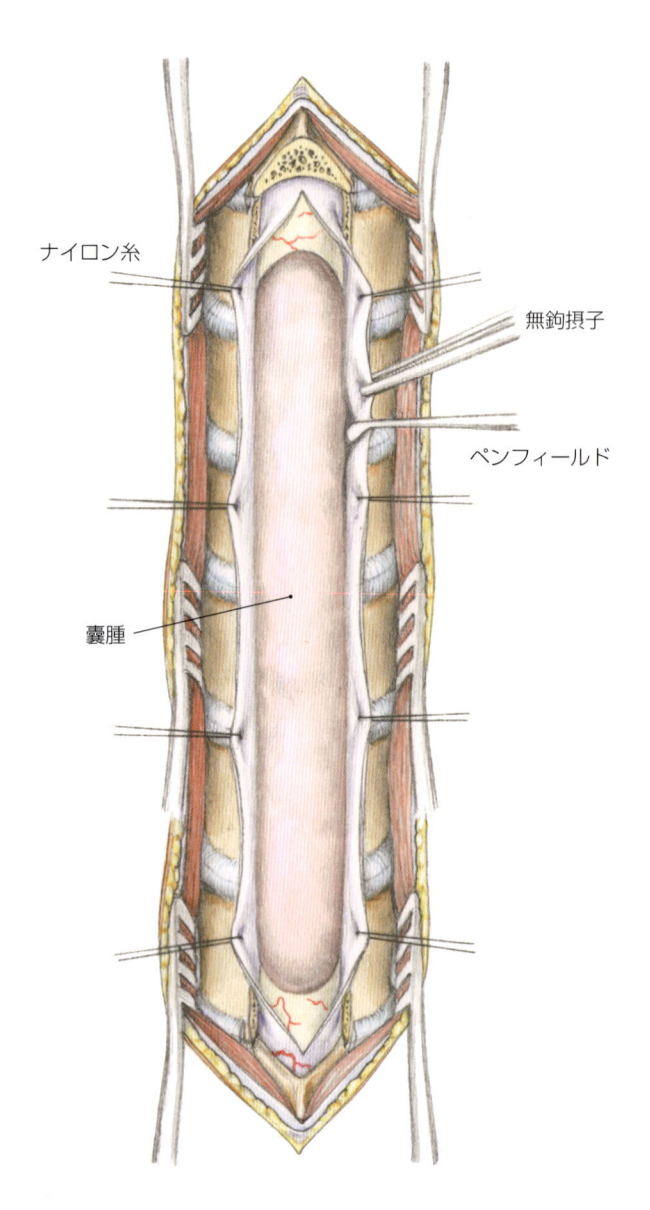

ナイロン糸
無鉤摂子
ペンフィールド
嚢腫

- くも膜を傷つけないよう慎重に硬膜のみを切開し，その部を起点に硬膜のみを開くようにする．硬膜のみtentingする．嚢腫はやや白濁し呼吸性拍動がみられる．

❺…囊腫を摘出する

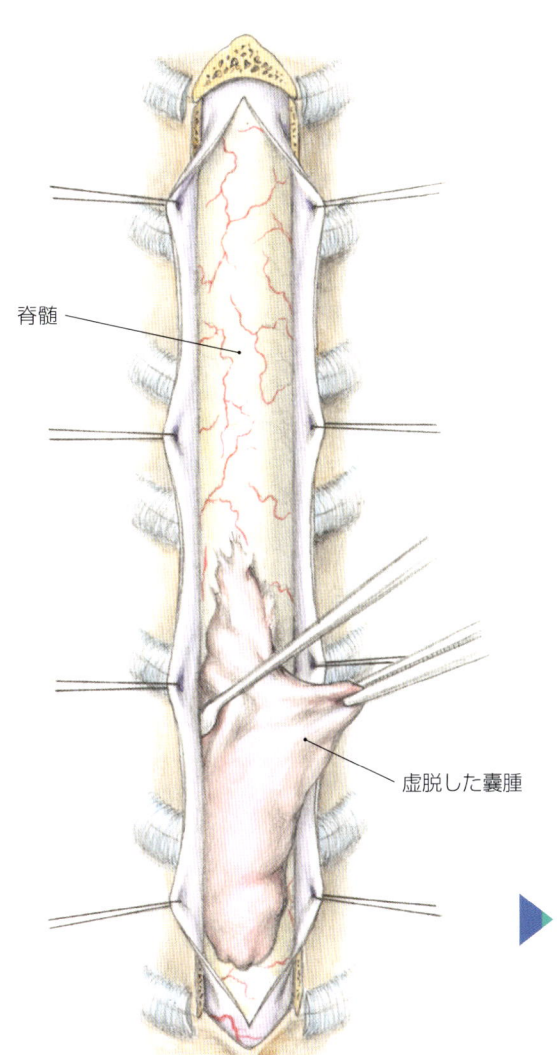

- 背側から囊腫を剥離していくが，硬膜外囊腫と比べて囊腫壁が薄く境界不明瞭な場合が多いため途中で破れ虚脱しやすい．後はできる限り囊腫壁を摘出するのみである．

脊髄

虚脱した囊腫

> ▶ **ポイント**
>
> **癒着部は可及的な摘出とする**
> - 囊腫背側は剥離しやすいが，側方から脊髄背側（囊腫腹側）にかけては癒着していることも多い．無理せず囊腫壁の可及的な摘出を心がける．

▶ 後療法

- やや長めの軟性コルセットを必要に応じて装着する．
- ドレーンの吸引圧は半分ほどに落としておく．
- 術後4〜7日で離床する．

▶ まとめ

- 代表的な脊髄硬膜外囊腫と硬膜内くも膜囊腫を概説した．
- 硬膜外囊腫は比較的囊腫壁が厚く境界明瞭である．硬膜内への交通部を同定・結紮し，全摘をめざす．時に椎間孔や脊髄前方に伸展をみせる場合や，広範囲に多発することがある．全摘が困難な場合には，少なくとも硬膜交通部の確実な結紮を行う．
- 一方，硬膜内くも膜囊腫は，囊腫壁が薄く境界不明瞭なことが多いが，呼吸性拍動により脊髄が圧迫されている印象をもつ．きれいな全摘が難しく，可及的な囊腫壁切除にとどまることが多い．

（前田　健）

■文献

1. Nabors MW, et al. Updated assessment and current classification of spinal meningeal cysts. J Neurosurg 1988；68：366-77.

馬尾腫瘍の手術

●――手術の概要

- 脊髄円錐部より尾側（通常，第2腰椎以下）に発生する硬膜内髄外腫瘍を馬尾腫瘍と総称する．神経鞘腫が80％余りを占め，他に上衣腫，まれに類上皮腫，傍神経節腫がみられる．ごくまれに悪性神経原性腫瘍や癌の硬膜内転移が報告されている．最も頻度が高い神経鞘腫の手術法について紹介する．
- 神経鞘腫は滑らかな被膜をもち，周囲との癒着が比較的軽く，内部に囊腫を含み軟らかい．馬尾から発生するために硬膜管内で移動し，硬膜外へすくい上げることが可能である．この性質をよく理解し，片側椎弓切除などの低侵襲な術式での腫瘍摘出が望まれる[1, 2]．
- 上衣腫，類上皮腫，傍神経節腫は再発，播種しやすいため，腫瘍被膜を破らないようにとくに注意を払う．

▶適応

- 夜間痛や持続性の疼痛，神経症状を呈しているときは手術適応となる．
- また，画像検査で腫瘍による骨破壊（scallopingなど）が著しい例，経過を観察して腫瘍の増大が著しい例も手術適応とする．

▶手術のポイント

①体位：腹臥位で行う．腹腔内圧を上げないように脊椎手術用の4点支持台を用いる．
②皮切：腫瘍の直上の棘突起にあらかじめマーキングを行う．腫瘍の頭尾側端よりそれぞれ1椎体分長く正中を切開する．
③棘上靱帯，棘間靱帯を温存しつつ腫瘍の発生側の椎弓，椎間関節を展開する．
④エアドリルを用いて片側椎弓切除を行う．椎弓切除の頭尾側は，腫瘍の頭尾側端より1cm程度広げ，内側は反対側の椎弓内板を削り広いワーキングスペースを得る．
⑤硬膜に外側凸の軽い弧状の切開を加える．次にくも膜を切開し，硬膜とまとめて吊り上げる（tenting）．
⑥馬尾間の空隙を通して，腫瘍をすくうように引き出し摘出する．腫瘍が神経根から剥離できれば，神経根を温存し腫瘍が摘出できる．剥離が困難であれば，神経根ごと腫瘍を摘出する．
⑦硬膜とくも膜をまとめて密に縫合する．
⑧筋層下に低圧の持続吸引ドレーンを留置する．皮下組織への髄液漏出を止めるために，筋膜は密に縫合して閉創する．

手術手技の実際

❶ 手術体位と皮切

- 腹臥位とし，腹腔内圧を上げないように脊椎手術用の4点支持台を用いる．
- 腫瘍の直上の棘突起にあらかじめマーキングを行う．
- 皮切は，腫瘍の頭尾側端からそれぞれ1椎体分長く正中を切開する．

❷ 椎弓，椎間関節を展開する

- 棘上靱帯，棘間靱帯を温存しつつ，腫瘍の発生側の椎弓，椎間関節を展開する．

▶ ポイント

椎弓切除側の決定
- 術前の画像診断で馬尾の走行，偏位に注目し腫瘍の発生側のみ椎弓を展開する．腫瘍が片側に偏っていないときは症状の優位側を展開する．

❸ 片側椎弓切除を行う

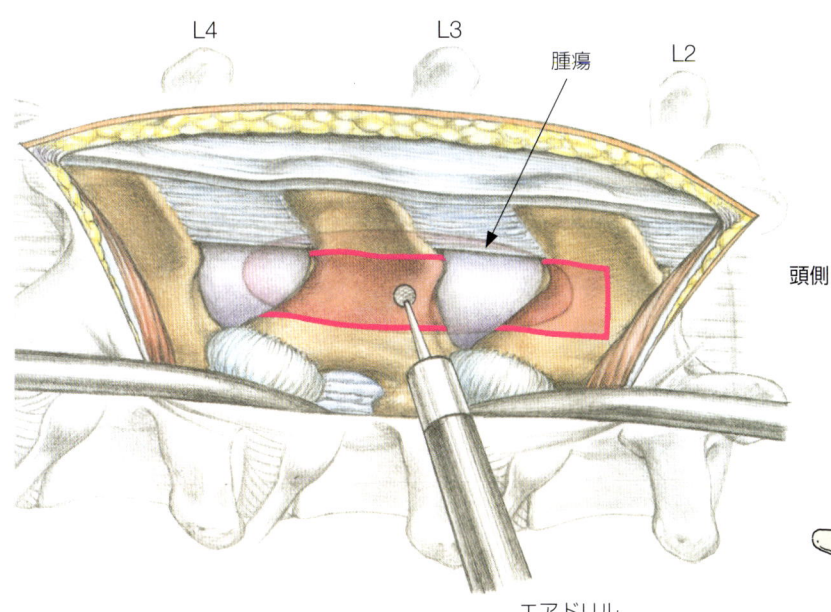

- エアドリルを用いて片側椎弓切除を行う．椎弓切除の頭尾側は，画像上の腫瘍の頭尾側端をそれぞれ1cm程度超えるようにする．開窓の内縁は棘突起から椎弓への移行部とする．ただし，椎弓内板については正中線を反対側に越えるように削り込む．外縁は椎弓が5mm程度残るように削り，椎弓根部では椎弓根内縁ぎりぎりまで削る．

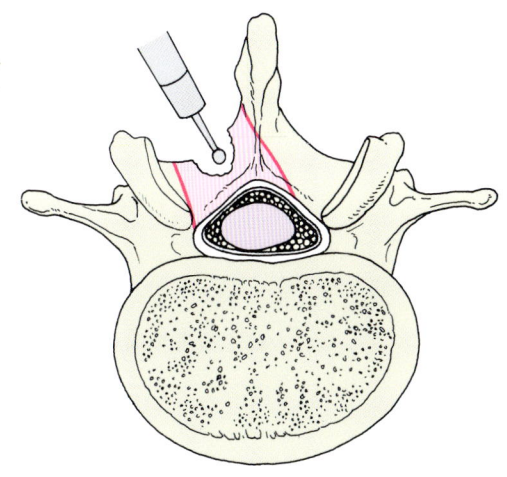

▶ ポイント

移動する神経鞘腫の場合
- 神経鞘腫はくも膜下腔で移動することがある．術前のミエログラムで呼吸性あるいは体位変換などにより，または複数回撮影したMRIで腫瘍の移動がみられれば，硬膜切開前にエコーで腫瘍の位置を確かめる．腫瘍が椎弓切除部から外れている場合は骨切除を追加する．

巨大な馬尾腫瘍の場合
- 椎体や椎弓にscallopingがみられるような巨大な馬尾腫瘍では，椎弓切除を行う[3]．可能であれば椎弓還納式椎弓切除を行う．

❹…硬膜を切開する

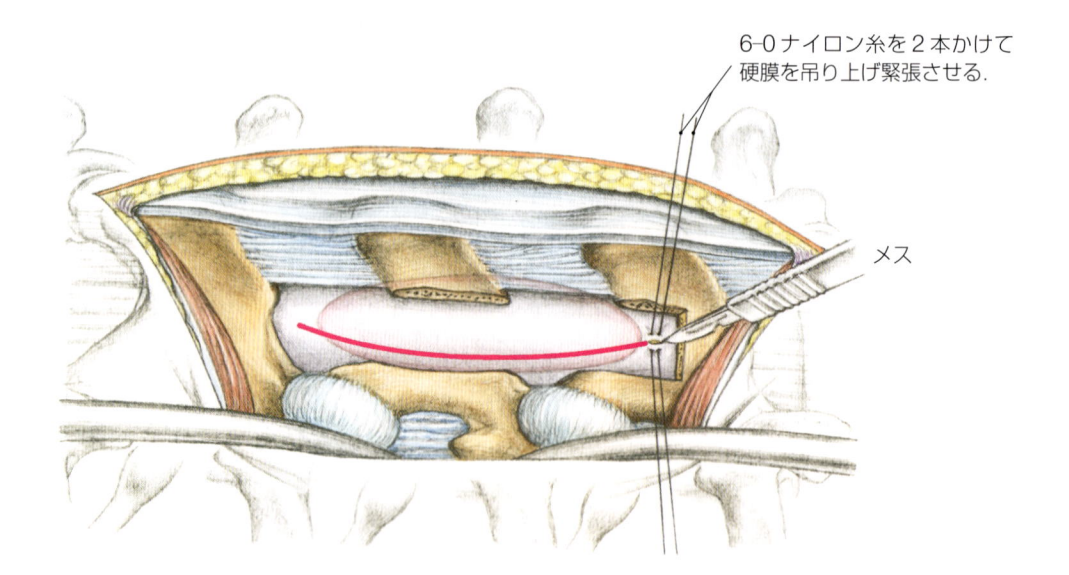

6-0 ナイロン糸を 2 本かけて硬膜を吊り上げ緊張させる．

メス

▶ポイント
骨粉，血液がくも膜下腔へ入らないようにする
- 硬膜切開を行う前に，生理食塩水でよく洗浄し骨粉がくも膜下腔に入り込まないようにする．血液のくも膜下腔への垂れ込みを防止するため，止血を入念に行っておく．

▶ポイント
硬膜は外側凸，弧状に切開する
- 外側凸の軽い弧状切開を加えることで，神経根袖部に近いところから発生した腫瘍の処理がしやすくなる．

- 腫瘍頭側もしくは尾側でくも膜下腔に余裕がみられるところに，6-0 ナイロン糸を 2 本かけて硬膜を吊り上げ緊張させる．ナイロン糸のあいだを透明なくも膜がみえるところまで小さな尖刃刀で硬膜のみ切開する．マイクロ剥離子でくも膜と硬膜のあいだを探り，玉付きの硬膜剪刀で硬膜に外側凸の軽い弧状の切開を加える．
- 次に腫瘍表面に這っている馬尾神経を傷つけないように注意しながらくも膜を切開し，硬膜とくも膜をまとめて 6-0 ナイロン糸で吊り上げてゆく．

❺…腫瘍のすくい出しを行う

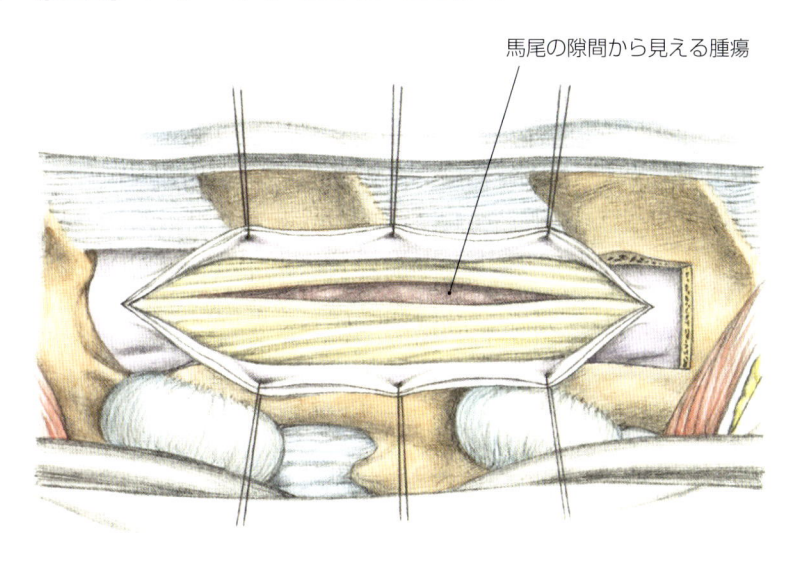

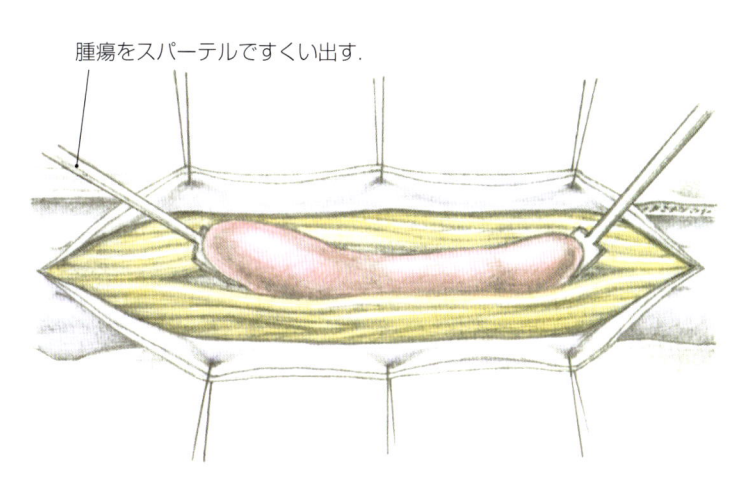

馬尾の隙間から見える腫瘍

腫瘍をスパーテルですくい出す．

> **▶ポイント**
> **腫瘍すくい出しのコツ**
> - 長い馬尾の途中に生じた腫瘍は可動性が大きく，開窓部から容易に引き出せる．神経鞘腫の多くは内部に囊胞を含む軟らかい腫瘍であるため，すくい出す際に形が容易に変わり，横断面で片側椎弓切除部より幅のある腫瘍であっても通過する．
> - 腫瘍が大きくて開窓部を通過しづらいときは腫瘍に6-0ナイロンをかけて引き出す．大きな囊腫を含んでいるときは内容液を穿刺して吸引し，大きさを縮小させると引き出しやすい．
> - 脊髄もしくは神経根袖近くで発生した腫瘍は硬膜内での操作が余儀なくされることがある．

- よく観察して最も腫瘍に到達しやすい馬尾の隙間を見つけ，愛護的に馬尾を分けて腫瘍に到達する．マイクロ剥離子を用いて腫瘍に癒着している馬尾を剥離し，腫瘍を頭尾側に動かして可動性を確かめる．腫瘍に可動性があればすくい出しが可能である．

❻…腫瘍を摘出する

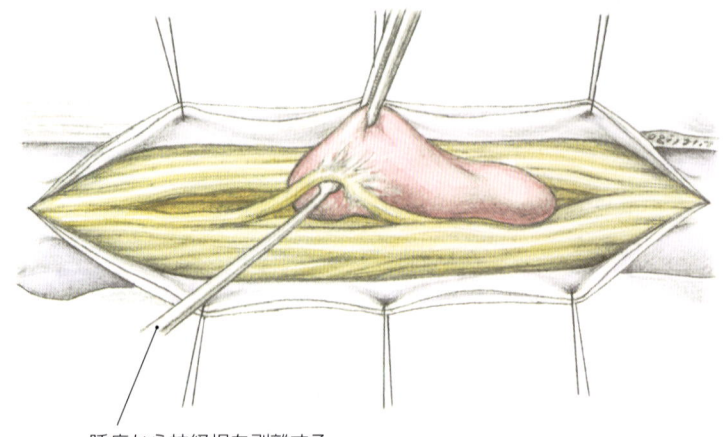

腫瘍から神経根を剥離する．

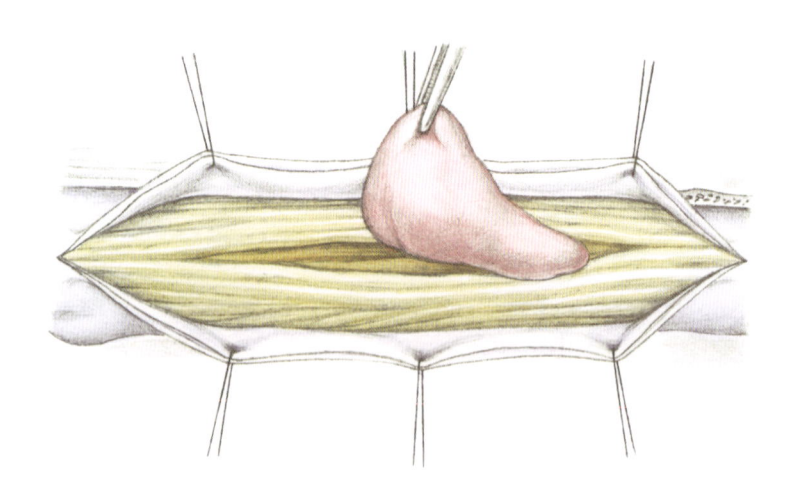

> ▶ポイント
> **神経根の切断は最後に行う**
> ● 神経根切断はよく観察してから最後に行う．発生神経根とみえても，癒着しているだけのことがある．

- すくい出した腫瘍をよく観察して，発生神経根を同定する．腫瘍から剥離できれば，神経根を温存し腫瘍を摘出する．
- 剥離が困難であれば，正常と思われるところを双極電気メスで凝固した後に切断し，神経根ごと腫瘍を摘出する．通常，太い流入出血管があり，これも凝固切断する．

❼…硬膜縫合を行う

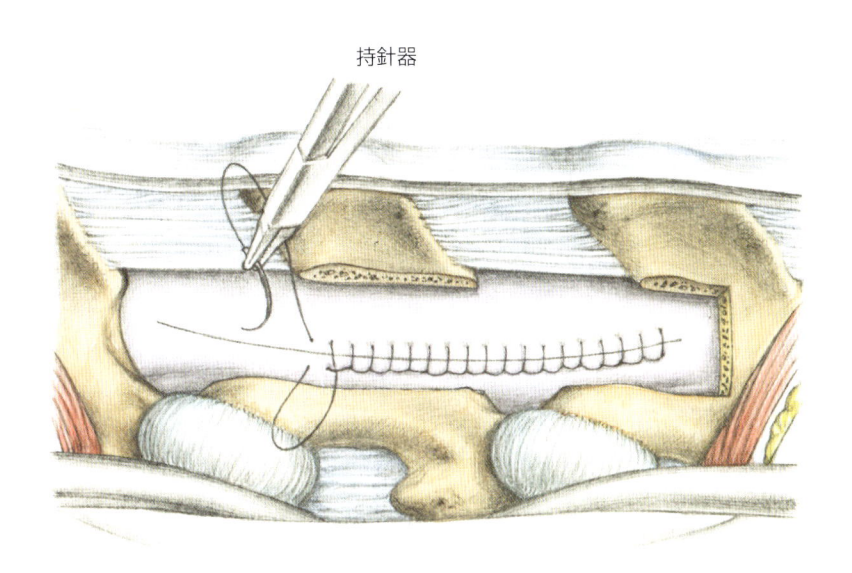

持針器

> ▶ ポイント
>
> **馬尾を縫い込まないようにする**
> - 縫合の際に縫い込まないように，くも膜に癒着している馬尾を剥離しておく．

- くも膜下腔の止血を確認し，凝血がみられれば摘出する．
- 硬膜とくも膜をまとめて密に縫合する．
- さらにフィブリン糊を浸したネオベール®シートを当てて髄液漏を防止する[4]．

▶後療法

- ドレーンは，新鮮出血が治まれば抜去する．髄液漏出を防ぐため，抜去後，皮膚と皮下組織を1～2針縫合する．
- ドレーン抜去後ただちに起座，歩行訓練が可能である．術後，創部の安静のためダーメンコルセットや腰椎保護ベルトを短期間使用する．

> ▶ ポイント
>
> **ドレーン圧の調整**
> - 髄液がドレーンから漏れてくるようであれば，遠隔小脳出血などの合併症を予防するために髄液の1日量が150 mL以下になるようにドレーン圧を調整する．筆者らは低圧の3.0 mm J-VACを用い，バックの高さを変えることで吸引圧を調節している．

▶まとめ

- 神経鞘腫は滑らかな被膜をもち，周囲との癒着が比較的軽く，内部に囊腫を含むため軟らかい．この性質をよく理解し，片側椎弓切除などの低侵襲な術式での腫瘍摘出が望まれる．

（小澤浩司）

■文献
1. 国分正一ほか．片側椎弓切除による脊髄硬膜内・髄外腫瘍摘出術．脊椎脊髄ジャーナル 1992；5：61-9．
2. 国分正一．砂時計腫と硬膜外腫瘍の外科．日獨医報 1999；44：490-9．
3. 小澤浩司ほか．脊髄腫瘍―片側椎弓切除でどこまで摘出可能か．整・災外 2003；46：683-8．
4. 島田洋一ほか．脊椎脊髄手術における硬膜修復法：生体適合性代用硬膜．日本脊椎脊髄病学会雑誌 2009；20：862-7．

脊髄動静脈奇形の手術

手術の概要

- 脊髄動静脈奇形にはさまざまな分類法があるが，nidus（病巣）やfistula（瘻孔）の解剖学的存在部位より脊髄髄内動静脈奇形（intramedullary arteriovenous malformation：AVM），脊髄辺縁部動静脈瘻（perimedullary arteriovenous fistula：AVF），脊髄硬膜動静脈瘻（dural AVF），脊髄硬膜外動静脈瘻（extradural AVF）の4つに大別するのが最も実用的である．
- 診断にはMRI画像でのflow voidの所見から疑いをもち，選択的脊髄血管撮影にて確定診断される．最近では3D-DSA（digital subtraction angiography）が普及し血管構造の立体的な把握が可能となり，術前診断は格段に正確となった．
- 一般的に，脊髄髄内動静脈奇形では全摘出を含めて根治は多くの場合不可能であり，経過観察か，流入動脈遮断，放射線治療といった姑息的治療（palliative therapy）となる．一方，辺縁部動静脈瘻および硬膜動静脈瘻は根治的な治療が可能であり，治療法としては血管内塞栓術と手術治療，あるいは両者の併用療法がある．また，脊髄硬膜外動静脈瘻では血管内治療が主に行われる．
- これらのうち脊髄硬膜動静脈瘻は最も頻度が高く，全脊髄動静脈奇形の60〜80％を占める疾患である．本項では脊髄硬膜動静脈瘻の手術を中心に述べ，脊髄辺縁部動静脈瘻についてはポイントのみを述べる．

脊髄硬膜動静脈瘻

- fistulaや流入動脈（feeder），異常流出静脈（drainer）の部位の同定が最も重要であり，このために術中血管撮影や流入動脈への色素注入の準備をする．
- 一般的にfistulaや異常流出静脈は片側性で単一であるため，これらを露出するためには片側椎弓切除で十分である．
- 手術の目的はfistulaから異常流出静脈への経路を遮断することであり，顕微鏡下に安全，確実に行う．

適応

- 一般的には静脈循環不全により緩徐進行性の脊髄障害をきたし，治療が遅れると症状は不可逆的となるため，診断がつき次第できるだけ早期の治療が望まれる．出血例についても再出血予防の観点から可及的早期の治療を考慮する．
- 治療法としては標的の根動脈へアクセスが容易で，かつ根動脈から根髄動脈・根軟膜動脈が分岐していない場合には血管内塞栓術も考慮されることがある．ただし，手術法に比べて再発率が高く，再発が危惧された場合には繰り返し血管造影検査が必要になる．根治性が高いことと手術の侵襲度が十分に低いこと

から，筆者らの施設においては現時点では手術治療が優先される．

▶手術のポイント

①体位：腹臥位，腹圧の軽減（脊髄動静脈奇形の手術ではとくに重要）のため脊椎手術用のホールフレームなどの4点支持台を用いる．
②マーキング：X線透視下に責任レベルを確認して棘突起間に注射針を刺入し，色素（インジゴカルミン）を注入する．
③皮切：1椎弓の片側椎弓切除では約5cmの正中切開を行う．
④片側の傍脊柱筋を棘突起，椎弓から剥離し術野を確保する．
⑤片側椎弓切除は手術用顕微鏡下にhigh speed drillを用いて行う．
⑥硬膜を縦切開して4-0糸で吊り上げ，くも膜を露出する．
⑦硬膜内において硬膜動静脈瘻を確認する．
⑧硬膜動静脈瘻から異常流出静脈への移行部を凝固・切断する．
⑨硬膜内操作に続き硬膜外操作を行う．
⑩閉創する．

― 手術手技の実際

❶ 手術体位とマーキング，皮切

- 脊椎手術用のホールフレームなどの4点支持台を用いて腹圧の軽減に注意した腹臥位とする．脊髄動静脈奇形の手術ではとくに重要である．
- 術中血管撮影のため透視対応の手術台を用いる．また，術中の脊髄機能のモニタリングのためMEP（motor evoked potential），SEP（somatosensory evoked potential）などの準備を行う．
- 注射針を責任レベルの棘突起間に刺入しX線透視下に確認し，色素（インジゴカルミン）を注入した後，針を抜去する．
- 1椎弓の片側椎弓切除では約5cmの正中切開を行う．

> ▶ポイント
> **低侵襲小切開の皮切**
> - 低侵襲小切開のためには皮切はX線透視下に椎弓切除の範囲の直上におく．

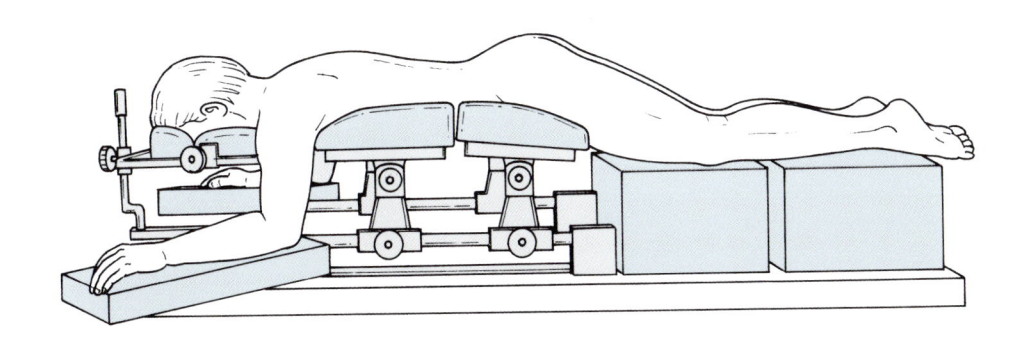

❷ 傍脊柱筋の剝離，片側椎弓切除を行う

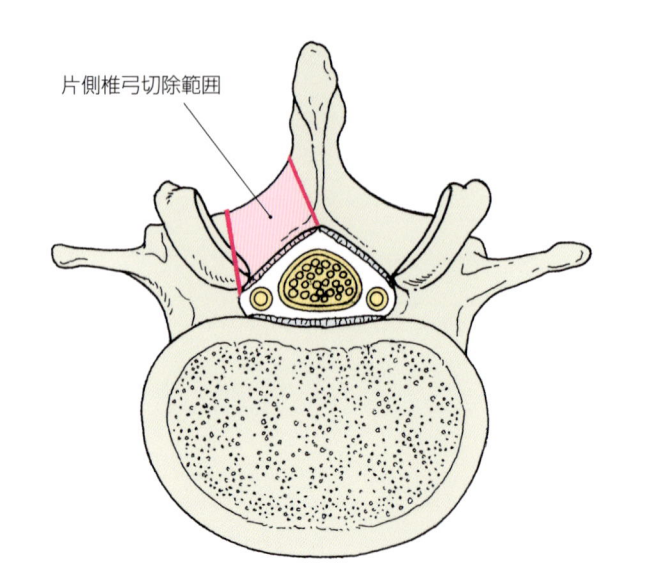

片側椎弓切除範囲

▶ **手技のコツ**

流入動脈の処理は硬膜内操作後とする
- 硬膜外の拡張した流入動脈の処理は硬膜内操作終了後とする．先に流入動脈を遮断してしまうと，本来動脈血化している硬膜内の流出静脈の同定が困難となることがある．

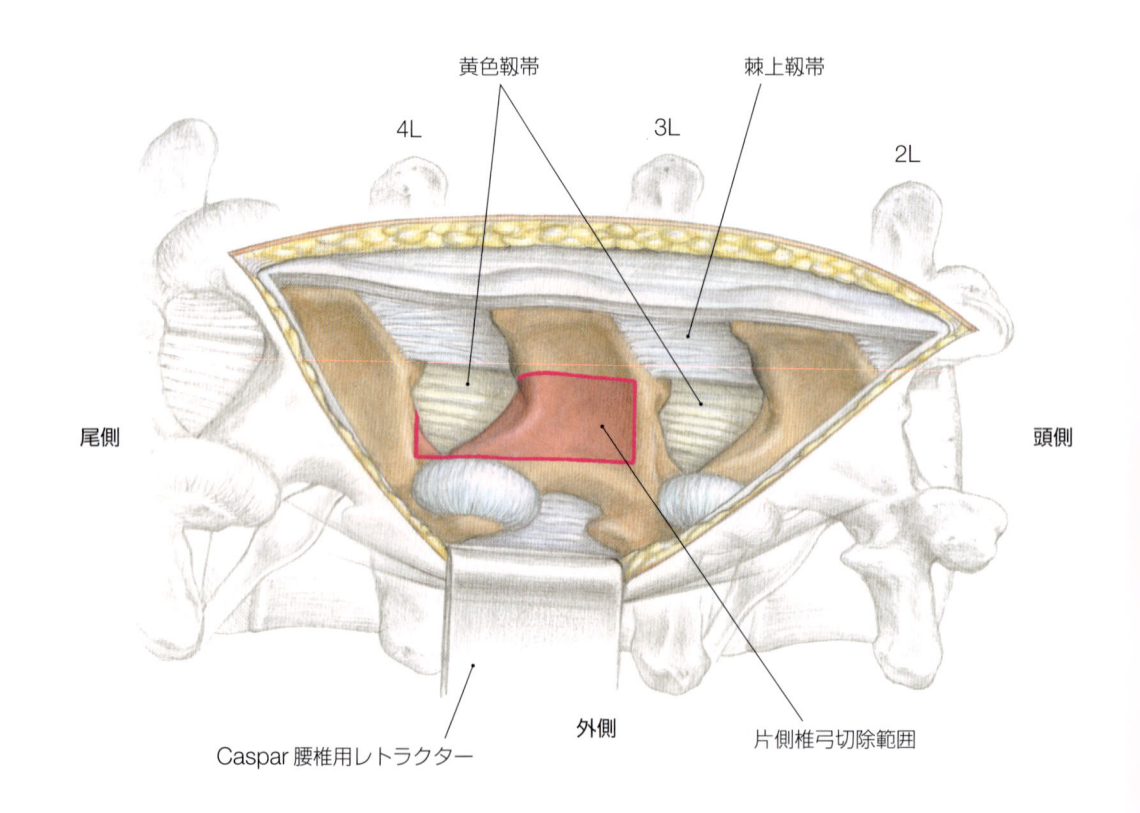

黄色靱帯　棘上靱帯
4L　3L　2L
尾側　頭側
Caspar 腰椎用レトラクター　外側　片側椎弓切除範囲

▶ **ポイント**

椎弓切除は内側・外側に広げる
- 片側椎弓切除では骨窓の幅は狭くなりがちだが，内側・外側に広げて術野を確保する．

- 棘上靱帯を温存しつつ片側の傍脊柱筋を棘突起，椎弓から剝離し，Caspar 腰椎用レトラクターなどで術野を確保する．
- 片側椎弓切除は手術用顕微鏡下に high speed drill を用いて行う．内側は棘突起基部を対側に向かって十分切除，外側は椎間関節の1/4ほどを切除して骨窓を広げる．頭尾側の椎弓は必要に応じて一部切除する．

❸…硬膜を切開する

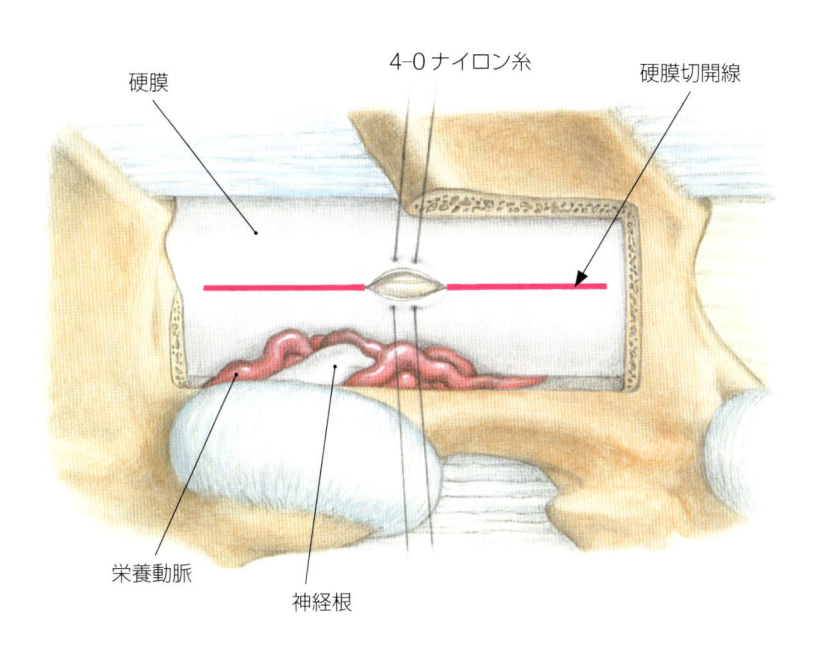

図中ラベル：硬膜、4-0ナイロン糸、硬膜切開線、栄養動脈、神経根

- 硬膜を縦切開し，約1cm間隔で4-0糸にて吊り上げ，くも膜を露出する．硬膜外側縁の糸は骨縁か筋膜に牽引・縫合して十分外側を露出する．
- くも膜は大部分温存し，必要な外側の硬膜動静脈瘻近傍のみ切開する．

▶ポイント
縦切開した硬膜は外側へ牽引する
- 硬膜を外側へ牽引することにより硬膜内の術野を広く確保できる．

❹…硬膜動静脈瘻を確認する

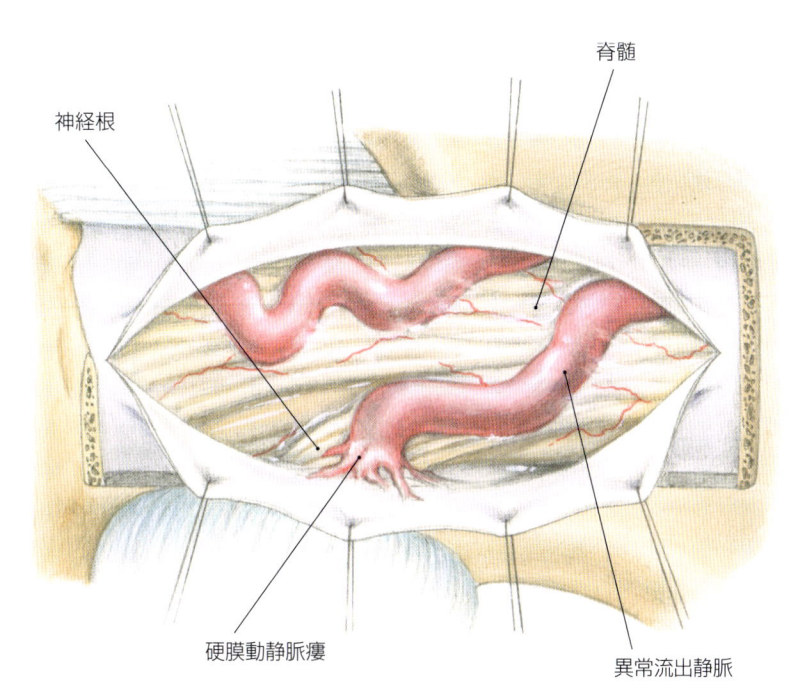

図中ラベル：神経根、脊髄、硬膜動静脈瘻、異常流出静脈

- 硬膜動静脈瘻（dural AVF）は主に神経根の硬膜貫通部付近に見られるが，離れた頭尾側や腹側に存在することもある．硬膜動静脈瘻近傍に血管クリップなどのマーカーを置いて術中血管撮影を行い，dural AVFを同定する．さらに流入動脈より色素（インジゴカルミン2倍希釈，1〜2mL）を注入し，顕微鏡下に動静脈瘻を直接同定する．微小血管ドップラーによる流速の評価も有用である．また最近ではindocyanine green（ICG）などの静注による術中蛍光血管造影も可能となり，dural AVFの同定に有用である．

▶ポイント
硬膜動静脈瘻と異常流出静脈の同定
- 硬膜動静脈瘻とそれに連続する異常流出静脈の同定が最も重要であり，十分に時間をかけて行う．

❺…dural AVF を遮断する

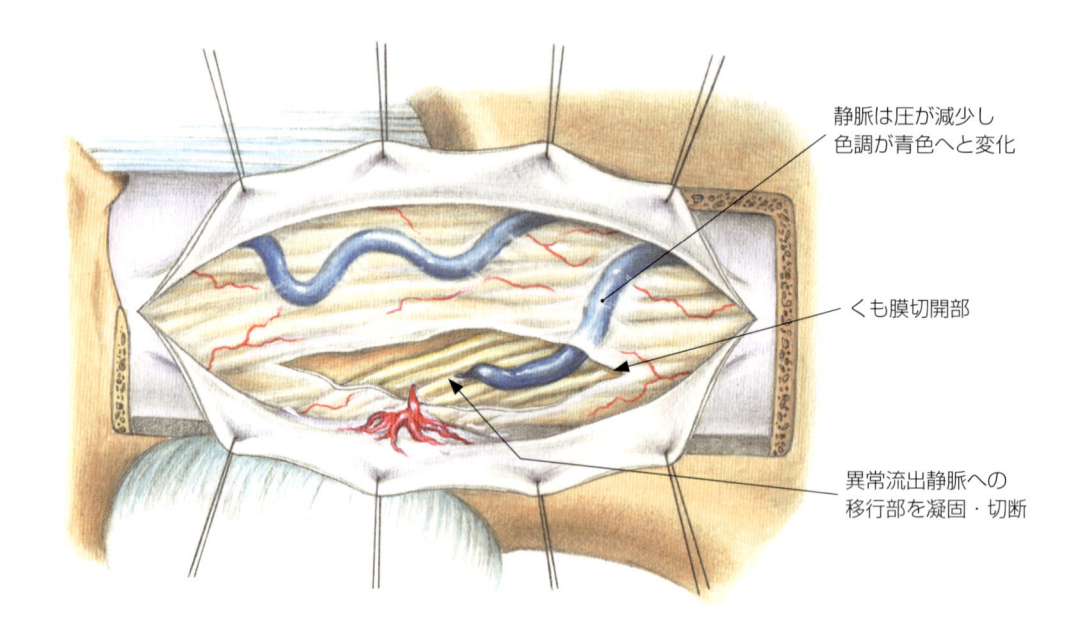

静脈は圧が減少し色調が青色へと変化

くも膜切開部

異常流出静脈への移行部を凝固・切断

- dural AVF から異常流出静脈への移行部を杉田 AVM マイクロクリップ（瑞穂医科工業）にて一時遮断し，流出静脈圧の低下，動脈血化（red vein）していた静脈の静脈血化を確認する．同時に MEP，SEP などの悪化がないことを確認し，流出静脈を安全に遮断できることを確かめる．
- また術中血管撮影，および流入動脈への色素注入により dural AVF の消失を確認する．ICG 術中蛍光血管造影も有用である．
- 最後に dural AVF から異常流出静脈への移行部を凝固・切断する．

❻…硬膜外操作を行う

- 異常流出静脈への移行部を遮断すれば治療は理論的には完了するが，安全を考え，硬膜内操作に続き硬膜外操作を行う．
- 硬膜外腔の流入動脈を確認し，凝固・切断する．
- 流入動脈は一般的に複数存在し，より頭尾側の分節動脈より流入することも多い．

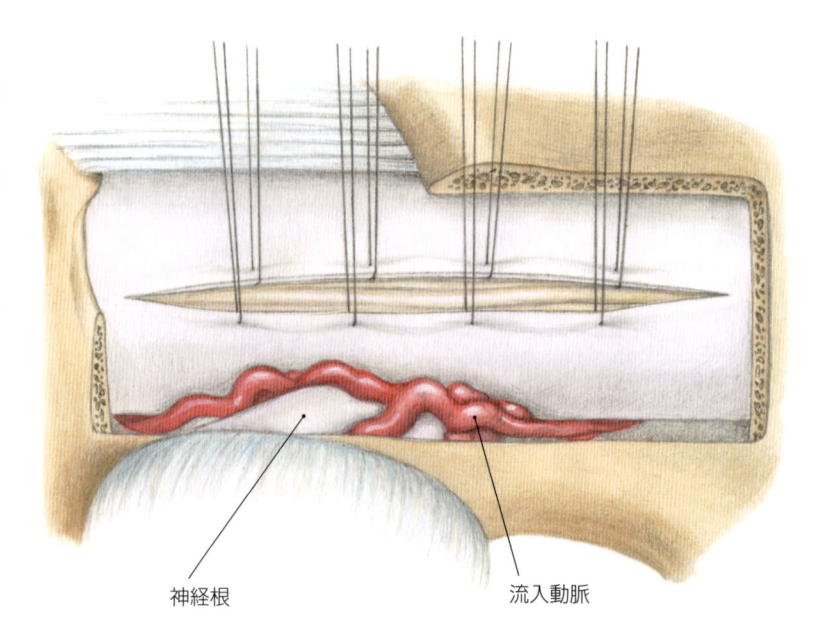

神経根

流入動脈

❼…閉創する

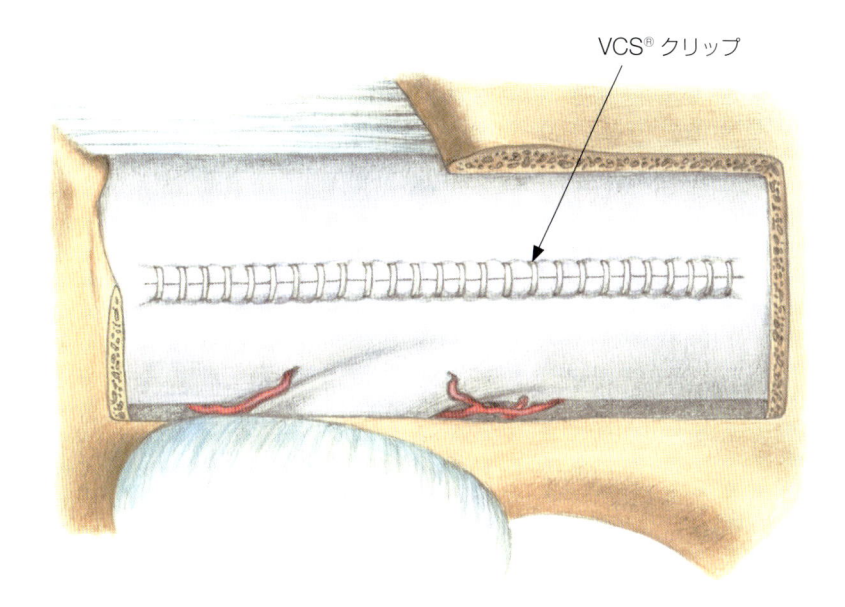

VCS® クリップ

▶ 手技のコツ

硬膜外ドレーンは陰圧で持続吸引しない
- 硬膜外ドレーンは不要であるが,使用する場合には陰圧での持続吸引は絶対に行わない.大量に髄液が吸引されると,小脳扁桃ヘルニアや頭蓋内出血といった合併症をきたす危険があるためである.

- 硬膜をアナストクリップVCS®(レメイト・バスキュラー)にて閉鎖する.このクリップによる閉創は針穴からの髄液漏れがなく,狭い術野で迅速に閉鎖でき,きわめて有用である.
- さらにネオベールシートとフィブリン糊にて補強して髄液漏を防止する.

▶後療法

- 術後は2〜3日の床上安静後,経過に問題なければ歩行を許可する.ただし,術後流出静脈の急速,広範な血栓化などにより脊髄の循環障害が悪化し神経症状が増悪することがまれにあり,こういった場合には床上安静期間を延長し,十分な水分摂取,低分子デキストランの点滴,場合によっては低分子ヘパリン投与などの抗凝固療法を考慮する.
- コルセットなどの外固定は不要である.

▶まとめ

- 脊髄硬膜動静脈瘻の手術の目的は単純であり,fistulaから異常流出静脈への移行部を遮断することに尽きる.手術は安全・確実に行うことが重要であるが,さらにできるだけ低侵襲に行うことが求められる.ここでは低侵襲手術の要点を述べた.

脊髄辺縁部動静脈瘻

- 治療法としては血管内塞栓術と手術治療，あるいは両者の併用療法がある．しかし，短絡部で流入動脈の側副路がみられるため血管内手術単独での根治は困難である．
- 脊髄硬膜動静脈瘻の手術と同様に短絡部位の遮断を行うことが目標であるが，短絡部位の同定は硬膜動静脈瘻に比べ格段に難しい．短絡部位が複数存在したり，巨大な静脈瘤を伴ったり，また，前脊髄動脈が関与することが多いなどの理由による．流入動脈，短絡部位，流出静脈が脊髄軟膜周囲に複雑に存在し，手術に際してはこれらを顕微鏡下に丁寧に剥離し，短絡部を同定しなければならないため，高度なマイクロテクニックが必要である．
- 標的の流入動脈へアクセスが容易で，かつ安全に塞栓が可能と判断される場合には血管内塞栓術も考慮される．とくに腹側の流入血管を閉塞しておくと後方からの直達手術の際，便利である．ただし，血管内塞栓術単独で根治を得ることは難しい．手術法について詳細は省き，手術の流れに沿って硬膜動静脈瘻手術との違いについて簡単に触れる．

▶ 手術のポイント

① 複雑な脊髄辺縁部動静脈瘻では二期的な手術が必要となる可能性についても本人・家族に十分説明しておく．
② 術中，繰り返す脊髄血管造影検査は不可欠であり，そのための入念な準備を行う．また，術中のモニタリングも必須と考える．
③ 開窓に関しては，動静脈瘻に加え，複数の流入動脈，流出静脈が脊髄軟膜上に存在することが多く，より広範な術野の確保が必要となるため，脊髄硬膜動静脈瘻手術のような片側椎弓切除では不十分である．このため少なくとも動静脈瘻の存在する部位の上下1椎弓を含む en bloc（re-capping）laminotomy を行う．
④ 手術用顕微鏡下に硬膜を切開した後にくも膜を正中で切開し，展開した硬膜の辺縁に血管クリップで固定する（髄内腫瘍の手術と同様）．
⑤ 脊髄軟膜上の流入動脈，短絡部，流出静脈を左右，頭尾側より丁寧に剥離し確認する．この際，術中の脊髄血管撮影や流入動脈への色素注入を繰り返し，短絡部を同定する．この短絡部の同定が最も重要であり，また困難でもある．脊髄の前方部の確認のためには歯状靱帯を切断し，これに糸をかけて脊髄を回旋する操作が必要なこともある．

（高安正和，竹内幹伸）

■参考文献

1 飛騨一利ほか．各タイプ別脊髄動静脈奇形に対する集学的治療法．脳外誌 2011；20：20-8.
2 Miyasaka K, et al. Vascular anatomy of the spinal cord and classification of spinal arteriovenous malformations. Interventional Neuroradiology 2000；6(Suppl 1)：195-8.
3 Steinmetz MP, et al. Outcome after the treatment of spinal dural arteriovenous fistulae: A contemporary single-institution series and meta-analysis. Neurosurgery 2004；55：77-8.
4 高橋 宏．脊髄硬膜動静脈瘻に対する神経外科的手術．脊椎外科 2000；13：89-96.

Chiari奇形に伴う脊髄空洞症に対する大孔部減圧術

手術の概要

- 大孔部減圧（foramen magnum decompression：FMD）は主にChiari奇形に代表される大孔部病変により発生した脊髄空洞症に対して行われる術式である．その目的は，脊髄空洞症の発生要因である大孔部の髄液流通障害を解消させ，空洞の縮小を図り，さらに下垂した小脳扁桃による脳幹および上部頸椎への圧迫を解消することである．
- FMDは，後頭蓋窩減圧開頭術，第1頸椎後弓切除術，硬膜形成術を併せて行うのが一般的である．

▶適応

- 空洞が大きく神経症候が悪化傾向を示す例が手術適応となる．
- 神経症候が悪化傾向にあっても，空洞が小さく脊髄が萎縮している例は手術適応ではない．
- 側弯症を唯一の症状とする小児軽症例においては自然に空洞が縮小することがまれならずあるため[1]，まず経過を観察し，症状の悪化をもって手術適応とすることが妥当である．ただし経過観察中に側弯症が悪化し，矯正手術が必要な例に対しては，その手術前にFMDを施行し，矯正手術後の神経症状の悪化を防止することが重要である．

▶手術のポイント

① 体位：腹臥位にて上半身を約20〜30°挙上させ，さらに頸部を前屈させて，頭部をMayfieldの3点固定器で固定する．
② 皮切：外後頭隆起点から第2頸椎棘突起直上までの正中を縦に切開する．
③ 第1頸椎後弓の露出は，後頭骨の露出と並行して行う．第1頸椎後弓の正中から左右約1cmに付着している小後頭直筋を電気メスを用いて剥離する．これより外側には椎骨静脈叢，さらにその外側には椎骨動脈があるため，これらを損傷しないように鈍的に剥離する．
④ 後頭蓋窩減圧開頭術の範囲は，通常，幅3cm，長さ3cm程度を目安とする．その際，大孔の側縁を十分に削ることが重要である．
⑤ 第1頸椎後弓は骨切り鉗子にて少しずつ薄くし，最後に骨縁を脊柱管の幅で切除する．
⑥ 硬膜はY字形に切開する．まず両側小脳半球から正中に向かって切開し，正中を走る後頭静脈洞を，その内径が最も細くなる辺縁静脈洞と交差する直前で二重結紮し離断する．
⑦ 大孔部の除圧をより確実にする目的で，硬膜形成術を0.3mm厚のゴアテックス®人工硬膜を用いて行う．

手術手技の実際

❶ 手術体位

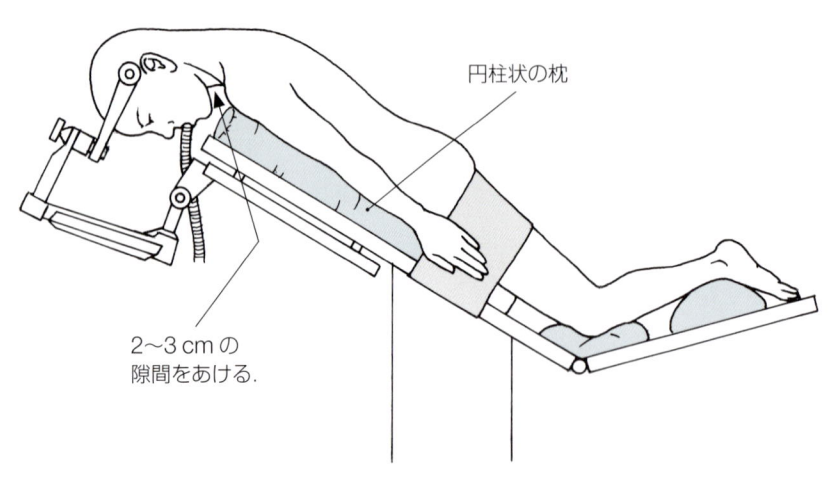

- 上半身を約20〜30°挙上，頚部屈曲位の腹臥位とする．手術台の両わきに円柱状の枕を置き，胸腹部の圧迫を軽減する．

（図中ラベル：円柱状の枕／2〜3 cmの隙間をあける．）

▶ **ポイント**

頚部の前屈
- 頚部の前屈により大孔部までの術野が浅くなり，さらに大孔後縁と第1頚椎との距離が開くため骨切除が容易となる．しかし，頚部を屈曲させすぎると頚静脈の血液還流を妨げ，椎骨静脈叢から思わぬ大量出血をきたすことがある．下顎と前胸部のあいだに2〜3 cmの隙間をあけることが重要である．

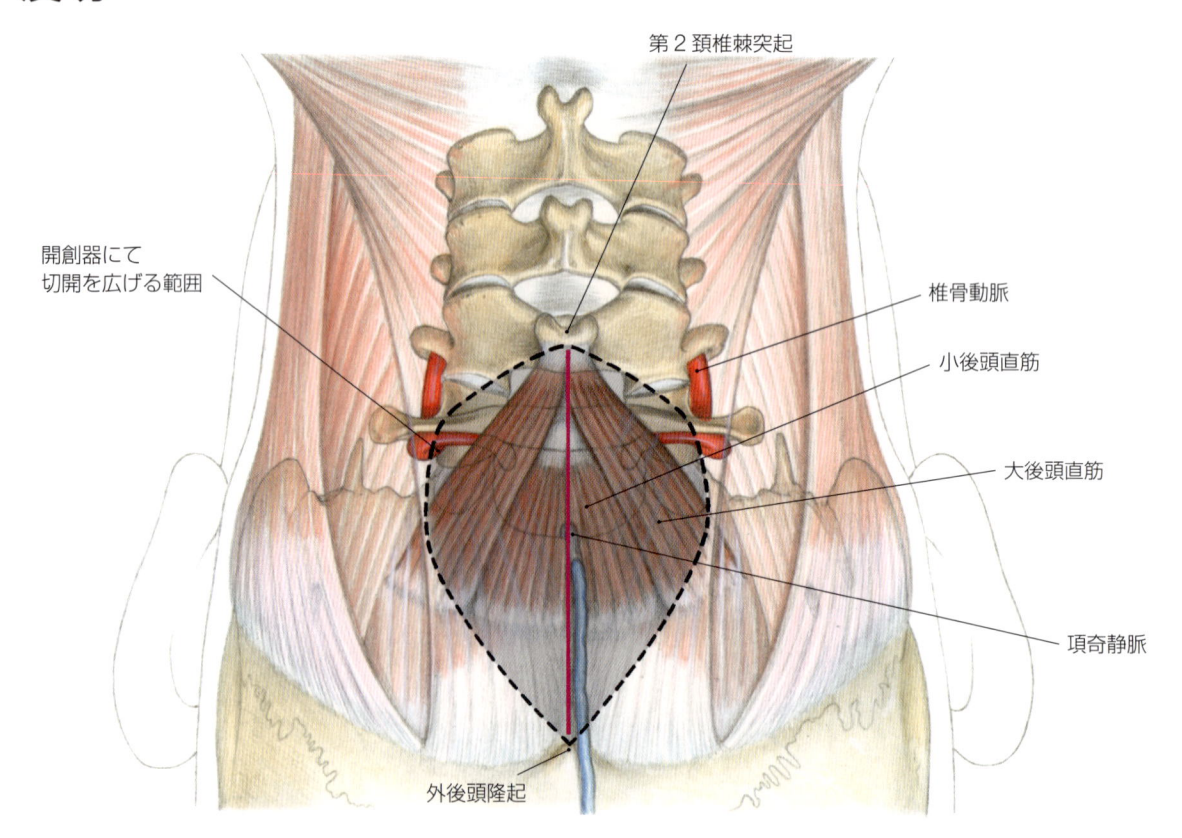

❷ 皮切

（図中ラベル：第2頚椎棘突起／開創器にて切開を広げる範囲／椎骨動脈／小後頭直筋／大後頭直筋／項奇静脈／外後頭隆起）

- 外後頭隆起から第2頚椎棘突起直上まで，約5〜6 cmの正中縦切開を行う．

▶ **手技のコツ**

正中展開
- 正中を深層から浅層に向かう項奇静脈が解剖学的正中を示す指標となる．この静脈に沿って円刃を用いて切開することにより，靱帯の左右に付着している筋肉を損傷させることなく深部に到達できる．この操作により筋肉からの出血を防止できる．

❸…後頭骨と第1頚椎を展開する

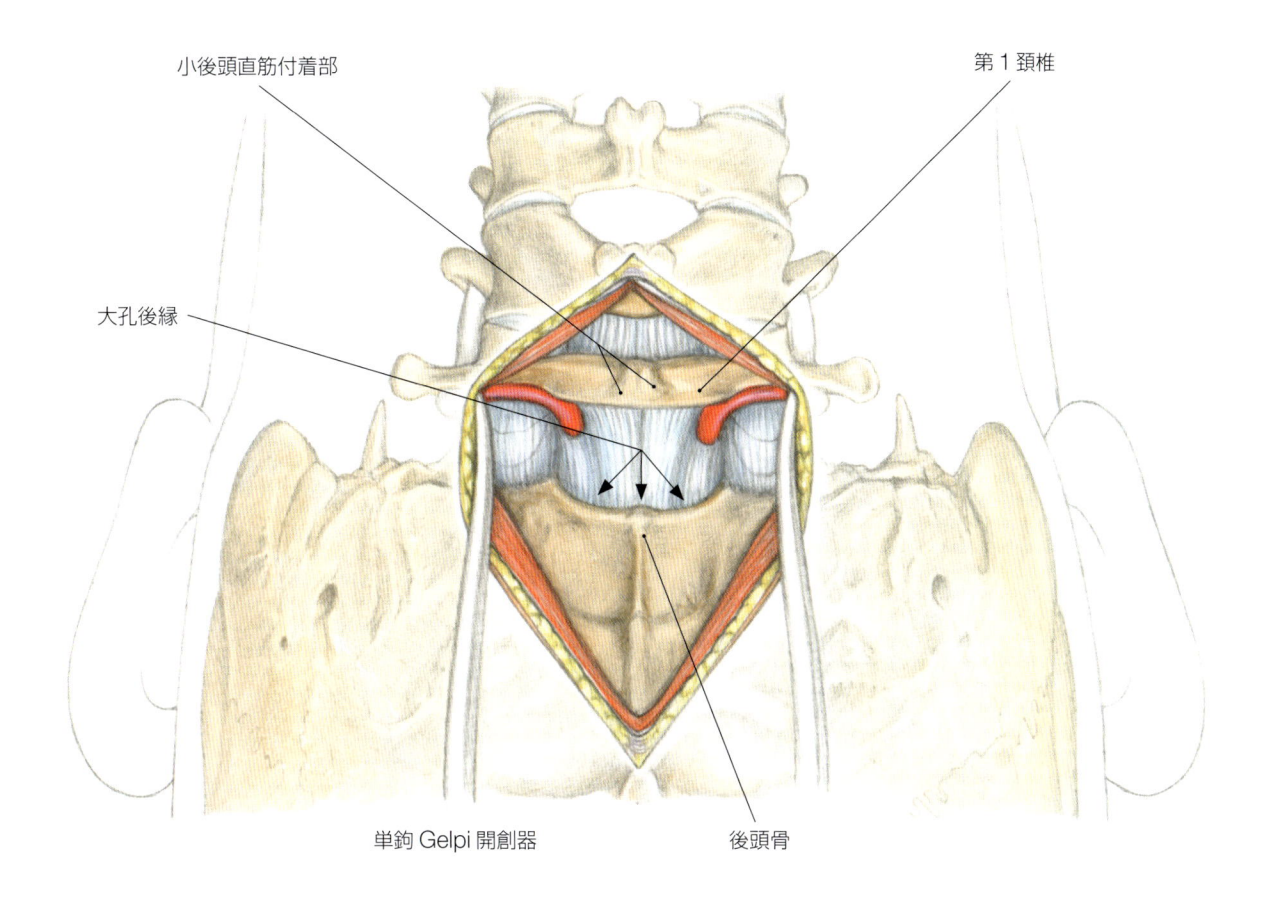

小後頭直筋付着部　　　　　　　　　　　　　　　第1頚椎

大孔後縁

単鉤 Gelpi 開創器　　　　　後頭骨

▶ 手技のコツ

静脈叢や動脈の損傷防止
- 第1頚椎外側を鈍的に剥離することにより，椎骨静脈叢や椎骨動脈の損傷を防止する．

開創器の用い方
- 単鉤 Gelpi 開創器を合計3本用いることにより，大後頭直筋や下頭斜筋を第2頚椎棘突起から剥離することなく，第1頚椎の外側まで十分に露出することができる．これらの筋肉を温存することは，術後の疼痛や頭部の支持を考慮すると重要な手技である．

- 深部に到達した後，後頭骨の大孔後縁と第1頚椎を触診にて確認する．開創器にて創を開きながら，後頭骨に付着している筋肉を電気メスにて剥離する．
- 第1頚椎後弓の展開は，後頭骨の展開と並行して行う．第1頚椎後弓の正中から左右1cmに付着している小後頭直筋は電気メスを用いて剥離し，外側は鈍的に剥離する．第1頚椎後弓の周辺に付着している軟部組織を十分に剥離した後，深部用の単鉤 Gelpi 開創器を第1頚椎後弓直上にかける．Gelpi 開創器を大孔の近くにかける．

❹ 後頭骨と第1頚椎後弓を切除する

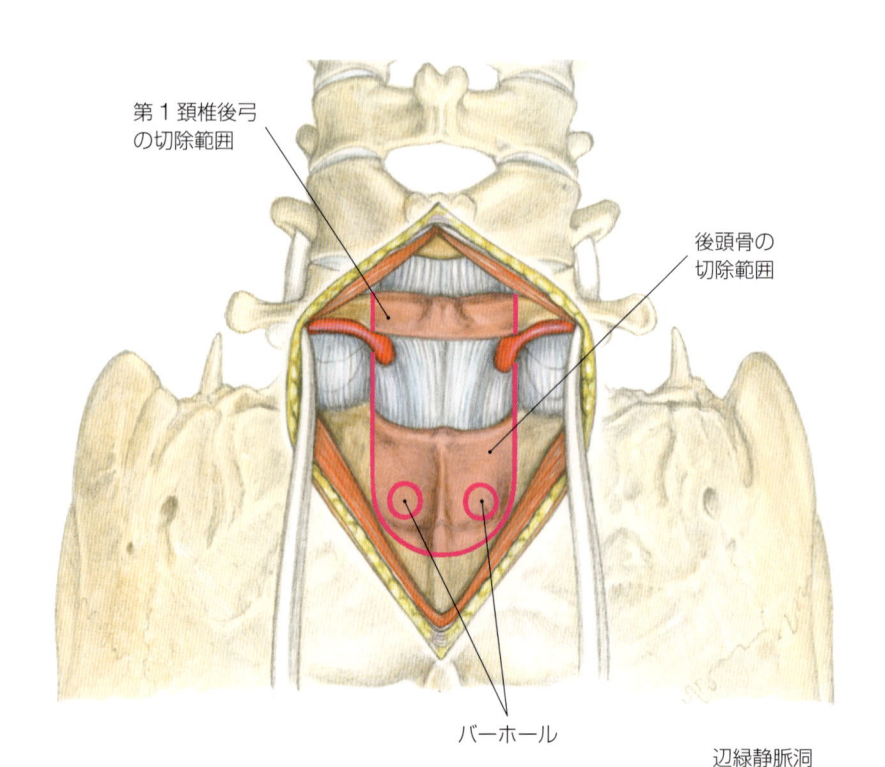

▶ポイント

骨切除の目的と範囲
- Chiari I型奇形に対する後頭蓋窩減圧術は、大孔を拡大させることにより脳幹に対する圧迫を取り除き髄液動態を正常化させることが目的であり、後頭蓋窩全体の除圧を目的としていない。
- さらに後頭蓋窩の骨切除範囲が大きすぎると小脳全体が下垂し新たに圧迫病変となることがあるため、骨切除の範囲は、通常、幅3cm、長さ3cmを目安とする。その際、大孔の側縁を十分に削ることが重要である。

（図）第1頚椎後弓の切除範囲／後頭骨の切除範囲／バーホール

（図）辺縁静脈洞／脊髄硬膜／第1頚椎／後頭静脈洞

▶ポイント

第2頚椎椎弓切除が必要な場合
- Chiari I型奇形において小脳扁桃が第1頚椎後弓を越えてさらに下方に下垂し、第2頚椎にかかる程度であれば、第2頚椎椎弓上部に付着している筋肉群を一部剥離し、第2頚椎椎弓の上縁だけをドリルにて削除することで除圧が可能である。小児の場合、第2頚椎椎弓を保存することは術後の頚椎後弯変形を防止するうえで重要な操作である。

- まず後頭骨の下項線を目安にバーホールを左右それぞれに開け、そこから大孔の外側縁に向かい骨切り鉗子にて骨切除を行う。正中に残った骨を同様に切除し、大孔部後縁を含めて三角の骨片として除去する。骨を除去する際、辺縁静脈洞を損傷しないように持ち上げてから、結合組織をメスにて切断する。
- 次いで第1頚椎後弓を骨切り鉗子にて少しずつ薄くし、最後に骨縁を脊柱管の幅で切除する。さらに大孔側縁の骨を切除し、大孔を十分に開放する。この際、外側を走る椎骨静脈叢を損傷しないように、第1頚椎および大孔周辺の軟部組織を十分に剥離し、椎骨静脈叢を圧縮綿にて保護し、先の尖った骨切り鉗子を用いて深部の骨を切除する。

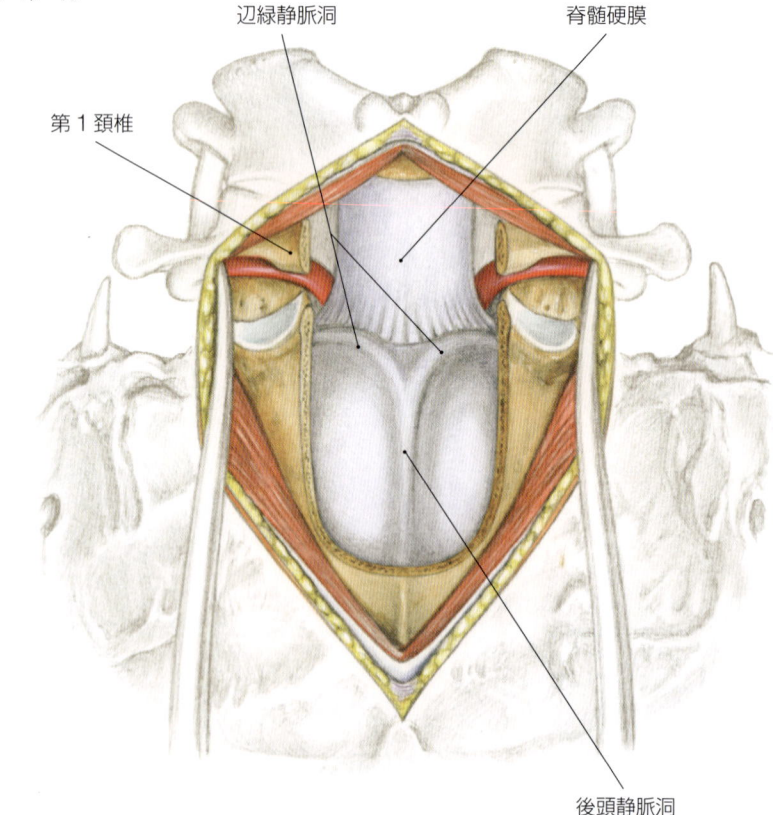

❺…硬膜を切開する

脊髄硬膜

辺縁静脈洞

後頭静脈洞を
二重結紮し離断する.

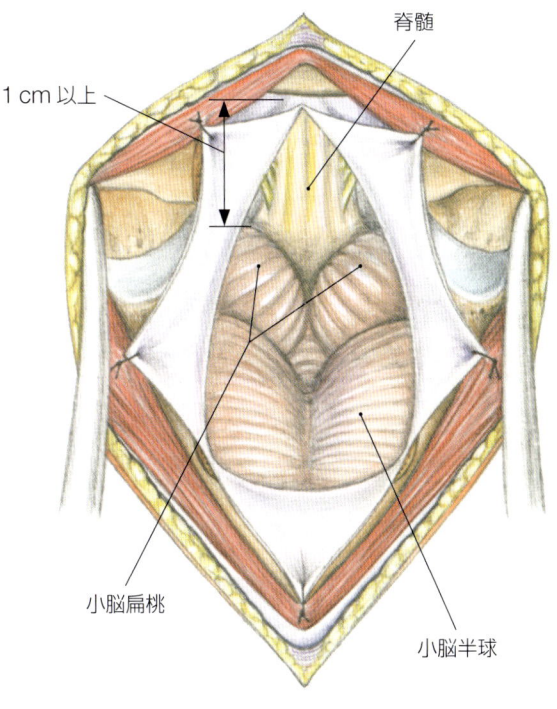

1 cm 以上

脊髄

小脳扁桃

小脳半球

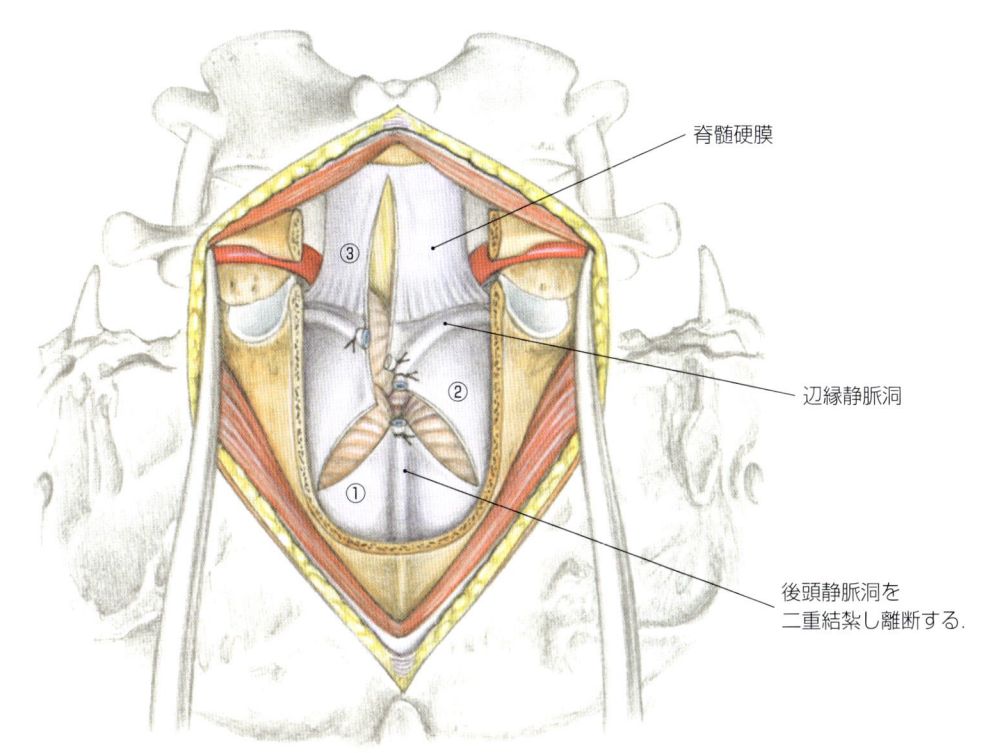

> ▶ **ポイント**
> **くも膜はできる限り温存する**
> ● 硬膜を切開する際，くも膜は極力温存する．血液の髄液腔内混入を避けることは，術後のくも膜癒着を防止するうえで重要である.

> ▶ **ポイント**
> **静脈洞の情報は術前に把握する**
> ● まれに後頭静脈洞が上矢状静脈洞と同等に発達している例や，横静脈洞が極端に下方に偏位している例があるため，術前MRAにて静脈洞の情報を十分に把握する.

● 硬膜は①②③の順にY字形に切開する．まず両側小脳半球から正中に向かい切開し，正中を走る後頭静脈洞を，その内径が最も細くなる辺縁静脈洞と交差する直前で二重結紮し離断する．静脈洞が発達している例に対しては，ヘモクリップを硬膜にかけながら切開する．次いで辺縁静脈洞を離断し，脊髄の硬膜を正中にて切開する.

❻…硬膜形成術を行う

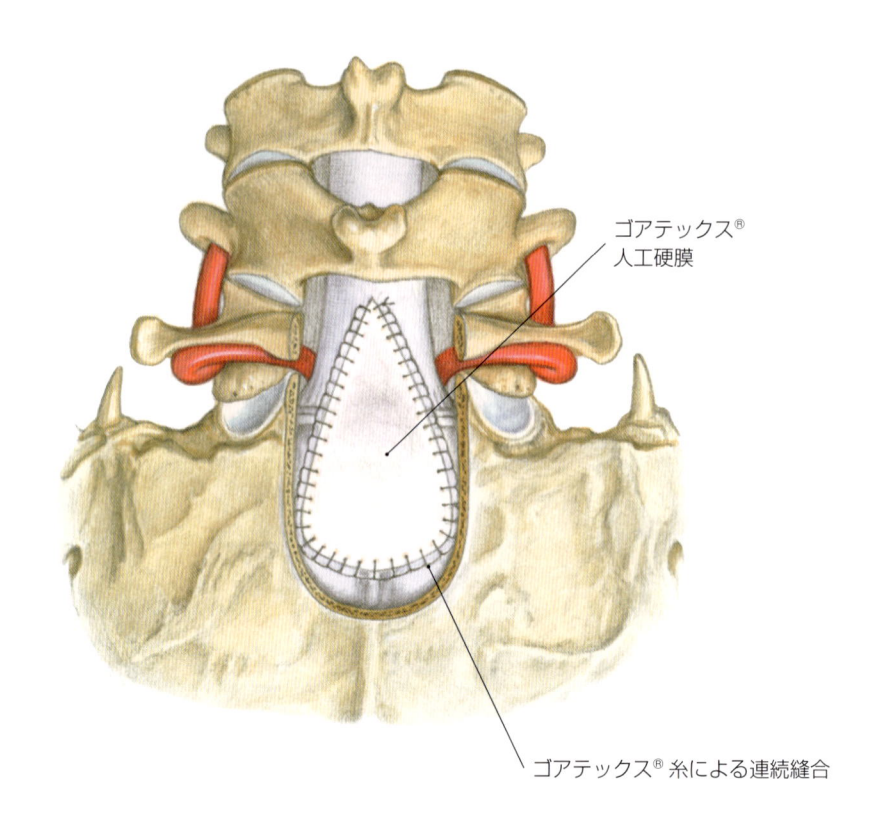

ゴアテックス® 人工硬膜

ゴアテックス® 糸による連続縫合

> ▶ **手技のコツ**
>
> **髄液漏れ防止と血液の硬膜内流入防止**
> - 硬膜縫合の針を毎回縫合糸の下をくぐらせることにより，縫合糸間からの髄液漏れを防止する．縫合しているあいだは常に糸に張力をかけ，緩まないようにすると同時に，圧縮綿で血液の硬膜内流入を防ぐ．さらに縫合終了直前は硬膜内に十分に生理食塩水を注入し，血液や空気を排除する．また同時に，硬膜断端や結紮した後頭静脈洞から血液が硬膜内に流入していないかを十分確かめる．

- 大孔部の除圧をより確実にする目的で，硬膜形成術を0.3 mm厚のゴアテックス®人工硬膜を用いて行う．ゴアテックス®は癒着防止効果があるため，本術式には最も適した人工硬膜である．しかし術後に髄液漏を起こしやすい材料であるため，より慎重な縫合が肝要である．
- まず，三角形に切ったゴアテックス®をそれぞれの角をたるまないようにゴアテックス®糸を用いて硬膜に縫合する．次いで同様に，ゴアテックス®糸を用いて細かく連続縫合する．

❼…閉創する

- ゴアテックス®人工硬膜を前述のように密に縫合しても，針穴から髄液が多少漏出することがあるので，フィブリン糊を塗布する．状況により持続吸引ドレーンを留置する．筋層は0バイクリル糸（CT1），皮下は3-0バイクリル糸にて縫合する．

▶後療法

- 術後，頭蓋内圧を下げ，髄液の漏出を予防する目的で頭部は常時30°挙上させる．また頭蓋頚椎移行部術後に呼吸障害が生じるとの報告もあり，術後24時間は十分な観察下におく必要がある．
- 術後1日は集中治療室にてバイタルサインをモニターする．術後2〜3日はベッド上安静．以後は離床し行動を広げる．コルセット装着は必要なく，通常7〜10日で退院できる．

（阿部俊昭）

■文献

1. 南　昌平，徳永　誠．脊柱側弯症を伴う脊髄空洞症の病態．難治性の脊髄空洞症に伴う脊髄機能障害の治療と予防に関する研究（班長　玉木紀彦）．平成9年度研究報告書．厚生省；1998．p. 61-7.
2. 阿部俊昭．脊髄空洞症．橋本信夫編．脳神経外科学大系　11．脊椎・脊髄疾患，末梢神経・自律神経疾患．東京：中山書店；2005．p. 314-9.
3. 阿部俊昭．脊髄空洞症の手術手技．戸山芳昭ほか編．最新整形外科学大系　6．手術進入法と基本手術手技—脊椎・脊髄．東京：中山書店；2009．p. 358-65.
4. 阿部俊昭．脊髄空洞症．戸山芳昭，阿部俊昭編．脊椎脊髄の手術．東京：三輪書店；2005．p. 349-59.

脊髄空洞症に対する手術——SSバイパス術

手術の概要

- 脊髄損傷や脊髄炎の慢性期において，新たな麻痺の増悪をきたす疾患として，脊髄空洞症は，まれではあるが注意すべき重要な疾患である．その治療は，脊髄内に貯留した髄液を外へ排出するシャント手術が，当初行われていた．すなわち，空洞から腹腔（あるいは心房）へ長いチューブを経由して排出させる空洞腹腔シャント（syrinx-peritoneal shunt：SPシャント）である [1]．この手術の欠点は，空洞部から腹腔まで，長い距離の皮下をチューブが通ることであり，繰り返される圧迫や体動によりチューブの断裂や閉塞などの頻度が高く，シャント不全になりやすいことであった．

- その後，空洞と近傍の正常くも膜下腔を連結する空洞くも膜下腔シャント（syrinx-subarachnoidal shunt：SSシャント）が主流となった．SSシャント術は，細いシリコーン製チューブの一端を空洞部に脊髄切開を加えて挿入し，他端を正常くも膜下腔内に留置するものである [1]．この方法であれば，比較的短い範囲の手術であり，SPシャントの欠点は解決された．ところが，空洞にチューブを挿入するためには，ごく小さい範囲ではあるが，正常脊髄の切開を必要とすること，挿入チューブ自体がきわめて細いため（内径0.6～0.9 mm），内部の閉塞を生じる可能性が少なくないこと，という欠点がある．また細いシャントチューブを軟膜に固定する操作は，かなり熟練を要する．

- そこで，2000年からは，Chiari奇形に伴う脊髄空洞症に対する後頭窩減圧術のように，損傷部の癒着くも膜炎による髄液還流障害を改善させ，間接的に空洞を縮小させるくも膜下腔−くも膜下腔バイパス術（subarachnoid-subarachnoid bypass：SSバイパス）を行っている．すなわち，損傷部を越えて，頭側と尾

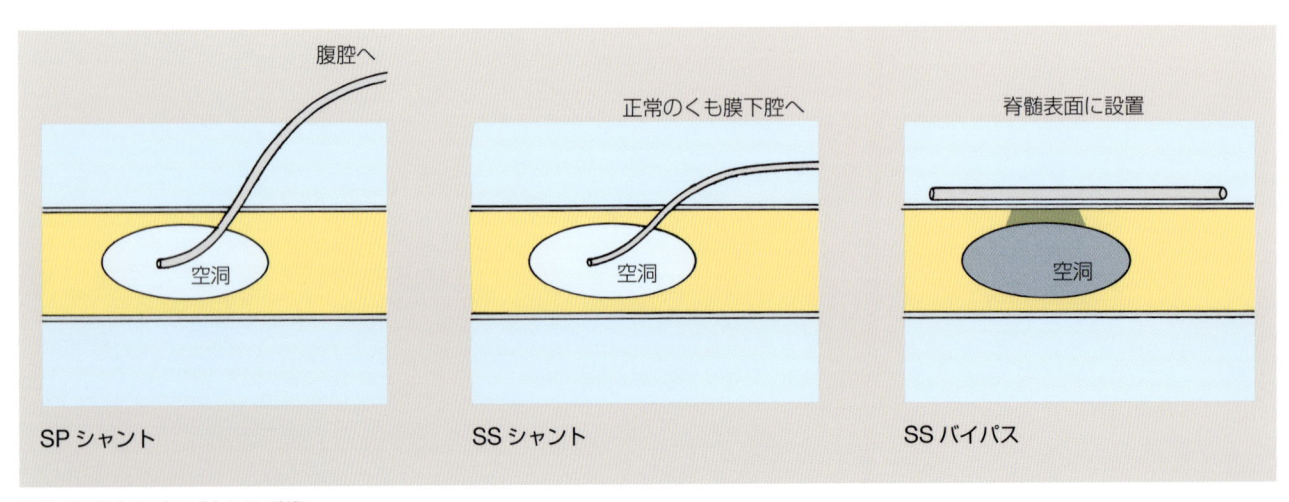

[1] 脊髄空洞症に対する手術

側の正常くも膜下腔を比較的太いチューブ（内径1.5〜2.4 mm）で連結し，損傷部の髄液還流を改善させるという手術である [1]．これであれば，脊髄切開が不要であり，チューブも太いので閉塞の可能性は低くなる．本項では，主にこのSSバイパス術について解説する．

適応

- 空洞症の初期症状は疼痛であり，発汗障害，痙縮の増加，感覚障害，運動障害，筋萎縮と進むのが一般的である．麻痺が進行すると不可逆的になる可能性が通常の脊髄疾患より高いので，MRIにて緊満した空洞が発見されれば，早期に手術計画を立てたほうがよい．早期発見が重要であり，そのためには1〜2年ごとのMRI撮影が望ましい．

手術のポイント

①体位：腹臥位とする．
②皮切：頚椎から胸椎，腰椎まで，その症例に応じて決定する．
③マーキング，椎弓の展開，椎弓切除あるいは椎弓形成術は他の手術と同様に行う．通常は3椎弓切除程度で硬膜の展開となる．
④硬膜を切開する．
⑤くも膜の処置を行う．
⑥バイパスチューブを挿入し，留置する．
⑦硬膜縫合を行う．
⑧持続ドレーンを留置し，創を閉鎖する．

手術手技の実際

❶ 手術体位と皮切

- 腹臥位とする．
- 皮切は，頚椎から胸椎，腰椎まで，その症例に応じて決定する．

❷ 椎弓切除あるいは椎弓形成術を行い，硬膜を展開する

- マーキング，椎弓の展開，椎弓切除あるいは椎弓形成術は他の手術と同様に行う．
- 通常は3椎弓切除程度で硬膜の展開となる．
- 手術用顕微鏡を導入する．

❸ 硬膜を切開する

- 硬膜の正中部を同定し，マイクロフックなどで硬膜浅層を左右に裂いていく．次いで，硬膜深層も同様に裂いていく．硬膜深層の下に薄い髄液の入ったくも膜が確認される．まずは，硬膜に5-0ナイロンをかけ，ナイロン先にペアンなどの軽い重りをかけ左右に広げておく．

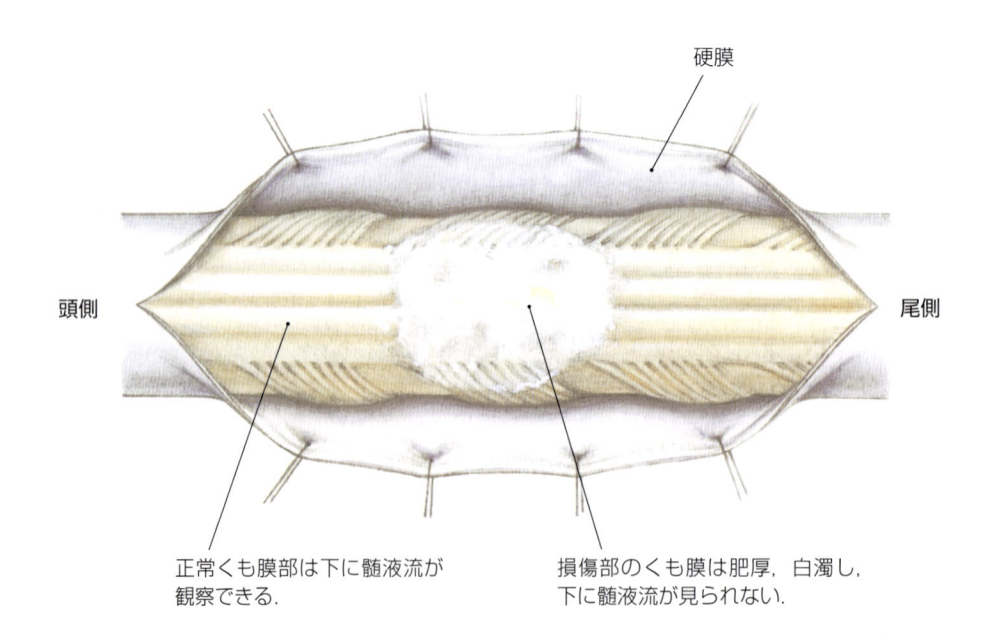

頭側／尾側／硬膜

正常くも膜部は下に髄液流が観察できる．

損傷部のくも膜は肥厚，白濁し，下に髄液流が見られない．

❹…くも膜の処置を行う

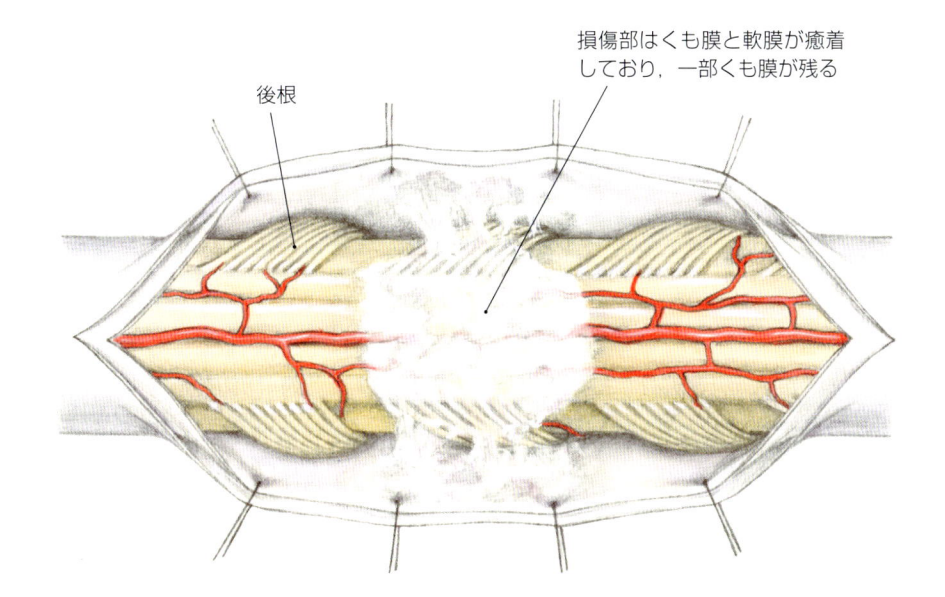

後根

損傷部はくも膜と軟膜が癒着しており，一部くも膜が残る

▶ポイント

損傷部の頭側と尾側を確実に展開する
- 頭側と尾側の正常な脊髄や神経根とくも膜下腔を確実に展開することが大きなポイントである．損傷部は，症例により癒着の程度はさまざまであるが，2本の直径2〜3 mmのバイパス用チューブが収まればよい．最終的に損傷部のチューブの上には，くも膜ではなく硬膜で覆われることになる．頭尾側では，チューブはくも膜で覆われる．

- 手術用顕微鏡の倍率を上げ，くも膜の全体像を観察する．通常，損傷部のくも膜は白濁し肥厚している．髄液の流れも損傷部で障害され，くも膜の膨らみが途絶されている．損傷部より尾側のくも膜は髄液は入っているものの，拍動はみられない．
- 尾側のくも膜に切開を入れ，左右に広げ，5-0ナイロンで先ほど開けた硬膜に縫い付ける．損傷部のくも膜は癒着し，下に髄液が見られない例がほとんどである．損傷部のくも膜は，可及的な剥離にとどめ，軟膜との強い癒着部はそのままにする．損傷部を越えて，頭側の正常くも膜を開き，髄液が淀みなく流出していることを確認する．

❺…バイパスチューブを挿入し，留置する

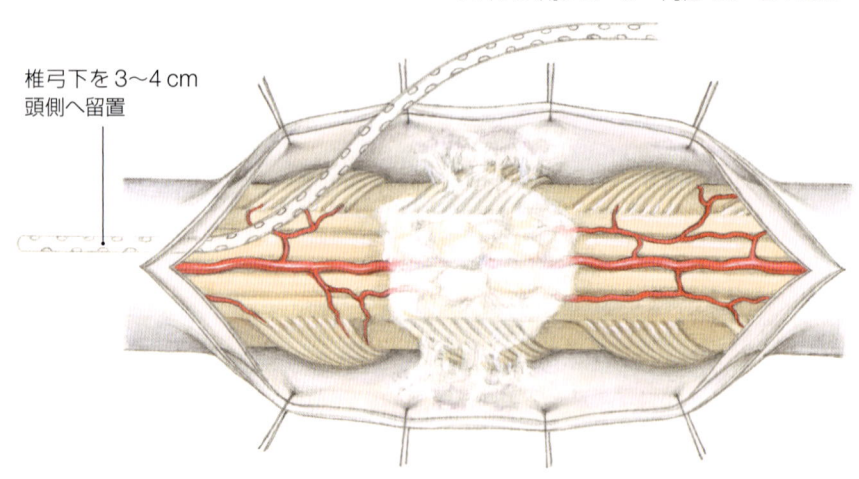

バイパス用チューブ　内径 1.5〜2.4 mm

椎弓下を 3〜4 cm 頭側へ留置

- 内径 1.5〜2.4 mm のチューブを，症例に応じて選択する．まず，頭側のくも膜下腔へ挿入する．スムーズに抵抗なく入ることを確認する．先端は，椎弓切除端から 3〜4 cm をめどにする．チューブを適当な長さに切り，他端を同様に，尾側のくも膜下腔に挿入する．通常，2 本のチューブを脊髄背側に設置する．あたかも 2 本のレールのようである．チューブ内を，髄液が通過することを確認する．

> ▶ポイント
> **椎弓下への挿入長**
> - 挿入するチューブの長さは，椎弓切除端から 3〜4 cm 程度で十分である．

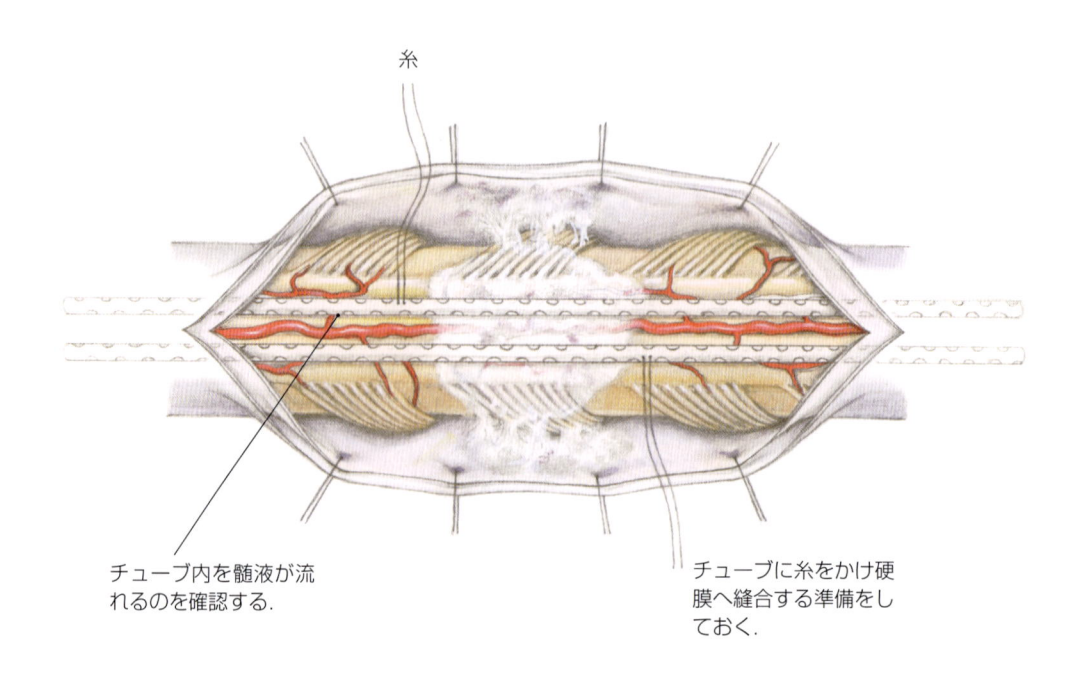

糸

チューブ内を髄液が流れるのを確認する．

チューブに糸をかけ硬膜へ縫合する準備をしておく．

- 次いで，各チューブに糸をかけ，硬膜に縫合する準備をしておく．実際に，この糸を硬膜に縫合するのは，硬膜連続縫合のときである．チューブを糸で固定することにより，チューブが，術後に移動することを予防できる．

> ▶ポイント
> **留置したチューブを再度確認する**
> - もう一度，2 本のチューブの位置を確認し，後根や馬尾などにからんでいないことを確認しておく．

❻ 硬膜縫合を行う

脂肪や筋膜を置いて硬膜に固定，縫合する．

連続縫合（ゴアテックス®糸）

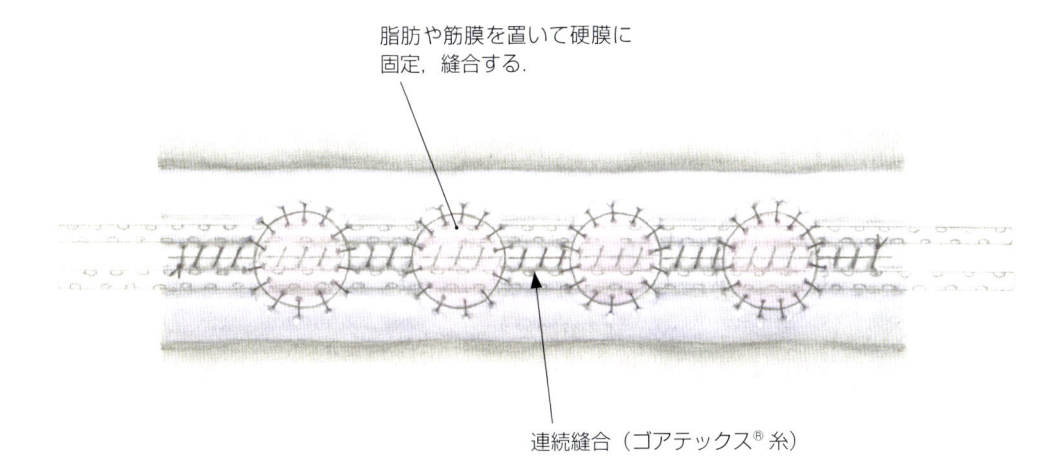

- 確認後，硬膜縫合を行う．このとき先ほどチューブにかけた糸も縫合する．硬膜は，ゴアテックス®糸で連続縫合する．連続縫合が終われば，その上に脂肪あるいは筋膜をおいて糸で硬膜に縫合し，髄液の漏出を予防する．その上から，さらにフィブリン糊を散布する．髄液漏の予防には，細心の注意を払わなければならない．

❼ 閉創する

- 持続ドレーンを留置し，創を閉鎖する．

▶後療法

- 術後は，髄液漏予防のため，2〜3日はベッド上安静とし，その後，起座を開始する．
- 頸椎カラーや軟性コルセットを装着させ離床させる．通常，1か月程度，装着する．MRIによる空洞の変化を，数か月ごとに観察する．術後1か月程度で，縮小する例もあるが，通常は3〜6か月経過して縮小することが多い．臨床症状と空洞の変化に乖離があることも，まれではない．

▶まとめ

- 脊髄損傷や脊髄炎後の脊髄空洞症に対する手術方法として，直接，空洞にチューブなどを挿入しない新しい手術方法を紹介した．すなわち，障害部位が癒着し髄液の還流障害を起こしている点を改善させるために，バイパスチューブを留置して髄液還流を促進し，空洞を縮小させるというバイパス手術である．
- シャント手術に比べると脊髄切開の必要がなく安全であり，空洞の原因改善により近づいた手術方法と思われる．

（植田尊善）

■参考文献
1. 植田尊善. 脊髄空洞症. 二ノ宮節夫ほか編. 今日の整形外科治療指針. 第5版. 東京：医学書院；2004. p. 554-8.
2. Barnett HJM, et al. Syringomyelia. London：WB Saunders；1973.
3. 山浦 晶, 久保田基夫. 脊髄空洞症の手術. 白馬 明, 山浦 晶編. 脊髄・脊椎の外科. 東京：医学書院；1998. p. 170-9

MOVIE　本項目に関連する参考動画をDVDに収載.
「syringomyeliaのsyrinx-subarachnoidal shunt手術」

（提供者：内田研造，小久保安朗，竹浦直人，馬場久敏）

Lipomyelomeningocele の手術

手術の概要

- Lipomyelomeningocele の邦訳は，脂肪脊髄髄膜瘤であるが，最近の小児脳神経外科領域では，国際学会でも spinal lipoma（脊髄脂肪腫）と表現することが多い．
- 脊髄脂肪腫は，多くは頭蓋−脊椎正中軸（cranio-spinal central axis）か，やや側方の腰仙部・仙部に皮膚異常を伴い，その基底から脂肪組織を含む茎を形成し，椎弓欠損部から脊椎管内に入り，硬膜を貫通して脊髄円錐の背側か末端に付着する．
- したがって，手術は，皮膚異常と椎弓・脊椎管内脂肪腫に対して連続して行う．
- 手術の主目的は，脊髄係留解除・減量による減圧で[1-3]，他に神経根絞扼除去・神経根伸展解除・脊髄軸捻転復元[2]，合併する脊髄空洞症にも対処が求められる[4]．
- 脊椎管内手術は，原則として手術顕微鏡下にモニタリングも併用して行う[5]．
- 脊髄脂肪腫は数種の病型に分類されるが[1-3]，本項では dorsal type に絞り，他の病型は，筆者がすでに記載した論文を参照されたい[1-3, 6, 7]．
- 他の病型のうち，最も複雑な病態で高度の手技を必要とする transitional type には，脂肪組織が脊髄側方の神経根を巻き込む症例，傍脊椎の横紋筋に脂肪組織も混じて椎弓根欠損を貫通して神経根を巻き込む複雑症例などがある[14]．これらの手術は長時間を要するので，術者の繊細な手技を駆使できる能力，体力，意欲，根気も必要とされる[3, 5, 8]．
- 脊髄係留解除・減量ができず途中で中止すると，術前より症状の進行と悪化をみるので，安易な執刀は避けたい[3-5, 8]．
- 術前のインフォームドコンセントでは手術の主目的と術後の問題点も話すべきである．後者は，脳神経外科では再脊髄係留を中心に，泌尿器科では神経因性膀胱，整形外科では足変形（小足，短脚〈脚長差〉，側弯）など，生涯にわたって観察し，必要に応じての処置が求められることを話す[5, 7]．

手術の適応

- 脊髄脂肪腫の治療は保存的治療[9]と手術的治療に大別される．前者は対症療法のみを行う．後者は発症してから行う立場と[10]，生後早期に予防的に行う立場に大別される[11-13]．筆者は予防的早期手術の立場をとっている[1-3, 12, 13]．理由は，発症は乳幼児期から数年にわたって緩徐（slowly）に潜行性（insidiously）の経過をとるので認知しにくく，見逃しやすく，一度発症すると根治しにくいからである[1, 13]．
- 神経因性膀胱病変，骨病変はその典型で根治しにくいのである．ことに複雑な排尿排便機能を乳幼児期に異常構築で学習してしまうと，正常に矯正しにくい

ので，無症状でも生後早期に解剖学的正常構造に修復し，正常な機能発達を期待するのである[1, 13]．
- 骨病変の小足，内反足，短脚（脚長差），側弯なども同様に，一度発症すると根治は困難であるので予防的早期手術を行う[1, 13]．

▶手術のポイント

① 手術器具と手術の準備を行う．
② 体位：病変はほぼ全例が腰仙部の背側に存在するので腹臥位で行う．
③ 皮切：皮膚異常の皮下腫瘤，血管腫，皮膚陥凹などを中心に紡錘形に切開する．
④ 紡錘形に全周を切開した皮膚の基底から，皮下脂肪組織を含んだ茎を露出する．
⑤ 傍脊椎筋を棘突起の両側から左右に剥離して椎弓を露出させる．
⑥ Zig-Zag 椎弓切開[15] を行う．
⑦ 正常脊髄が透見できる部分から尾側へ向けて硬膜の縦正中切開を行い，脂肪腫茎部でも脂肪腫の両側方の硬膜剥離を尾側に進める．
⑧ 脂肪腫茎部を切断して脊髄係留を解除し，脊髄や脊髄円錐の背側から脂肪腫を削り減量する．脂肪腫切除は亜全摘にとどめる．
⑨ 脊髄円錐再建術を行う．
⑩ 硬膜吊り上げと椎弓復元の準備をし，硬膜を water-tight に結節縫合する．
⑪ 椎弓を復元し，軟部組織，皮膚を縫合，閉創する．

●──手術手技の実際

❶…手術器具と手術準備

- 脊髄手術の一般的器具は省略するが，患者は新生児から成人までと幅があるので，身長差を考慮した大小の開創器，切開（cutting）と凝固（coagulation）が可能な電気メス（electrosurgical unit）は硬膜内外の操作で使い分ける高出力と低出力の2台で無輸血手術を目指し，椎弓切開には剪刀（6か月以下の乳児にはメッツェンバウム剪刀で可能），椎弓切除鉗子（瑞穂医科工業製あるいは Stille 社製の1mm 幅を用いると骨欠損は少ない），high speed air drill の準備が必要である．超音波メス，CO_2 レーザーも便利である．
- 手術台は通常機能に加えて，左右にも回転できるものが便利である．椅子は術者が座位をとり，一側の足は電気凝固・切開装置スイッチ，他側の足は手術顕微鏡のズーム操作スイッチを使えるように準備する．
- 手術顕微鏡：術者は助手と対面して手術するために，接眼鏡は180°に位置するもので，接物鏡はレンズのズーム機能付きが望ましい．
- 術中モニタリング：硬膜内手術における誘発筋電図の記録などの利用は，神経組織の損傷を防ぐので，筋電図記録解析装置の設置，電極装着固定を行う[5]．

❷…手術体位

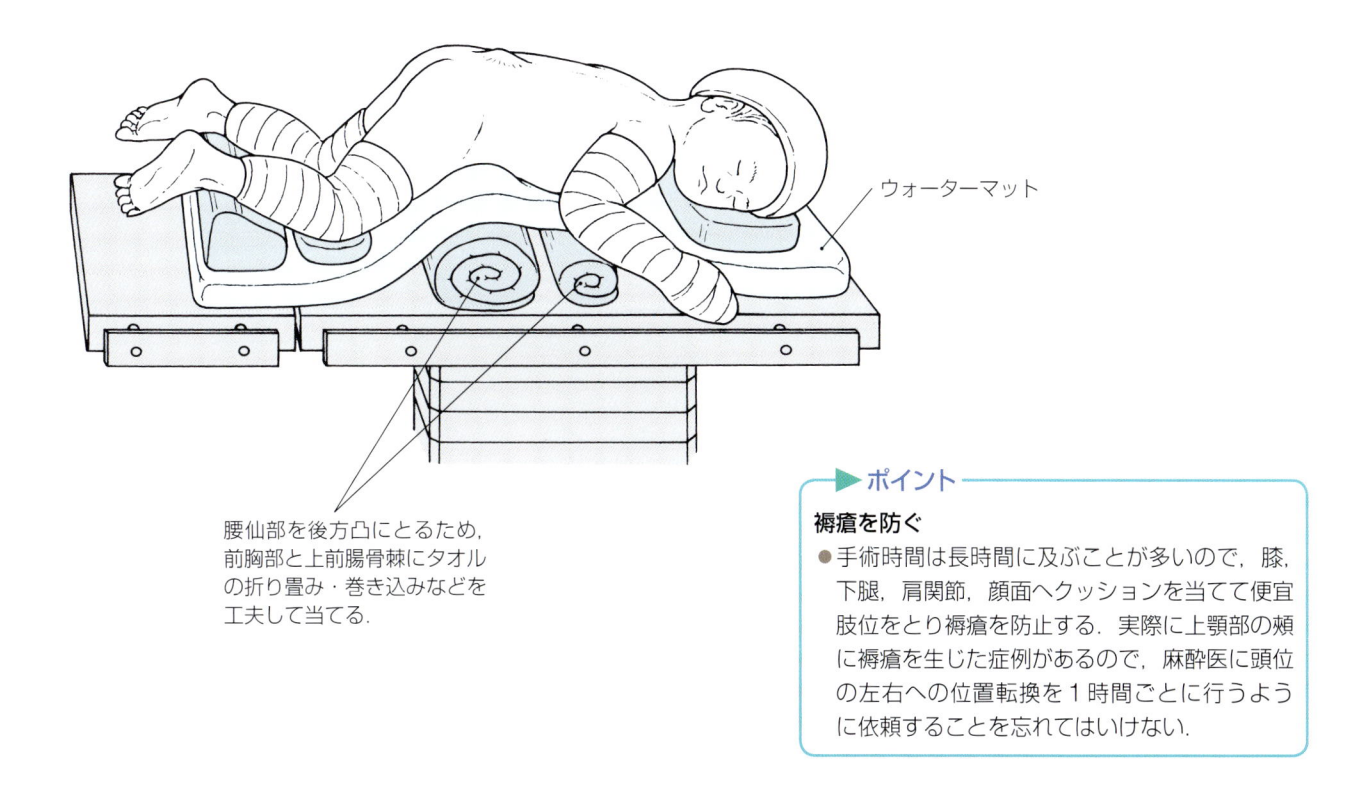

ウォーターマット

腰仙部を後方凸にとるため，前胸部と上前腸骨棘にタオルの折り畳み・巻き込みなどを工夫して当てる．

▶ポイント
褥瘡を防ぐ
- 手術時間は長時間に及ぶことが多いので，膝，下腿，肩関節，顔面へクッションを当てて便宜肢位をとり褥瘡を防止する．実際に上顎部の頬に褥瘡を生じた症例があるので，麻酔医に頭位の左右への位置転換を1時間ごとに行うように依頼することを忘れてはいけない．

- 病変はほとんど全例が腰仙部の背側に存在するので腹臥位で行う．腰仙部を後方凸にとるために前胸部と上前腸骨棘にタオルの折り畳み・巻き込みなどを工夫して当てる．
- 体幹にはエアマットを勧める者もいるが，乳幼児が多いため体温低下を防ぐ目的でウォーターマットで保温し，その下に前述のタオルを用いる．
- 小児例では稀だが，成人例の再手術には静脈血栓防止のバンデージを行う．
- 術者と助手は腹臥位をとる患者の左右に位置する．術者は右利きなら椎弓切開は患者の左側に，硬膜内手術は頭側から尾側に展開するので右側に位置するほうがよい．

❸…皮膚切開

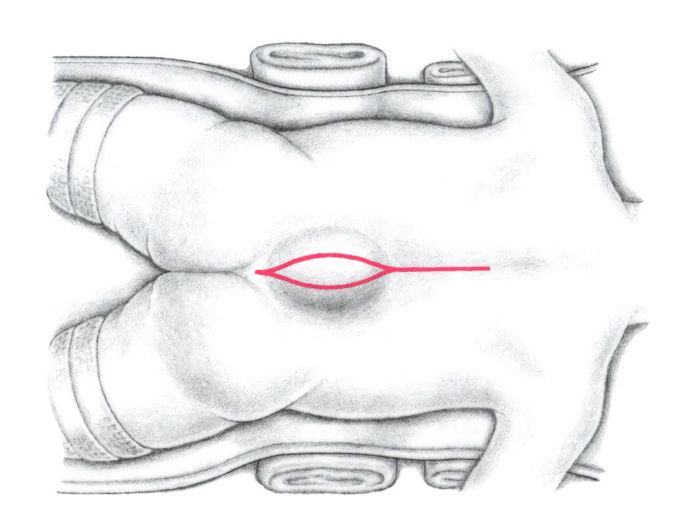

- 皮膚異常の皮下腫瘤，血管腫，皮膚陥凹などを中心に紡錘形に切開する．切開幅は閉創時に両側の皮膚縫合に適するようにとる．縦切開は，MRI所見の脊椎管内病巣を中心に，上端と下端からそれぞれ頭側・尾側に，1～2椎弓の範囲に行う．

❹…脂肪腫茎部露出

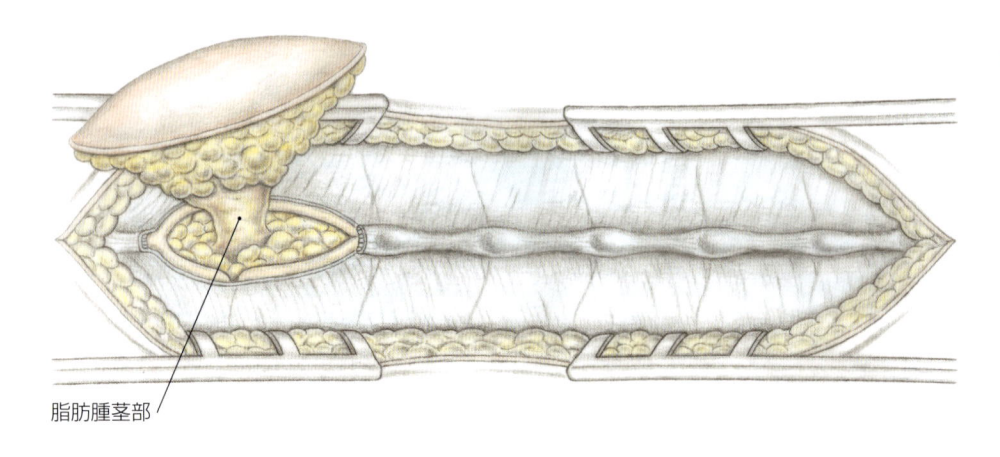

脂肪腫茎部

● 紡錘形に全周を切開した皮膚の基底から，皮下脂肪組織を含んだ茎を露出し，椎弓欠損部に貫入する茎を全周にわたり遊離する．これより頭側はMRI所見で判断した範囲まで皮切を拡大する．

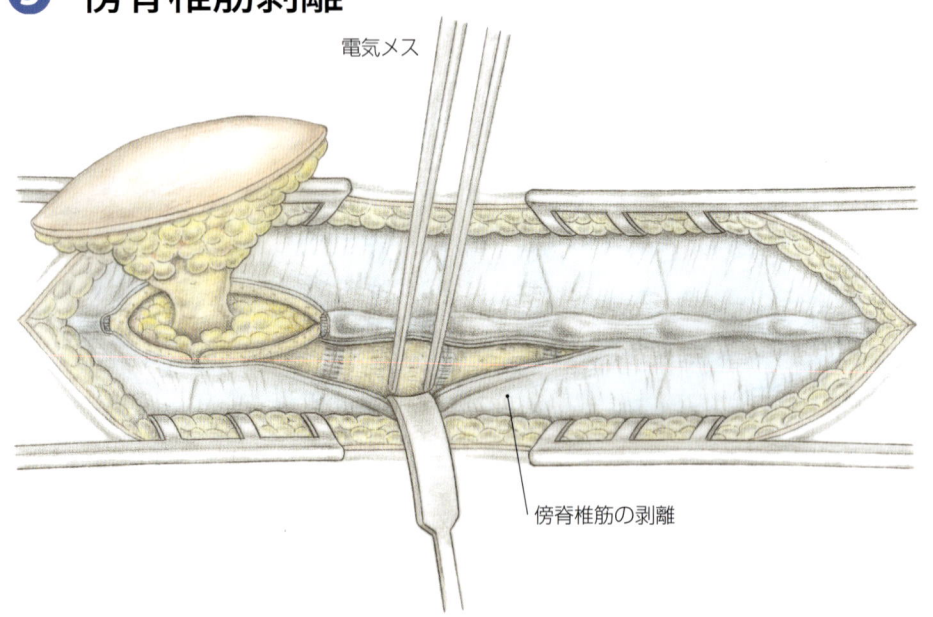

❺…傍脊椎筋剥離

電気メス

傍脊椎筋の剥離

● 電気メスは双極鑷子（bipolar forceps）を好んで用いる．電流は双極鑷子両先端間のみを流れるので，図のように傍脊椎筋を椎弓，棘突起から剥離し始める．単極メスは切れ味が良すぎる点と，対極板へ向かう電流が流れる点で好ましくない．

❻…傍脊椎筋剥離完了

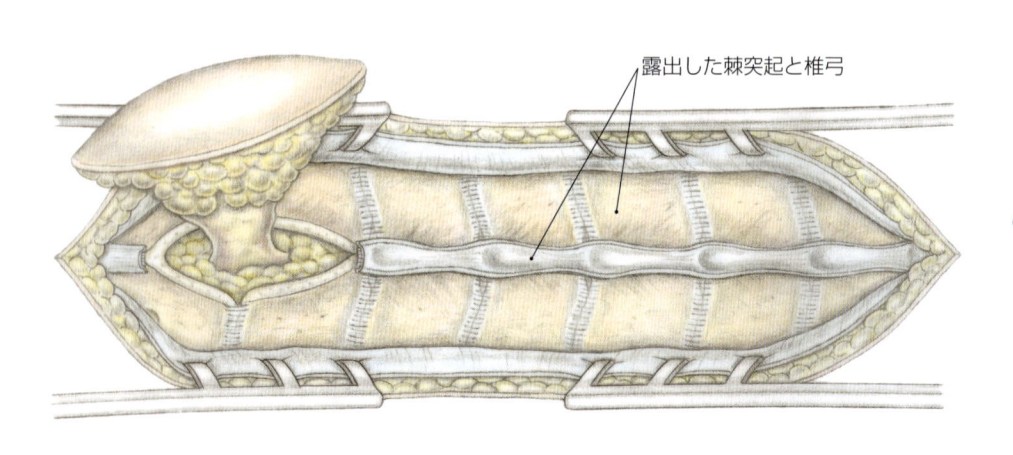

露出した棘突起と椎弓

● 傍脊椎筋を棘突起の両側から左右に剥離して椎弓の露出を始め，傍脊椎筋を両外側に剥離して目的範囲の椎弓の露出が完了する．
● 高出力の電気メスの双極鑷子の切開を用いると，単極メスより切りすぎずに，微妙な操作ができ出血も少ない．乳児では凝固でも剥離することができる．

❼ Zig-Zag 椎弓切開（Zig-Zag laminotomy）[15]

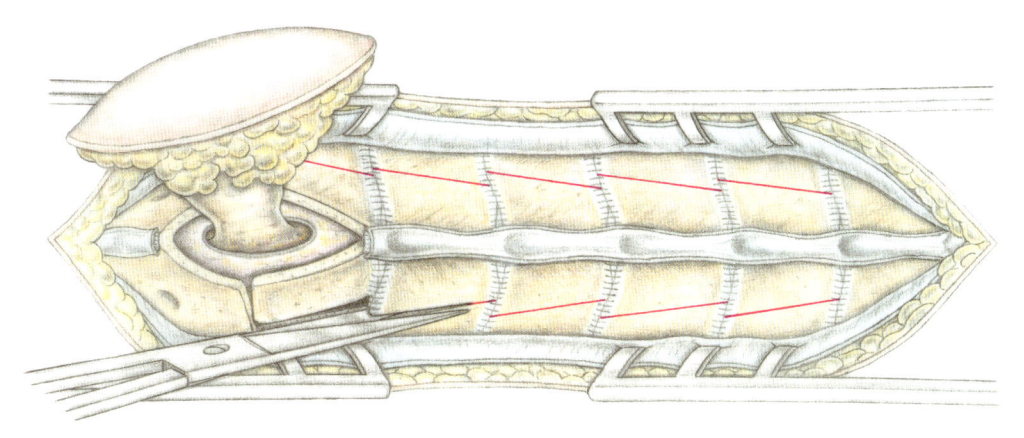

メッツェンバウム剪刀

> ▶ ポイント
>
> **Zig-Zag laminotomy は脊椎管狭窄を予防する**
> - 脊髄脂肪腫の手術終了後は椎弓を元の位置に復元するが，前述の各靱帯はやや短縮ぎみになり，一度切開された椎弓は，微妙に上方に引き寄せられるので，Zig-Zag laminotomy が有効に働き，椎弓は脊椎管内へ落ち込まず脊椎管狭窄の予防になる．

- 生後数か月未満の乳児はメッツェンバウム剪刀で切開可能．それ以降の年長児にはケリソン鉗子，エアトームなどで切開する．
- 根治的治療に行われる広範囲な椎弓切除では，将来に脊椎変形，脊椎管狭窄を起こす可能性がある．Zig-Zag 椎弓切開はそのような変形や狭窄を予防するために椎弓を復元する手技である．
- 皮膚切開範囲は，MRI 所見により脂肪腫の最上端より頭側へ 1～2 椎体程度に行う．理由は，次の硬膜切開は，硬膜を透かして見える脂肪腫の頭側で正常の脊髄が透見される位置から始めて，尾側へ行うためである．
- 方法は，脂肪腫茎部の側方か直上方の椎弓から赤線で示す関節面の内側に斜上内方に受け皿状切開（saucerization）を加え，尾側から頭側に向けて黄色靱帯（yellow ligament, ligamentum flavum）にも切除でなく切開を進める．この要領で 1 椎弓切開後，次の切開は椎弓間靱帯（interlaminar ligament）に横切開を 2～3 mm 両外側に加えた後に，前述の斜上内方向の受け皿状切開を尾側から頭側に目的範囲まで行う．
- この操作は黄色靱帯，椎弓間靱帯，棘突起間靱帯（interspinous ligament）を切離せず，尾側から頭側に繰り返すと Zig-Zag になるので Zig-Zag laminotomy と称する．
- 椎弓切開面からの出血は骨蝋で綿密に止血し，以後の硬膜内手術時に血液が髄液中へ流入することを防ぐ．この処置は術後の発熱を軽減する．

❽…Zig-Zag 椎弓切開後，硬膜内脂肪腫の透見

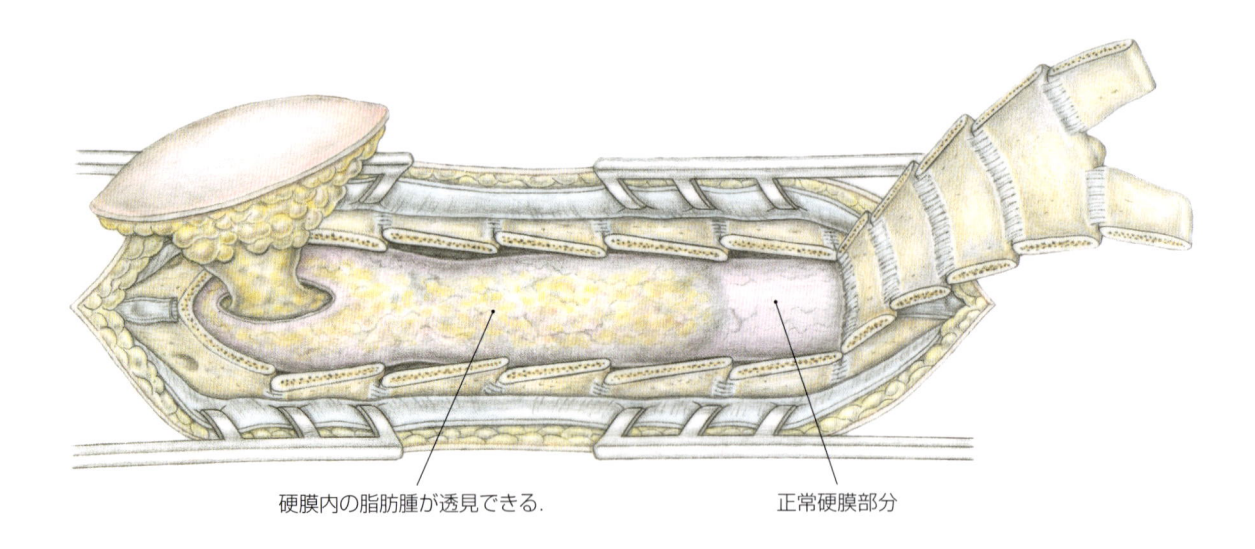

硬膜内の脂肪腫が透見できる． 正常硬膜部分

- 切開された椎弓は遊離することなく温生理食塩水加ガーゼなどで包み，頭側に翻転すると硬膜が現れ，脂肪腫が透見される．その頭側には正常硬膜が見られる．

❾…硬膜切開法

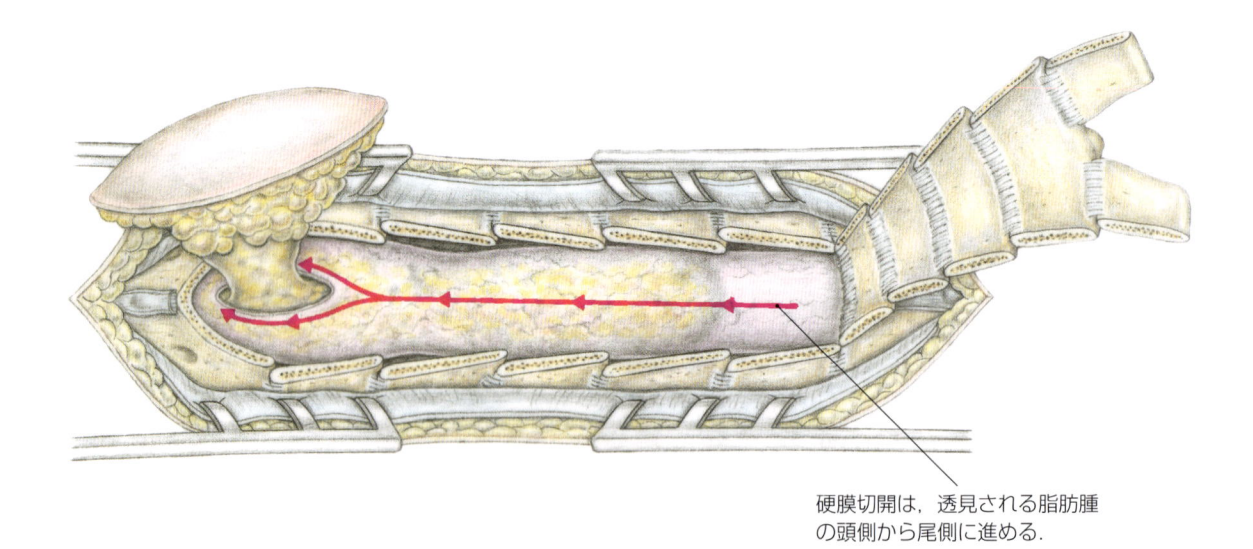

硬膜切開は，透見される脂肪腫の頭側から尾側に進める．

- ここからは，手術顕微鏡を用いる脊椎管内手術になる．
- 硬膜切開は，縦正中切開を正常脊髄が透見できる部分から始めて尾側へ行う．

❿…脂肪腫−硬膜間剥離完了

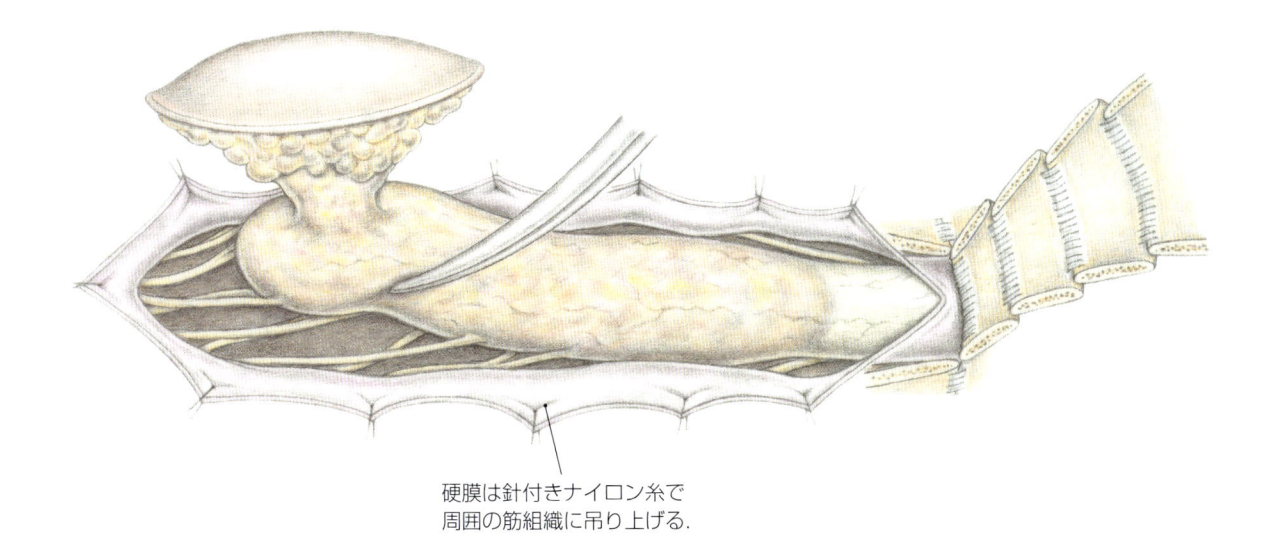

硬膜は針付きナイロン糸で
周囲の筋組織に吊り上げる.

- 切開された硬膜を針付きナイロン糸（5 ないし 7-0）で左右の傍脊椎筋に固定しながら尾側に展開し脂肪腫を露出する．その茎部まで展開すると縦正中切開はやむなく左右両側に分け離されて，尾側に向かって剥離を進めることになる.

▶ 手技のコツ

脂肪腫はモスキートを使って硬膜から剥離する
- 左手に持った鑷子で硬膜を把持し，右手で無鉤の止血鉗子（モスキート）の弯曲の凸を下方に向けて把持し，脂肪腫茎部と硬膜間の奥の方，換言すると椎弓根の深い椎体側（腹側）に挿入し，浅い側に鈍的に吊り上げ加減に止血鉗子の先端を微妙に開閉しながら脂肪腫を内側に圧するように剥離する.
- この要領で硬膜から脂肪腫を可能な限り広範囲に剥離する．剥離が脂肪腫茎部の皮膚寄りまで及ぶと硬膜が薄くなってくるが，最後まで剥離し終わると，この薄い硬膜は収縮し厚みを増して本来の硬膜に近くなる.
- この剥離で，硬膜縫合時に硬膜補塡（dural patch）を行う頻度は少なくなった.

▶ ピットフォール

癒着が強いときは鋭的に切離してはいけない!!
- 脂肪腫−硬膜間の癒着が強いときは神経根などが介在する可能性がある．鋭的にメス，剪刀，レーザーメスなどを用いての切離は危険である．国際小児脳神経外科学会で有溝ゾンデを，この癒着を思わせる部位の腹側に挿入して一気にメスで切離するビデオを見たことがある．その後，わが国でも同様の処置をビデオで供覧した講演があった．これでは以前に記載したいわゆる transitional 型と同様に大変な後遺症を残すと思われる[2, 3].

▶ 手技のコツ

一側の脂肪腫−硬膜間が判然としない場合
- dorsal 型でも脂肪腫−硬膜間が一側で判然としないときは，他側の剥離を尾側に進めて最下端に達した後に，先の判然としない側を尾側から逆に頭側に向けて剥離を進めるとわかりやすいことがある．これは稀に硬膜内に脂肪組織の浸潤があるためであるが，両側ともに強固に癒着していることはまれである[2].

⓫…脂肪腫茎部切断，脊髄係留解除と脊髄背側脂肪腫減量

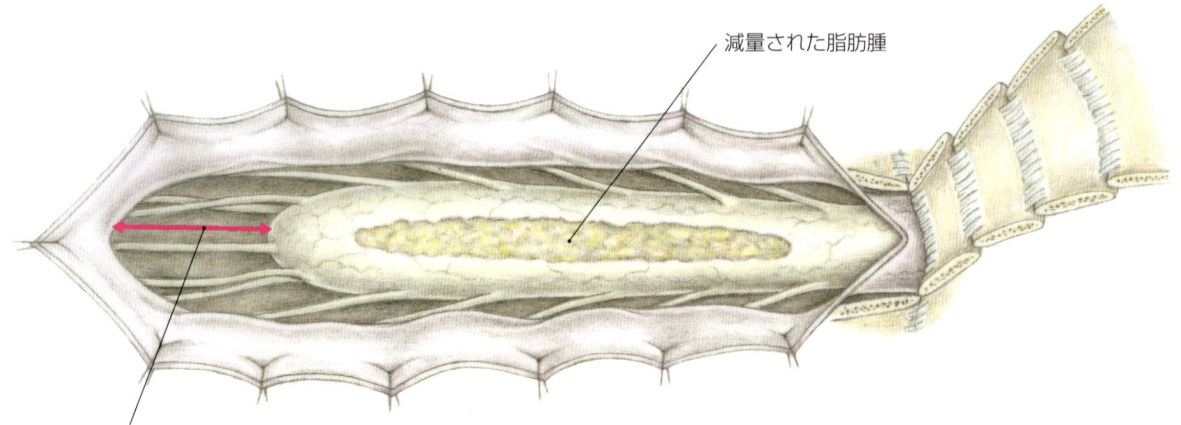

減量された脂肪腫

脊髄は硬膜からの全周遊離による係留解除で，頭側に5～20 mm程度上昇する．

- 紡錘形に切開された皮膚，その底部の脂肪腫と茎部切断を行い，硬膜から脊髄の全周に遊離が終わると，脊髄円錐の最下端は，頭側に5～10（20）mm程度上昇したり，腹側にも数mm程度落ち込む．この現象が脊髄の係留解除（untethering）になる．さらに，脊髄ないし脊髄円錐の背側から脂肪腫の荒削りを行う．
- 脂肪腫切除は全摘が理想であるが，脂肪腫と脊髄実質の境界は明瞭ではないので亜全摘にとどめる．その程度は術前のMRIで脊髄の軸面（axial view）で検討して，脊髄の横径に対する深さから計算し，80％程度の切除にとどめる．
- あるいは後述する脊髄円錐再建により脊椎管内での脊髄と硬膜の間隙が見られる程度までの切除も目安にする．

▶手技のコツ

視野の確保と操作時間の短縮
- 脂肪腫の浸潤が脊髄側壁で腹側の深部に及ぶときは手術台を左右に回転し視野を確保するが，なお不十分なときは椎弓根を無鉤のペアンなどの止血鉗子で外側に若木骨折（greenstick fracture）させ，傍脊椎筋にナイロン糸で固定した後に脂肪腫の除去を行う．この方法は若年者ほど骨が柔らかく操作しやすい．
- 脂肪腫の減量に超音波メス，CO_2レーザーの蒸散法（YAGレーザーは深達性により使用しない）の利用は時間の短縮に便利である．ただし，これら減量処置中は術中モニタリングの脊髄誘発筋電位などを利用した慎重な手術が望まれる[5]．

脂肪顆粒の融解操作
- 手術顕微鏡の強拡大下に，電気メスの双極鑷子の先端で間質の線維を切離し，浮き上がってくる脂肪顆粒を弱電流による通電で融解を繰り返す．この操作中に助手は生理食塩水の頻回の散布と吸引を繰り返すべきである．

⑫ 脊髄背側脂肪腫減量後，脊髄中心管の探索

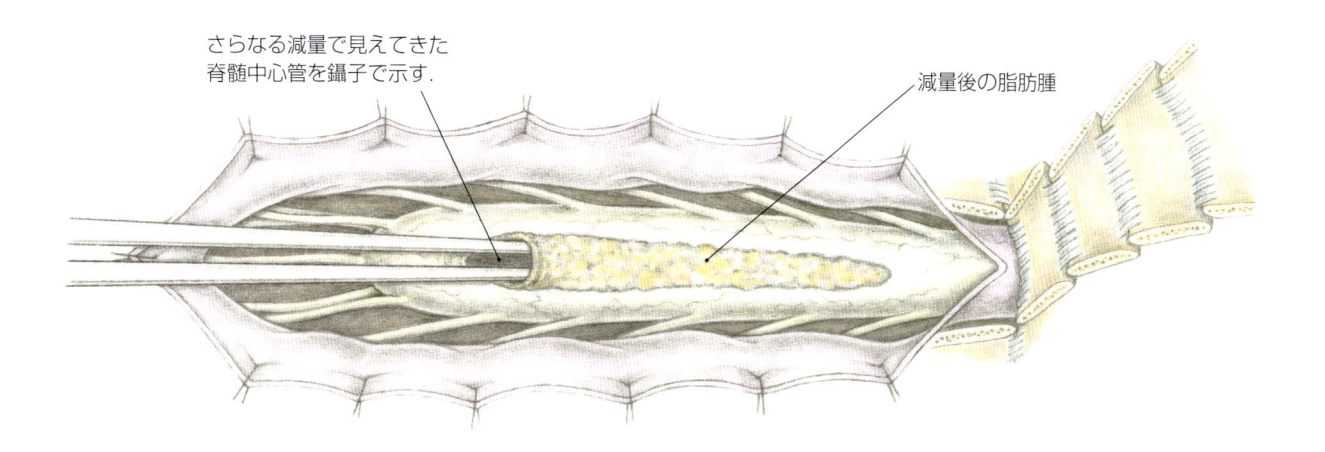

さらなる減量で見えてきた
脊髄中心管を鑷子で示す．

減量後の脂肪腫

- 脊髄背側脂肪腫の減量を行い，その最下端で鑷子の先を軽く開閉しながら中心管の末端を探し終わる．

⑬ 脊髄円錐再建術

最下端は開放しておく．

横断面の両側上端の脊髄軟膜を頭側から尾側へ縫合する．

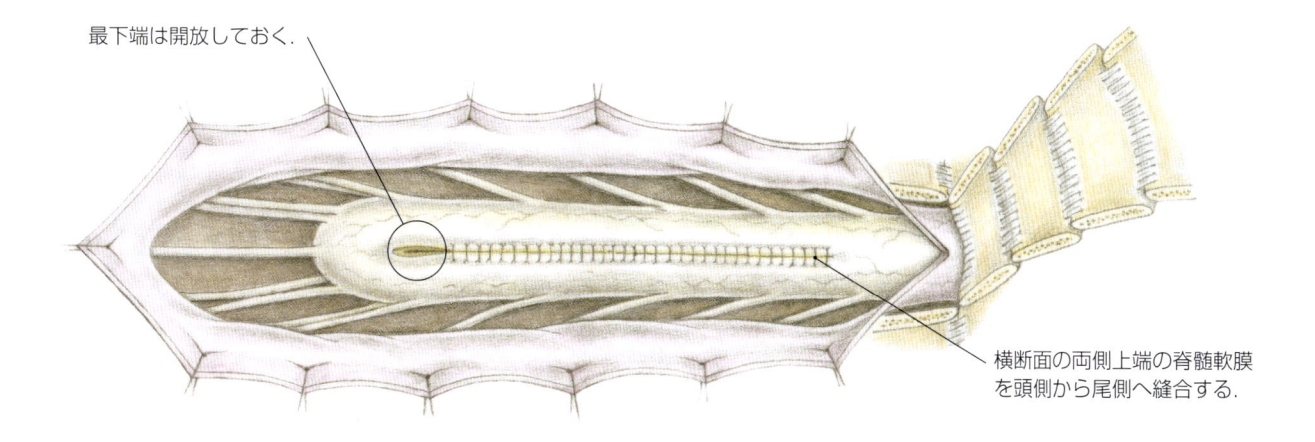

- 脊髄背側の脂肪腫の減量後に脊髄の横断面は半円形ないし凹面になるが，横断面の両側上端の脊髄軟膜を頭側から尾側へ引き寄せるように針付きナイロン糸（7-0程度以下）で縫合すると，本来の脊髄の構造になるので脊髄円錐再建術（reconstruction of conus medullaris）になる．最下端は縫合しないで開放しておくと脊髄中心管末端開放術（spinal terminal ventriculostomy）になる[2,5,6]．
- 病態記載（重要）：ここで脊髄の両側面からの各神経根の起始部の位置，高さ（脊椎レベル），走行（起始部から頭側，尾側，直角：係留状態の記録になる），数（左右で数が一致せず；一側で不足していることがある），断面で尾側から見て時計針の何時から起始する（脊髄軸の捻転程度の記録）などを口述し記載してもらう．
- この処置と確認が終わった後に生理食塩水で丹念に洗浄してから次の硬膜縫合に移る．

⓮ 硬膜縫合，硬膜吊り上げ，椎弓復元準備

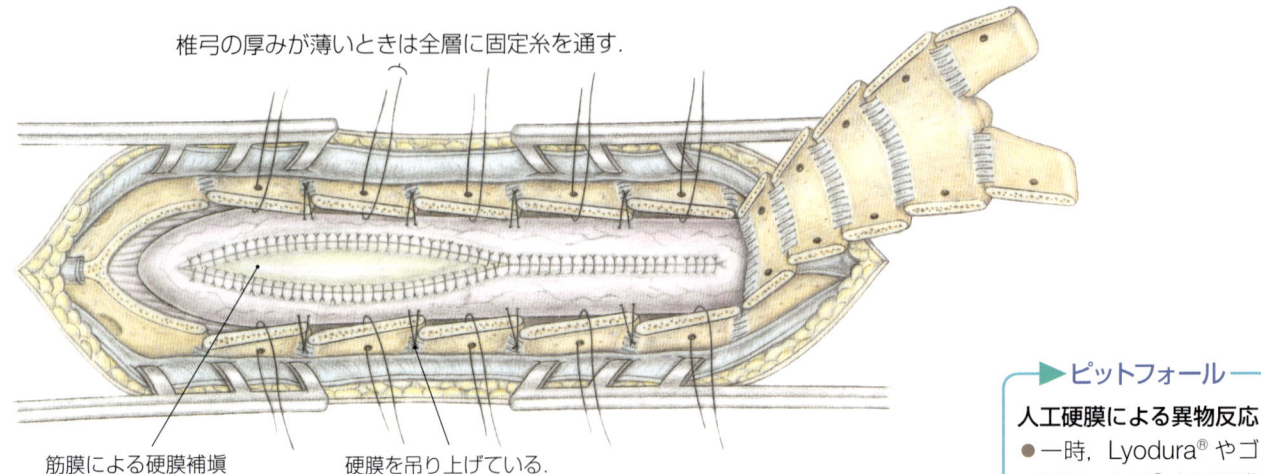

椎弓の厚みが薄いときは全層に固定糸を通す．

筋膜による硬膜補塡　　硬膜を吊り上げている．

- 硬膜縫合では，必ず water-tight に結節縫合を行う．
- 硬膜縫合に硬膜が不足するときは硬膜補塡（dural patch）が必要になる．このためには自己硬膜で縫合したいので，やむなく硬膜補塡を行うときには，傍脊椎筋膜の利用を行う．

▶ ピットフォール

人工硬膜による異物反応
- 一時，Lyodura® やゴアテックス® 人工硬膜を用いる補塡が推奨されたが，再手術時に同部に繊維素による肥厚を伴う異物反応をみるので避けたい．

⓯ 硬膜吊り上げおよび硬膜縫合完了

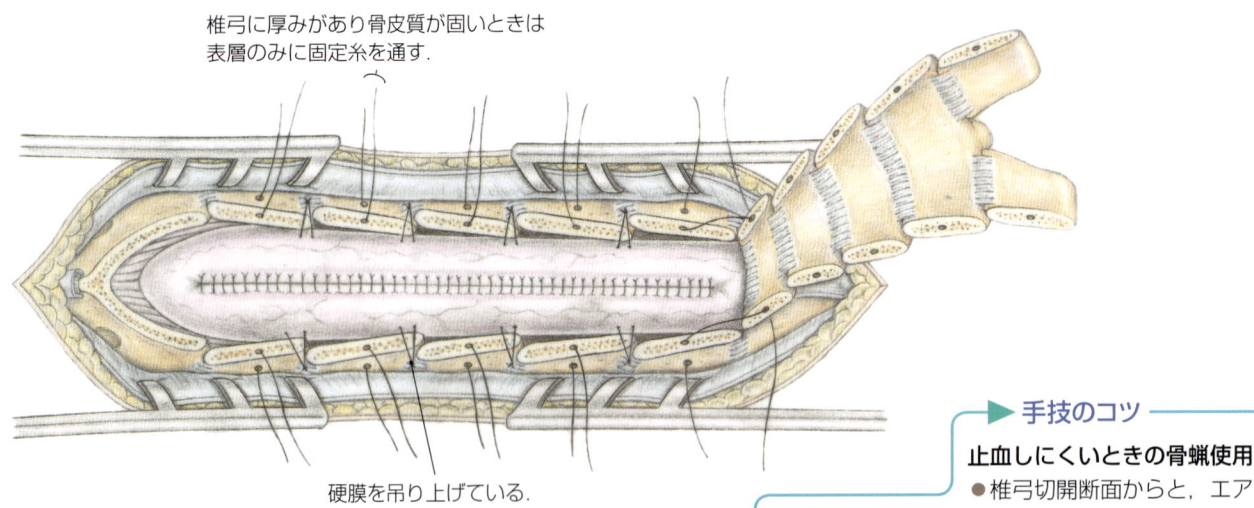

椎弓に厚みがあり骨皮質が固いときは表層のみに固定糸を通す．

硬膜を吊り上げている．

- 硬膜縫合に先立って，Zig-Zag 切開椎弓の復元準備のために縫合糸を通す孔をエアドリルで開ける．椎弓の厚みが薄いときは全層に開け，厚みがあり骨皮質が固いときは表層のみに縫合糸を通す．固定には 2-0 か 3-0 ナイロン糸を用いている．
- 次いで椎弓固定縫合糸を通してから硬膜吊り上げ（dural tenting）に移る．
- 硬膜縫合は，硬膜補塡を行うときも，行わないときも，必ず椎弓固定縫合糸の挿入と硬膜を吊り上げた後に，water-tight に結節縫合を行う．

▶ 手技のコツ

止血しにくいときの骨蠟使用
- 椎弓切開断面からと，エアドリルで開けた椎弓固定糸を通す孔からの出血は思いがけず止血しにくいことがある．これには骨蠟を孔の全幅全長に鋳型のように挿入しないと，内側の孔からの止血を確実にできないことがある．

▶ ポイント

硬膜吊り上げの理由
- 硬膜内側面と脊髄両側面・背側面のあいだに 1 mm 幅でも間隙を取り，髄液が介在（脊髄の髄液浴）すると，将来の両者間の癒着を防いで脊髄の生理的上方移動を助長すると考える．このため，硬膜縫合前に硬膜吊り上げを行う．

ⓖ…椎弓復元

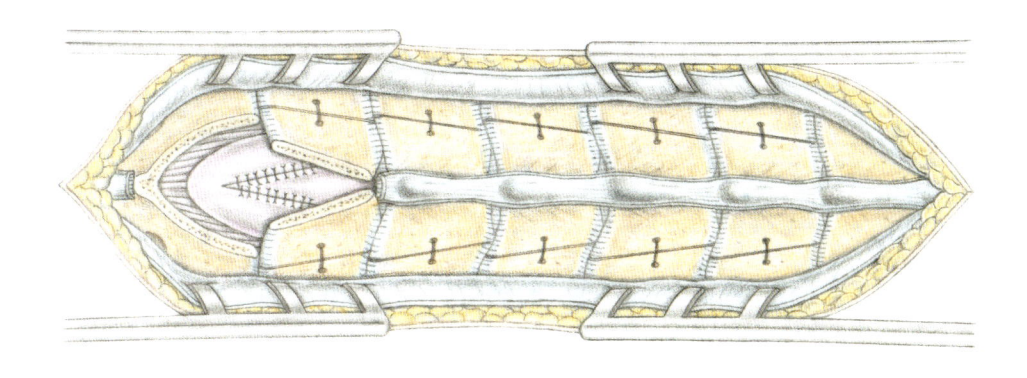

- 頭側に翻転した椎弓を本来の位置に復元し，固定糸を縫合して固定する．

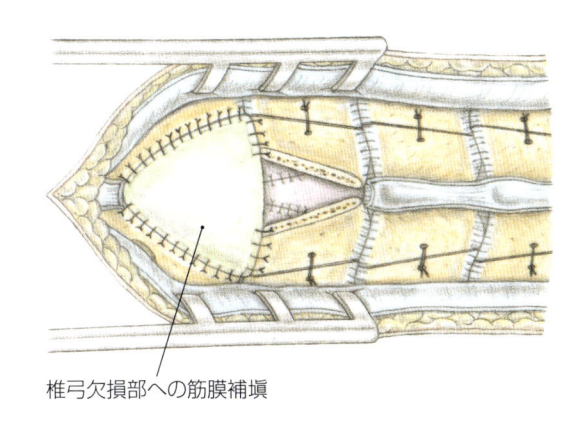

ⓗ…椎弓欠損部へ筋膜補填，軟部組織縫合

椎弓欠損部への筋膜補填

- 椎弓欠損部には大殿筋膜と筋層を薄く遊離切片として補填したり，あるいは，椎弓欠損部内縁の両側傍脊椎筋は切離せず，傍脊椎筋膜を bipolar forceps でコの字形，対側は逆コの字形に切開し，内側に翻転し合掌するように縫合して埋める．
- 筋層は1～2層に，皮下組織は2層に縫合を行うが，皮下脂肪腫切除部に死腔を生じないように，いずれも身体に応じた適当な太さのナイロン糸で閉創する．

⑱…皮膚埋没縫合

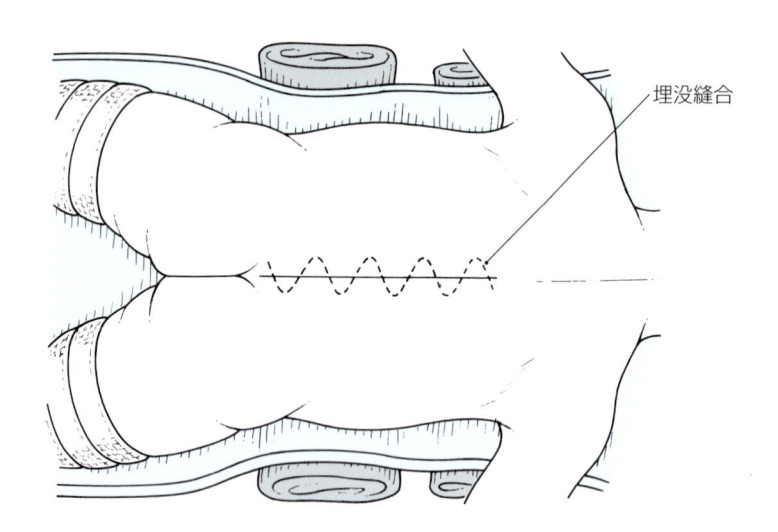

埋没縫合

- 皮膚は埋没縫合を行う．これに先立つ皮下組織の2層縫合は，埋没縫合辺縁の緊張を緩和するためである．手術時年齢が1～2か月の乳児の皮膚に対する結節縫合は，身体の成長に比例して小学生になる頃には，かなり長い横線の瘢痕として残るからである．
- 以上の軟部組織縫合には，各層の閉鎖時に生理食塩水で洗浄を行い，死腔をつくらないように閉創する．換言するとドレーンの挿入に頼らないような閉創である．

▶後療法

- 術後は腹臥位である．このとき，胸腹部に5～10 cmの厚さのスポンジかタオルを当て，四肢が斜前方に出るような体位にする．期間は約4週間である．これは椎弓の癒合を期待してである．椎弓切除を行うと，術後1週間程度で退院しても脊椎変形はきたさないとMcLoneは言う（personal communication）．
- 抗生物質は術後4～5日程度の投与を行う．
- 尿路管理には留置カテーテルを1週間程度行う．術後4週間で歩行訓練を行ってから退院となる．

術後合併症

- 代表的には次のものがあげられる．

滲出液の皮下貯留

- 皮下脂肪腫切除後の死腔への滲出液の貯留は，髄液漏との鑑別が必要である．この液体は脂肪顆粒が浮遊し黄色であり，髄液と異なり糖分を含まないことでほぼ鑑別される．処置は 18 G の注射針で穿刺排液し，圧迫包帯あるいは圧迫絆創膏を反復している．長くても 10 日〜2 週間で消失する．持続ドレナージは好ましくない．感染の機会が多いからである．穿刺はそれを行うときのみが感染の機会であるので，この処置を厳重に行うようにする．

髄液漏

- 穿刺排液と圧迫で 2 週間経過しても，液量が多いときは硬膜の再縫合が必要である．再縫合でも治らないときに髄液持続ドレナージが必要なことがある．X 線の透視下で手術創より尾側にトラカールで穿刺後シリコーン管を留置し，オーバーフロー方式に接続して，はじめは低髄液圧で髄液漏出をコントロールし，次第に圧を上げて漏出のないことを確認して留置シリコーン管を抜去する．

局所感染と髄膜炎

- 局所感染があるときには常に髄膜炎の危険にさらされている．
- 局所感染で創が浅く皮下のみのときは，病棟で膿の存在する範囲を思い切って開放し，洗浄・消毒を行うことで十分である．しかし，創が深いときで感染が硬膜外に至るときには全身麻酔下に開創して洗浄，イソジン®消毒，洗浄を繰り返し，その部の硬膜外にシリコーン管を挿入し，抗生物質の注入を行う．さらに髄膜炎と髄液漏を同時に合併したことを 1 例経験したが，硬膜外と硬膜下にもシリコーン管を挿入留置して，いずれからも抗生物質を注入し，前述したように髄液圧をコントロールしながら治癒ができた．

尿路管理

- 一過性に排尿障害をきたすことがあるが，一般に術前になかった症例では 1〜2 週間の留置カテーテルで治る．術前からの排尿障害は泌尿器科医との連携が必要である．当然のことであるが，カテーテル留置中は感染に留意する必要がある．

外来でのフォロー・アップ

- 術後，適宜行うが，神経学的所見を中心に MRI，泌尿器科学的，整形外科学的にも行う必要がある．脂肪腫の脊椎管内での再膨大，神経組織と硬膜の癒着による再係留（retethering）により再手術が必要な症例がみられる．小学校低学年の 7〜8 歳以降が要注意である．神経学的所見は確かに大切であるが，泌尿器科での膀胱内圧検査を中心とした検索は早期に的確な情報を提供してくれる．

▶まとめ

- Lipomyelomeningocele 手術の難易度は病型により幅がある．年長児で transitional 型になると手術時間が 10 時間以上を必要とすることがある．これを途中で止めると半年から 1 年も経過するとさらに症状の悪化をみる．この再手術は癒着が強くて困難なこと極まりない．自験 279 例中，初回手術と再手術の各 1 例の症状悪化を含め，幸い手術死亡例はなく生命予後が良いので，症状の悪化は，その子どもの人生が長いだけに苦労する期間も長いのである．
- Lipomyelomeningocele 手術では，術前の神経放射線学的検討を綿密に行い，早期の予防的手術を目指し，初回手術から適切で繊細な手技を駆使した内容が要求される．しかも術前はもちろん，術後にわたって長期間の観察が必要である．これは脳神経外科医のみならず，麻酔科医，泌尿器科医，整形外科医，放射線科医，放射線技師，看護師，医療工学技士，機能訓練士ら諸氏の不断の努力と協力による高度な小児医療体制のもとで行うことができるのである．
- 以上，自験例から学んだ経験を基に手術手技を中心に述べた．本手術手技のさらなる改良がなされ，本症に悩まされる子どもたちの症状の程度が少しでも軽減されることを願うものである．

(坂本敬三)

■文献

1. 坂本敬三．Lipoma による tethered cord：病型分類による手術手技と注意点．脊椎脊髄 1990；3：927-38.
2. 坂本敬三．Lipomyelomeningocele の手術法．脳神経外科 1992；20：635-43.
3. 坂本敬三．脊髄脂肪腫の診断と手術法．Neurosurgeons 1997；16：85-98.
4. 坂本敬三ほか．脂肪脊髄髄膜瘤に伴う脊髄空洞症．脊椎脊髄 1994；7：511-8.
5. 坂本敬三．二分脊椎．端 和夫編．脳神経外科臨床マニュアルⅡ．改訂第 4 版．東京：シュプリンガー・フェアラーク；2010. p. 693-723.
6. 坂本敬三．脂肪脊髄髄膜瘤の修復術．平林 洌，長島親男編．脊椎脊髄の手術．東京：三輪書店；2002. p. 339-48.
7. 坂本敬三．脊髄係留症候群の手術手技．越智隆弘ほか編．最新整形外科学大系 6. 手術進入法と基本手術手技―脊椎・脊髄．東京：中山書店；2009. p. 371-9.
8. 坂本敬三ほか．脂肪脊髄髄膜瘤における再係留解除術．小児外科 1996；28：46-54.
9. Kaniv PM, Bierbrauer KS. Reflections on the natural history of lipomyelomeningocele. Pediatr Neurosurg 1995；22：137-40.
10. Kulkarni AV, et al. Conservative management of asymptomatic spinal lipomas of the conus. Neurosurgery 2004；54：868-73.
11. Hoffman HJ, et al. The tethered spinal cord：Its protean manifestation, diagnosis and surgical correction. Child's Brain 1976；2：145-55.
12. 坂本敬三ほか．潜在性二分脊椎とその近縁疾患の検討．小児の脳神経 1978；3：187-96.
13. McLone DG, et al. Lipomeningoceles of the conus medullaris. Concepts in Pediatric Neurosurgery 1983；3：170-7.
14. 坂本敬三ほか．脊椎・脊髄先天奇形の画像診断．日獨医報 1993；38：116-34.
15. 坂本敬三．Zig-Zag 椎弓切開法．脊椎脊髄 1999；12：745-51.

小児の spinal cord tethering に対する untethering

手術の概要

- 脊髄係留症候群（tethered cord syndrome）は，欧米に比べてわが国には少ない病態で，性差のない先天性疾患である．
- 鎖肛などの消化管の先天性疾患が合併することも多く，生後早期のMRI検査により，脊髄の位置異常が診断される．
- 本症は成長に伴う脊髄上行（ascensus medullaris）が障害される疾患であるが，神経障害が出現しやすい幼児期以後に手術が行われる．
- なお，手術により術中に脊髄組織の上昇が確認できても，その位置で再度周囲と癒着することがあることを理解する．

▶適応

- 手術適応は，排尿障害の徴候や明らかな足趾の変形がみられる幼児期以後である．
- 乳幼児期に神経症状がみられない例では経過観察を行うが，思春期に身長が急に増加するときに神経症状が出現したら手術を行う．
- しかし，診療科によっては診断がついた時点で手術を行っており，手術時期についてのコンセンサスは得られていない．

▶手術のポイント

① 体位，ドレーピングとマーキング：腹臥位で股関節，膝関節は軽度屈曲位とし，顔は横を向かせる．術中脊髄モニタリングのための電極を頭皮ならびに肛門括約筋と腓腹筋に刺入する．棘突起に18G針を刺入し，X線撮影で脊椎高位を確認する．
② 皮下脂肪腫により膨隆した皮膚正中縦皮切とし，皮膚陥凹部（dimpleほか）があれば同部を楕円形に切除する．
③ 椎弓を展開し，脂肪腫を剥離する．
④ 椎弓切除と脂肪腫の部分切除を行う．
⑤ 硬膜，くも膜を切離し，脊髄，神経根，終糸を確認する．
⑥ 脊髄終糸を切離し，脊髄を解離する（untetheringの確認）．
⑦ 脂肪腫の可及的切除と硬膜修復を行い，閉創する．

手術手技の実際

❶ 手術体位，ドレーピングとマーキング

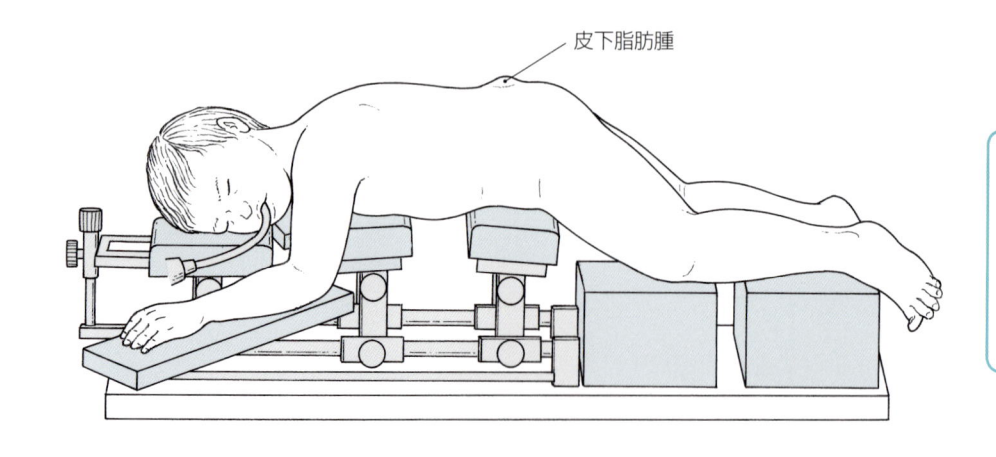

皮下脂肪腫

▶ポイント

肛門部のドレーピング
- 術野が肛門周囲に及ぶので，皮膚消毒時，術中の脱糞時に対応できるよう肛門部をしっかりドレープで覆う．

- ホールフレーム（4点支持台）上で腹臥位とする．股関節，膝関節は軽度屈曲位とし，顔は横を向かせる．
- 術中脊髄モニタリングのため，大脳電気刺激用電極2つを頭皮に刺入，固定する．また，左右の肛門括約筋と腓腹筋（他の下肢筋でも可）に針電極を刺入し，記録電極とする．まず，電位が記録できることを確認する．
- マーキング：二分脊椎を合併しているので，画像で残存棘突起を確認し，脂肪腫より中枢部棘突起に18G注射針を刺入し，X線撮影で脊椎高位を同定する．

❷ 皮切

- 皮下脂肪腫により膨隆した皮膚正中縦皮切とし，皮膚陥凹部（dimpleほか）があれば同部を楕円形に切除する．
- 皮切下端が肛門に近いときはハの字に皮切を左右に延ばす．

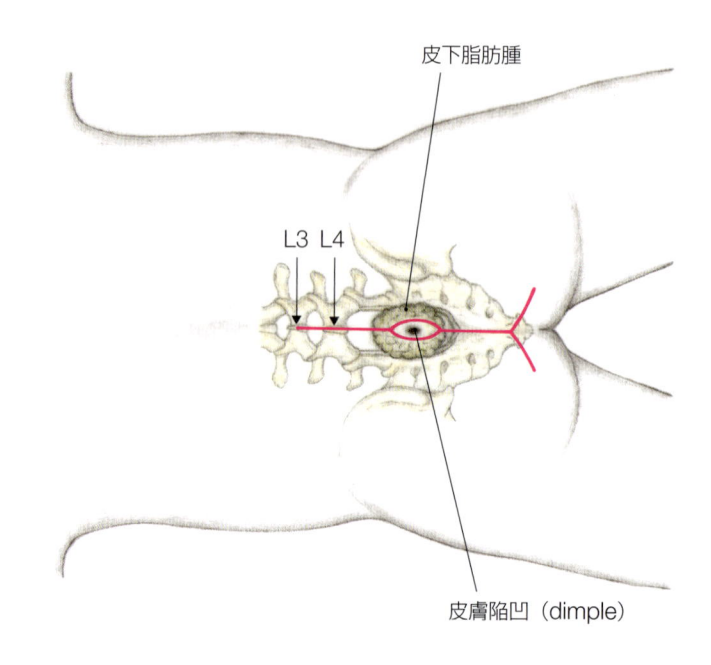

皮下脂肪腫

L3 L4

皮膚陥凹（dimple）

小児のspinal cord tetheringに対するuntethering | 113

❸…椞弓を展開し，脂肪腫を剥離する

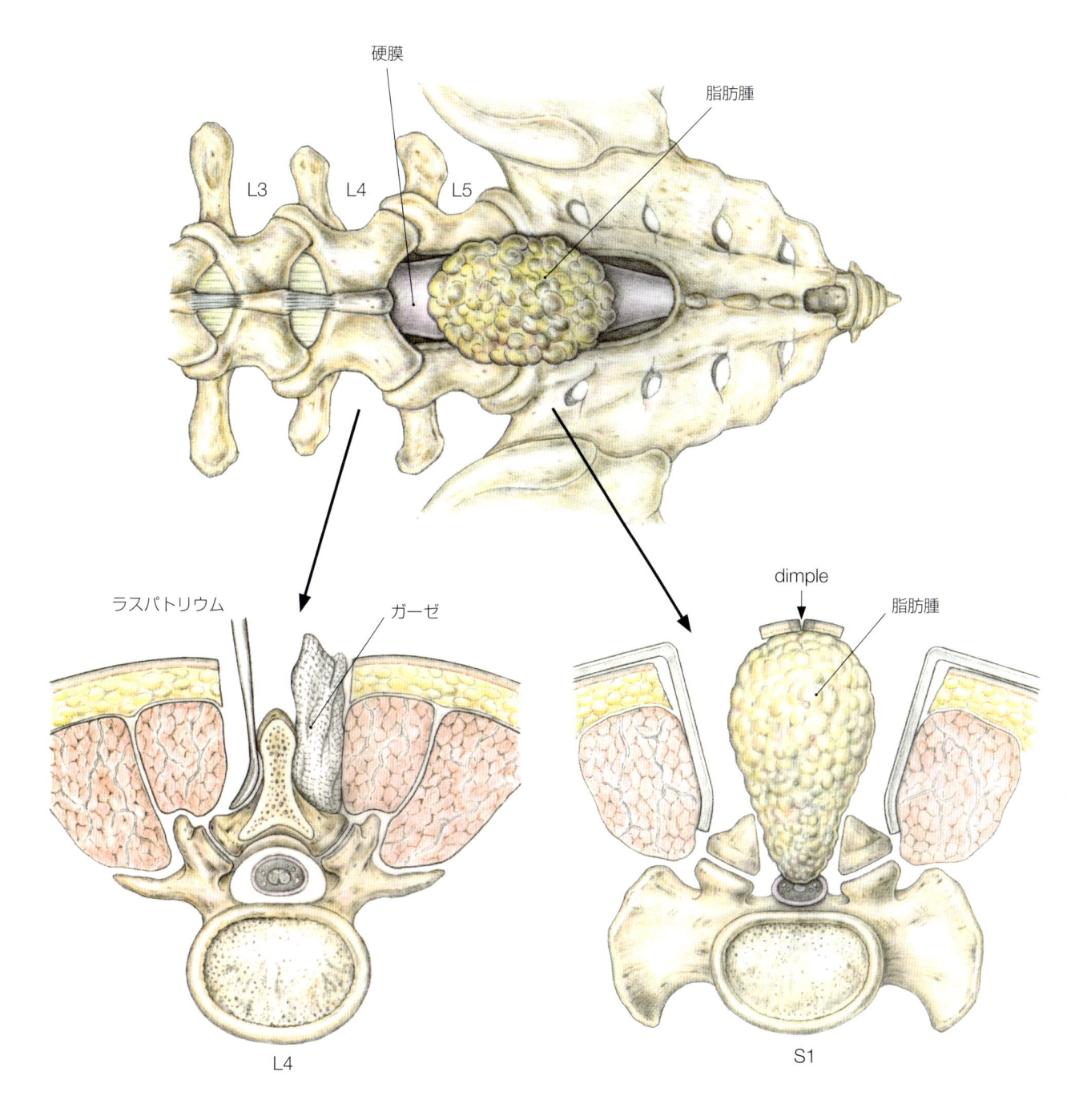

硬膜　脂肪腫
L3　L4　L5

ラスパトリウム　ガーゼ

L4

dimple　脂肪腫

S1

- 脂肪腫より中枢および尾側部の棘突起，椎弓をCobbスパイナルエレベーターやラスパトリウムを用いて骨膜下に剥離し，左右に展開する．

- 脂肪腫周囲を切離しながら，正中部が欠損し二分している椎弓（二分脊椎）の内縁に達し，中枢部の椎弓と尾側部の残存椎弓と連続させ，広い視野とする．

▶手技のコツ

脊柱管内にラスパトリウムを入れない
- 二分脊椎部の残存椎弓の展開では，脊柱管内にラスパトリウムが入らないように注意する．

❹ 椎弓切除と脂肪腫の部分切除を行う

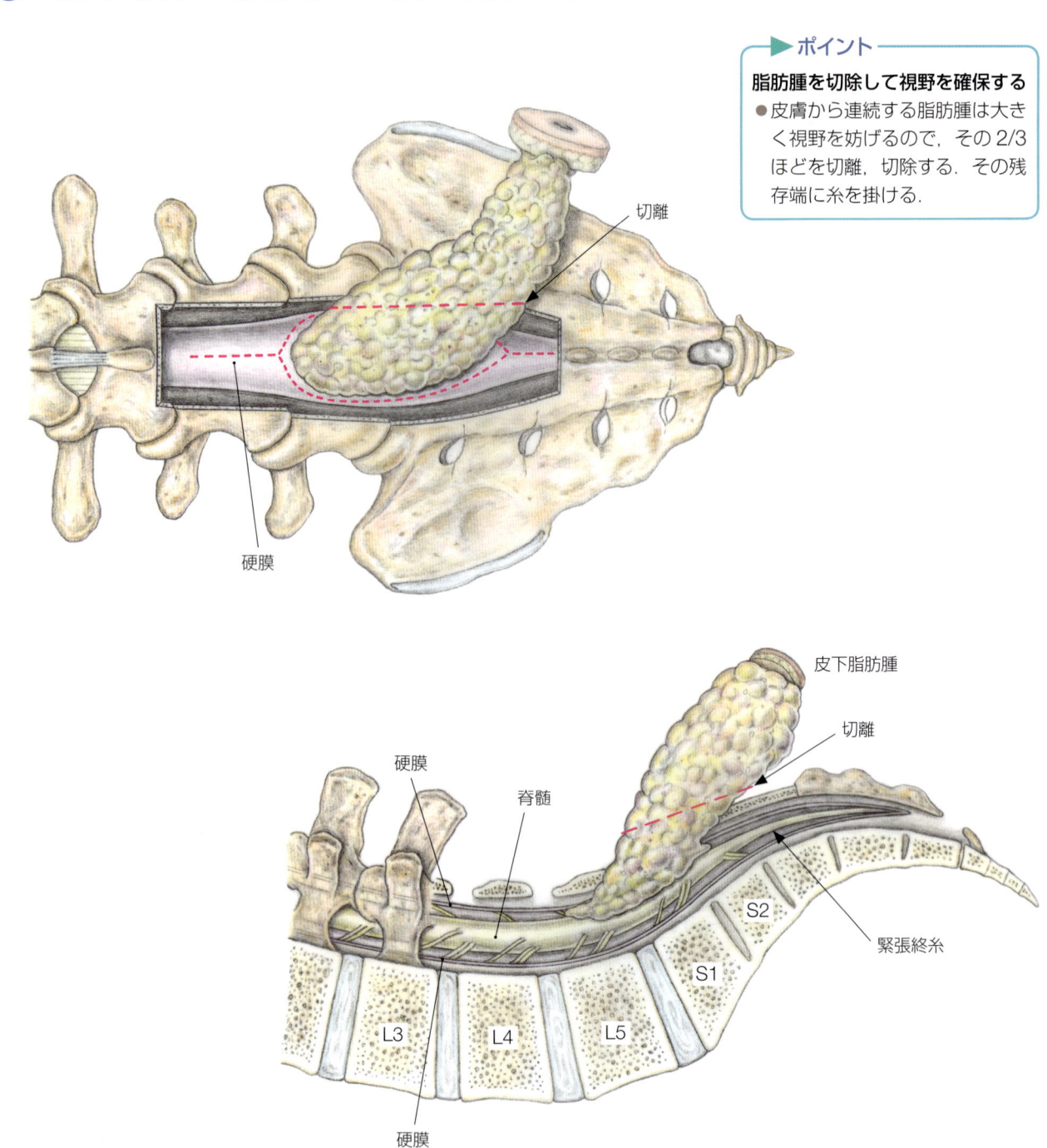

> ▶ ポイント
> **脂肪腫を切除して視野を確保する**
> ● 皮膚から連続する脂肪腫は大きく視野を妨げるので，その2/3ほどを切離，切除する．その残存端に糸を掛ける．

切離

硬膜

皮下脂肪腫
切離
硬膜
脊髄
緊張終糸
S2
S1
L3 L4 L5
硬膜

- 脂肪腫の中枢部ならびに尾側の椎弓を硬膜が露出するまで咬除する．脂肪腫の尾側には硬くなった硬膜が脊柱管後壁に癒着している．硬膜周囲に神経根が観察される．
- 脂肪腫周囲を椎弓内まで剥離し，脂肪腫と硬膜への移行部を確認する．

❺ 硬膜，くも膜を切離し，脊髄，神経根，終糸を確認する

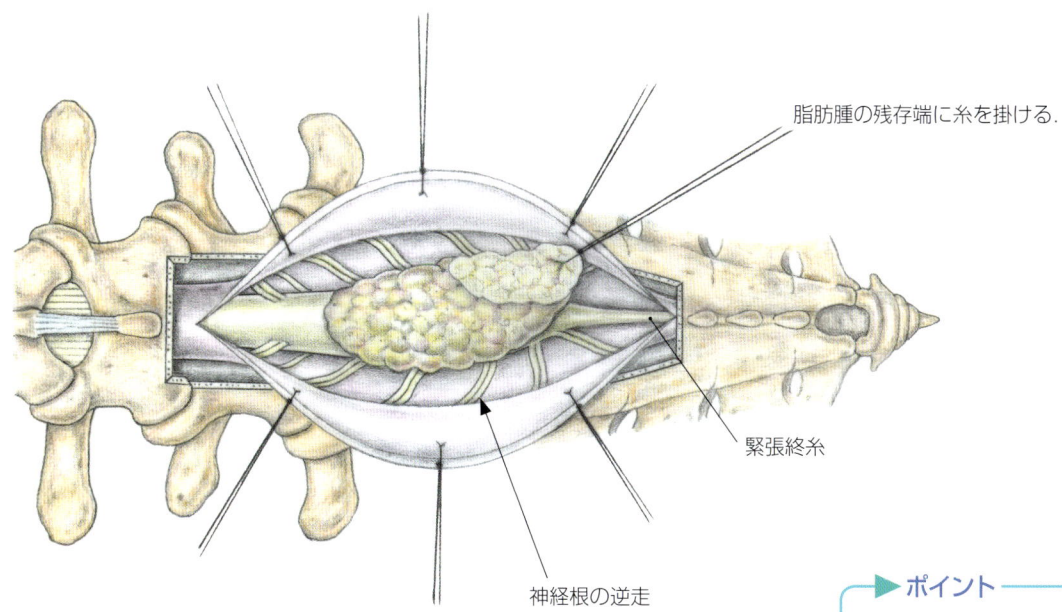

脂肪腫の残存端に糸を掛ける．
緊張終糸
神経根の逆走

- 硬膜，くも膜を縦切し，糸を掛けて左右に翻転する．
- 下垂し背面が脂肪腫に移行している脊髄と神経根を観察する．しばしば，前根，後根とも中枢方向に走り，いわゆる根の逆走がみられる．
- 尾側では肥大した脊髄終糸を確認する．

▶ポイント
移行部では硬膜を切離する
- 脂肪腫の存在する部位では，硬膜との移行部で硬膜を切離し，切離端に糸を掛けて左右に翻転する．

❻ 脊髄終糸を切離し，脊髄を解離する（untethering の確認）

- 脊髄，くも膜，神経根糸間や硬膜とのあいだに種々の癒着がみられる．脂肪腫端の糸を頭・尾側ならびに左右に引きながら癒着する組織を切離する．
- その際，切離しようとする組織を電気刺激し，殿筋や下肢筋が収縮しないことを確認してから切離する．また，その間，頭部刺激による肛門括約筋電位や下肢筋電図に変化がないことを確認する．
- 最後に終糸と思われる組織を電気刺激し，筋の反応がないことを確認して，切離する．すると，脊髄は，10〜20 mm 頭側に移動上昇する（untethering の確認）．

神経刺激電極

▶ポイント
電気刺激装置で筋収縮の有無を確認
- 周囲組織の切離前には電気刺激装置で保存すべき神経組織が含まれるかチェックする．筋収縮が強くみられた組織の切離は行わない．

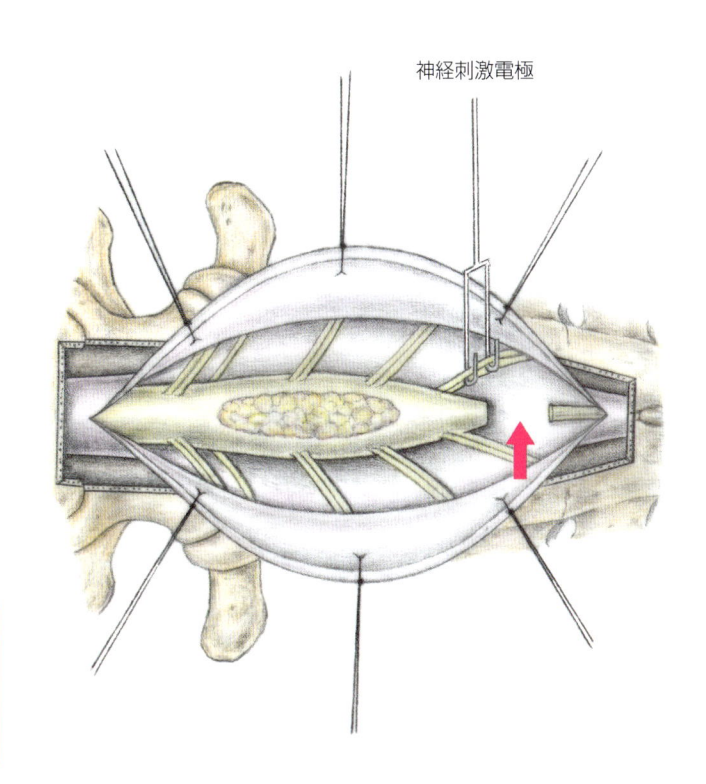

❼ 脂肪腫の可及的切除と硬膜修復を行い，閉創する

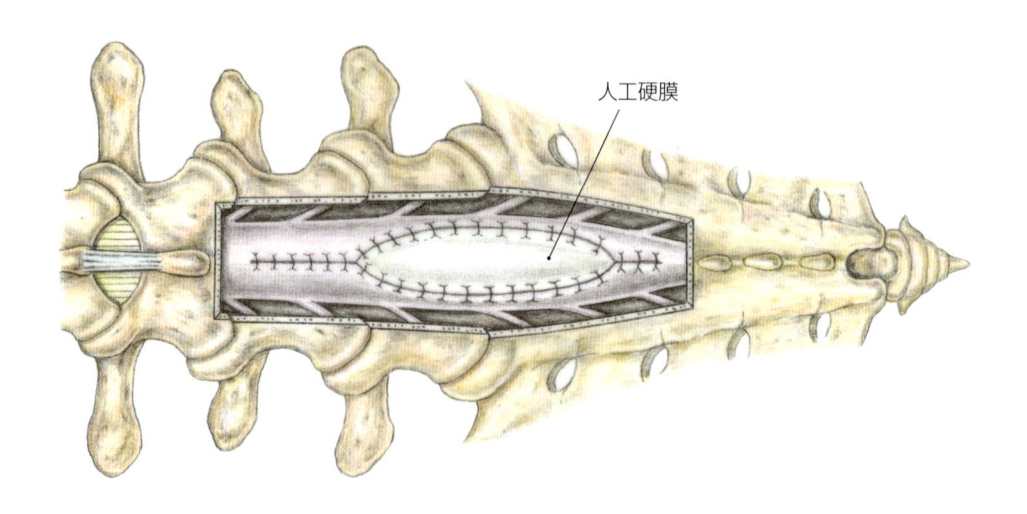

人工硬膜

▶ ポイント

背側硬膜下垂の予防
- 硬膜背側に糸を掛け，皮下組織に引き上げ，背側硬膜の腹側への下垂を予防する方法も試みられている．

- 脊髄背側に移行連続する脂肪腫を，正常脊髄の後索の高さを参考に，脊髄モニタリング下に切離，切除する．この操作で，脊髄はさらに頭側に移動し，腹側に降下する．逆走していた神経根の走行も改善する．
- 脊髄に連続する脂肪腫切除部の硬膜欠損は大きいので，人工硬膜の大きさを裁型し，硬膜と縫合，固定する．
- 創部を生理食塩水で洗浄後，硬膜上に持続吸引ドレーンを留置する．硬膜上にゼルホルムを置き，左右筋層を縫合する．
- 皮膚に過剰がみられれば，一部切除して縫合する．

▶後療法

- 術後2〜3日のベッド上安静を指示し，ドレーン抜去後から起座，歩行を許可する．

▶まとめ

- 脊髄係留症候群に対する筆者の行っている untethering の手術手技について解説した．
- 緊張組織の切離は，電気刺激による神経モニタリング下に行わなければならない．
- 手術効果は限定的なものであるので，術前に疾患の病態と手術の目的と限界をしっかり説明することが重要である．

(里見和彦)

■文献

1. 里見和彦．先天性疾患（tethered cord）．戸山芳昭編．図説 腰椎の臨床．東京：メジカルビュー社；2001. p. 277-84.
2. 坂本敬三．脊髄係留症候群の手術手技．戸山芳昭編．最新整形外科学大系 6 手術進入法と基本手術手技—脊椎・脊髄．東京：中山書店；2009. p. 371-5.
3. 榊原健彦．Tethered cord syndrome（脊髄係留症候群）の診断と治療．整形外科 1987；37：1927-43.
4. 皆川邦朋ほか．Tethered cord syndrome の1治検例．日小整会誌 1966；5：453-8.

MOVIE 本項目に関連する参考動画を DVD に収載．
「小児 lipomeningomyelocele の distal untethering」

(提供者：内田研造，中嶋秀明，吉田 藍，馬場久敏)

spinal cord tethering に対する untethering

手術の概要

- 脊髄円錐は通常 L1-L2〜L2-L3 の高位に位置するが，脊髄係留症候群ではこれより尾側に位置する低位脊髄円錐を示す症例や円錐高位は正常だが終糸が腫大し緊張している tight filum terminale の例がある．低位脊髄円錐では脊髄下端が脂肪腫と連続して脊髄変形を示す症例がある．成人例では幼小児に無症状であっても，身長が伸びることで脊髄緊張の悪化，あるいは腰椎や仙椎の前屈動作による動的要因で発症することが多い．
- 成人発症では，残尿感や排尿障害などの膀胱症状，腰痛や下肢痛，麻痺や足変形の進行などがみられる．
- 顕微鏡手術による低位脊髄円錐の解離，再癒着防止のための硬膜形成を行う．また，術中脊髄モニタリングは必須である．

適応

- 腰痛や下肢痛，神経因性膀胱や麻痺を伴う症例．

手術のポイント

①体位：4点支持器の上で腹臥位で行う．また脊髄モニタリングのため，運動路筋電図モニターを行う．
②透視を使用して脊椎高位を確認し，椎弓切除を要する位置を決定する．
③皮切：皮膚陥凹部の直上を避けてなるべく縦切開を行う．
④皮下を展開し，切除椎弓に達し，脂肪腫の頭尾側で硬膜が十分観察できる範囲の椎弓切除を行う．
⑤脂肪腫と脊髄の解離を行う．
⑥硬膜が欠損した場合，人工硬膜で補塡し，残存している硬膜と縫合する．
⑦閉創する．

手術手技の実際

❶…手術体位

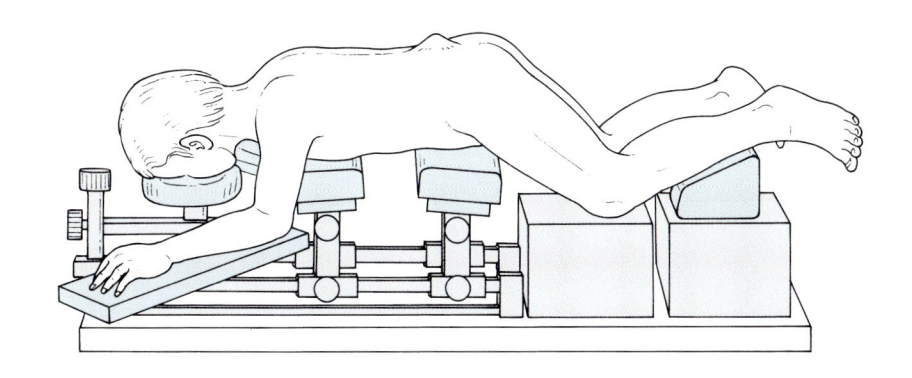

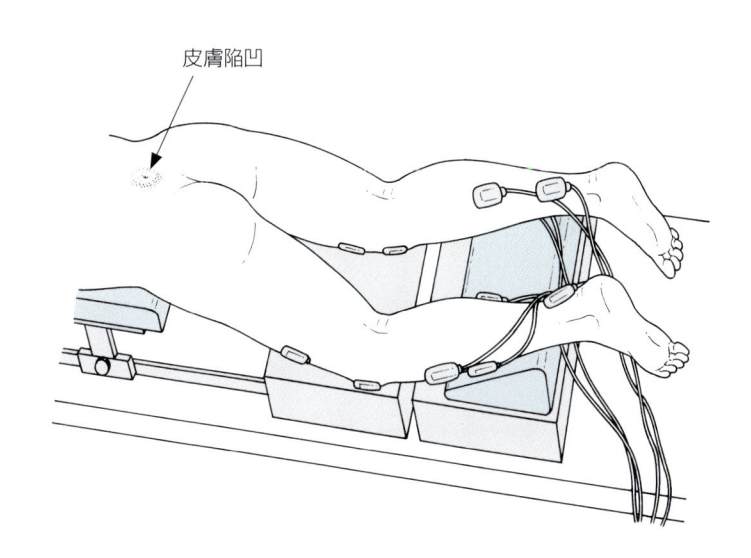

皮膚陥凹

- 4点支持器の上で腹臥位で行う．また，脊髄モニタリングのため，頭蓋運動野直上に刺激コイルを留置，肛門括約筋，尿道括約筋，大腿四頭筋や前脛骨筋，足趾屈筋などに電極を設置し，運動路筋電図モニターを行う．

❷…術前の脊椎高位確認，皮切，皮下展開

- 透視を使用して脊椎高位を確認し，椎弓切除を要する位置を決定する．
- 皮切は皮膚陥凹部の直上は避けてなるべく縦切開を行う．
- 皮下の脂肪組織や傍脊柱筋を丁寧に剥離，展開し，切除椎弓に達する．

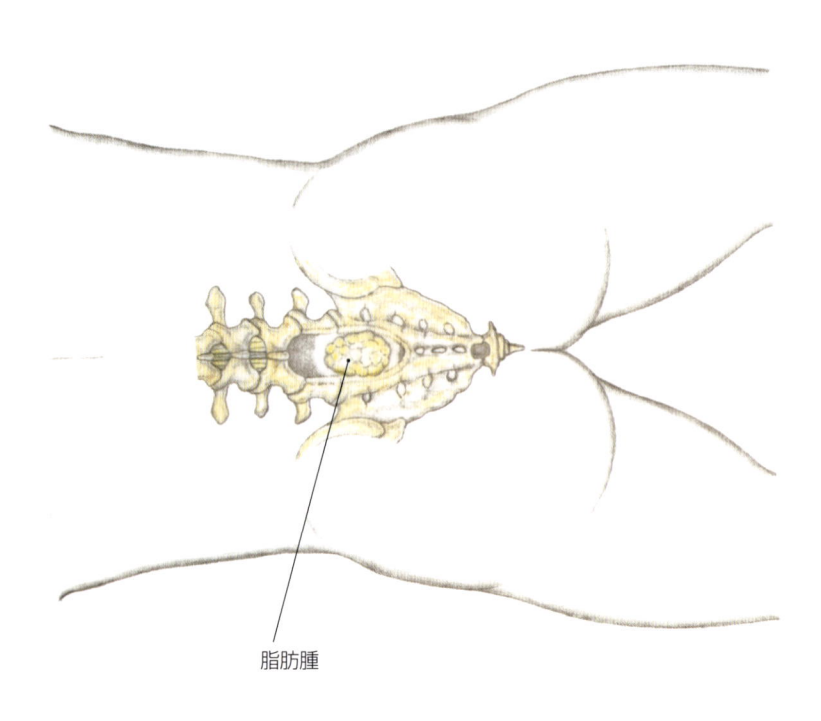

脂肪腫

❸…椎弓切除を行う

- 脂肪腫の頭尾側で硬膜が十分に観察できる範囲の椎弓切除を行う．
- 成人例，とくに壮年から高齢の症例では変性疾患である脊柱管狭窄や脊柱変形の変化を十分に考慮して，椎弓切除あるいは開窓の範囲を広くする．脂肪腫と癒着した硬膜が頭側に移動しやすい状態にすることがまず肝要である．

❹ 脂肪腫と脊髄を解離する

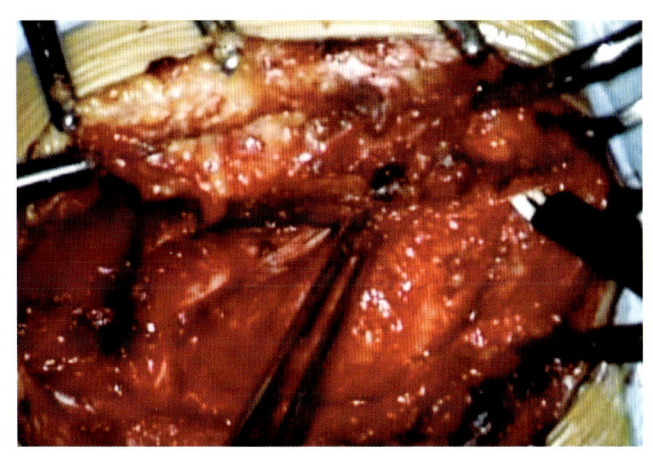

[1] 術中刺激

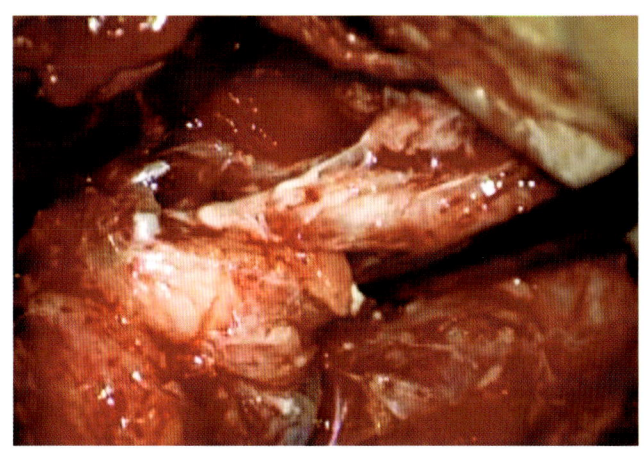

[2] 剥離操作

- 皮下あるいは皮膚陥凹部から連続する脂肪腫が脊髄表面の硬膜と癒着している．顕微鏡下で形成反剪刀などを用いて少しずつ丁寧に硬膜と癒着する脂肪腫を剥離していく．
- その間，神経組織が疑われる索状物が出現すれば，2 mA 程度で局所刺激を行い筋電図が誘発されるか確認する [1]．索状物は周囲組織から浮かせるように遊離し，再度 5〜10 mA で刺激し，それでも筋電図が誘発されなければ切離する．
- 同様の操作で脊髄に近接した脂肪腫塊を縮小させるが，脂肪腫の全摘を目指す必要はない [2]．この操作で，脊髄の頭側移動や逆走している神経根の緊張は軽減する．この緊張軽減は術後 MRI で脊髄尾側端の頭側移動によって確認できる．

❺ 硬膜の欠損部分を人工硬膜で補填する

- 硬膜が欠損した場合には脊髄の再癒着を防止するため，人工硬膜で補填し，6-0 プロリン糸を用いて残存している硬膜と縫合する．また，その修復した硬膜上に PGA メッシュを置いてフィブリン糊を塗布する．

❻ 閉創する

- 創部を 40℃ に温めた生理食塩水で十分に洗浄し，可及的に止血操作を実施する．持続吸引ドレーンを筋層下に留置し，各層を閉創する．
- 硬膜欠損時にはドレーンの吸引圧は大気圧としている．

▶後療法

- 硬膜欠損部からの髄液流出を避けるため，術後5～7日程度，床上安静とする．ドレーンは術後2日程度で抜去する．
- 軟性コルセットは術後2～3か月程度装着する．歩行練習や下肢筋力強化を目的とした理学療法は離床後直ちに開始する．

▶まとめ

- 脊髄モニタリングが必須．
- 脊椎-脊髄奇形部位を画像検査で十分に周知．
- 愛護的に安全な神経剝離の実施．
- 神経癒着を防止するために硬膜形成を確実に行う．

（波呂浩孝，四宮謙一）

■参考文献

1. Haro H, et al. Long-term outcome of surgical treatment for tethered cord syndrome. J Spinal Disord Tech 2004；17：16-20.
2. Shinomiya K, et al. Intraoperative monitoring for tethered spinal cord syndrome. Spine 1991；16：1290-4.
3. 里見和彦．先天性疾患（tethered cord）．戸山芳昭編．腰椎の臨床．東京：メジカルビュー社；2001. p. 277-84.
4. Yamada S, ほか．Tethered cord syndrome 手術適応と手術法．落合直之編．新OS NOW No.12 境界領域の最新技術．東京：メジカルビュー社；2001. p. 33-40.

特発性脊髄ヘルニアの手術
――いわゆる欠損孔拡大術

MOVIE

手術の概要

- 特発性脊髄ヘルニアに対する手術方法は，脊髄ヘルニアの脱出形態により異なる．
- 相澤ら[1]は，脊髄ヘルニアの脱出形態をCTミエログラフィー（以下，CTM）によって直接脱出型，二重硬膜型，硬膜外嚢胞型の3型に分類した[1]．
- 直接脱出型に対しては硬膜縫合[2]や人工硬膜，筋膜による硬膜形成が，二重硬膜型と硬膜外嚢胞型に対しては欠損孔拡大術[3]が行われることが多い．
- 手術の目的は，脊髄ヘルニアを整復することと，再発を予防することである．
- 山口大学整形外科で過去30年間に特発性脊髄ヘルニアは3例であった．最近経験した2症例はいずれも硬膜外嚢胞型であり，欠損孔拡大術を施行した．

▶適応

- 術後，運動機能の回復は良好であるが，知覚障害やしびれは下肢に残存することが多い[4]．また，術前の麻痺が重度の症例や罹病期間が長期である症例は術後成績が劣っており，脊髄症を呈していれば比較的早期の手術が望ましい[5]．

▶手術のポイント

①体位：腹臥位で行う．体幹は4点支持台を用いる．膝，股関節は屈曲位とする．
②マーキング：脊髄ヘルニアは上位，中位胸椎レベルが多く，透視下に脊髄ヘルニアが存在する上下1椎弓の範囲とする．
③脊椎ドレナージ：透視下にL5-S interlaminar spaceを確認し，脳脊髄液用カ

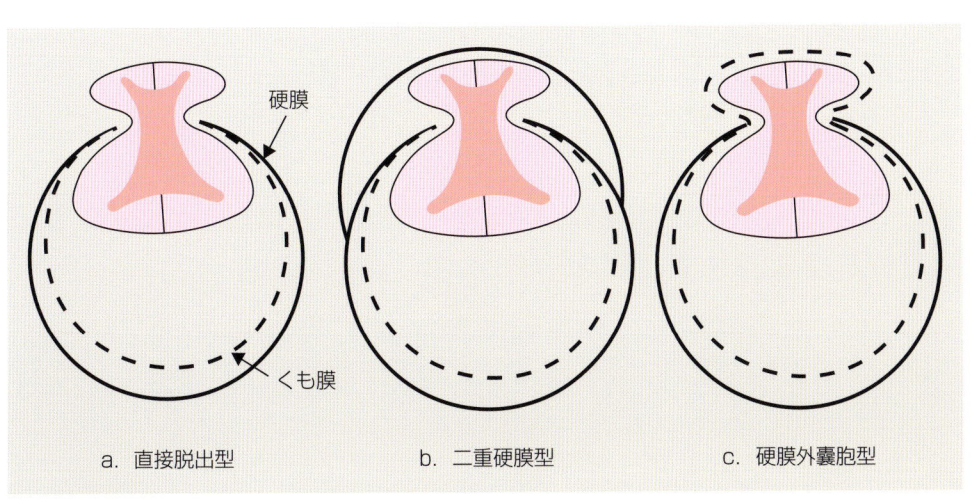

a. 直接脱出型　　b. 二重硬膜型　　c. 硬膜外嚢胞型

[1] 脱出形式

（相澤俊峰ほか．脊椎脊髄ジャーナル 2006；19：717-24[1]より）

テーテルを挿入する．
④皮切：脊髄ヘルニアが存在する上下1椎弓の範囲とする約10cmの正中縦切開を行う．
⑤傍脊柱筋を椎弓から剥離する．椎弓外側端まで十分展開する．横突起全体まで展開する必要はない．
⑥アドソン開創器で傍脊柱筋を外側にレトラクトする．
⑦椎弓切除を行う．
⑧硬膜切開を行う．
⑨欠損孔拡大を行う．
⑩硬膜縫合：4-0 ニューロロン® を用い，くも膜と硬膜を一体に連続縫合する．
⑪閉創する．十分洗浄し止血した後，持続吸引ドレーンを留置する．

手術手技の実際

❶ 手術体位

- 腹臥位で行う．体幹は4点支持台を用い，膝，股関節は屈曲位とする．

❷ マーキングと脊椎ドレナージ

- 脊髄ヘルニアは上位，中位胸椎レベルが多く，透視下に脊髄ヘルニアが存在する上下1椎弓の範囲をマーキングする．
- 透視下に L5-S interlaminar space を確認し，脳脊髄液用カテーテルを挿入する．

> **▶ポイント**
> - カテーテルは必ず硬膜切開前に挿入する．
> - 硬膜切開後には硬膜管内の髄液が漏出するため，脳脊髄液用カテーテルが挿入しにくいと思われるためである．

❸ 皮切

- 脊髄ヘルニアが存在する上下1椎弓の範囲とする約10cmの正中縦切開を行う．

❹ 傍脊柱筋を椎弓から剥離する

- 傍脊柱筋を椎弓から剥離し，椎弓外側端まで十分展開する．横突起全体まで展開する必要はない．
- アドソン開創器で傍脊柱筋を外側にレトラクトする．

❺…椎弓切除を行う

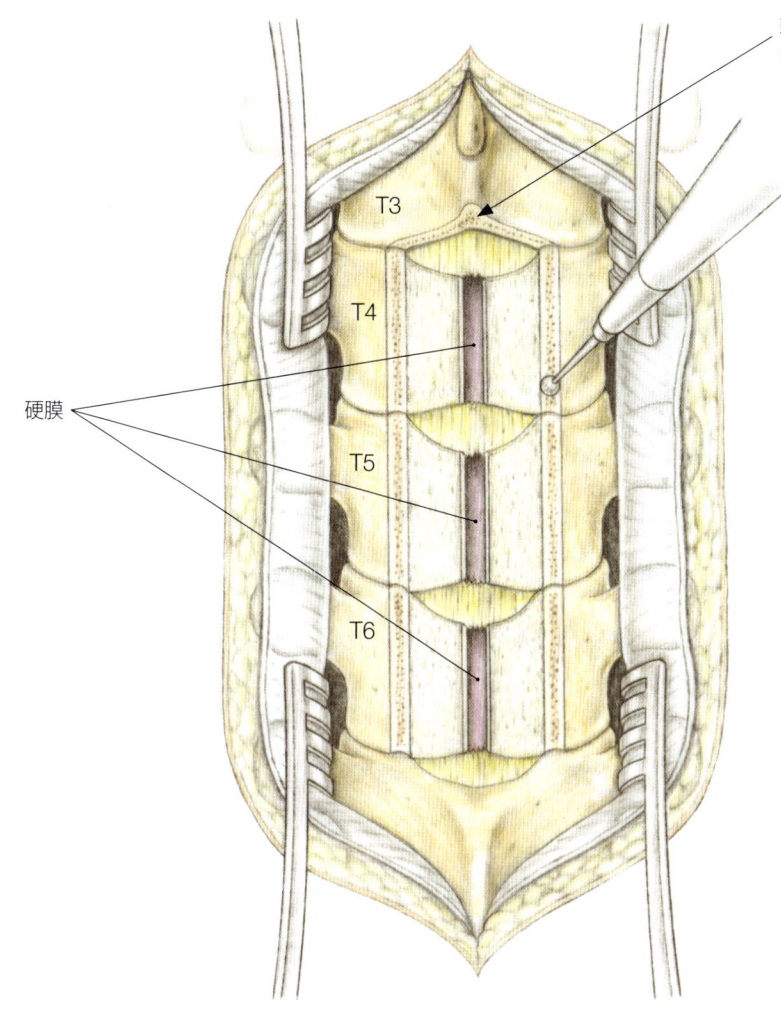

棘突起切除（下位椎弓上縁まで椎弓切除するため）

ダイヤモンドバーで菲薄化した椎弓の中央を切った後，側溝を切る．

硬膜

T3
T4
T5
T6

▶ポイント

椎弓切除の幅と範囲
- 椎弓切除幅は，術前CTMから硬膜管の幅を測定し決定する．
- 椎弓切除範囲は，T5高位の脊髄ヘルニアであれば少なくともT3椎弓下1/2とT4，T5，T6椎弓を切除する．胸椎高位では椎弓が瓦状になっているため，T4椎弓上縁まで切除するにはT3椎弓下1/2も切除する必要がある．

● スチールバーで椎弓を菲薄化し，内板が見えたらダイヤモンドバーに変更し，さらに菲薄化する．ダイヤモンドバーを一回り小さいものに変更し，菲薄化した椎弓を中央と両サイドで切り，椎弓を中央から起こすようにして切除する．

❻…硬膜切開を行う

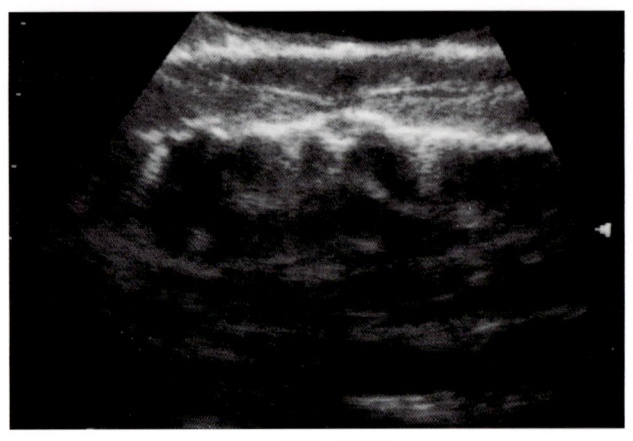

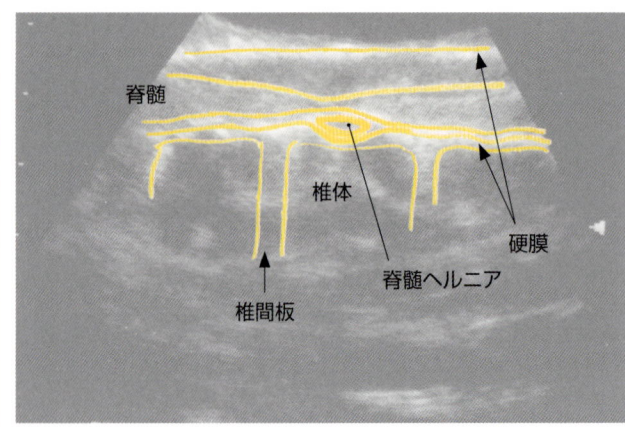

[2] エコーによるヘルニア高位の確認

（エコー画像ラベル：脊髄、椎体、椎間板、脊髄ヘルニア、硬膜）

- 術野を十分洗浄する．エアトームで削った骨が髄腔内に入り込まないようにする．
- 術野に生理食塩水を溜め，エコーで脊髄ヘルニア高位を確認する[2]．
- 硬膜切開する周囲には surgical patty を敷き，皮下組織，骨からの出血がくも膜下腔に流入するのを防ぐ．
- 切開部位に血管が走行している場合，マリスバイポーラーで止血する．
- 硬膜を正中で縦切開する．
- 尖刃刀で外硬膜を約3mm線維方向に切開し，2本の無鉤ピンで引き裂いていく．同様の操作を内硬膜にも行う．くも膜は尖刃刀で切開し，内，外の硬膜と一緒に4-0ニューロロン®をかける．

▶ 手技のコツ

硬膜とくも膜は一体にして術野を得る
- 硬膜とくも膜を一体に縫合できるようにしておく．
- ニューロロン®の両端をモスキートでつまみ，術野の外にモスキートを垂らす．モスキートの重力で硬膜，くも膜を引っ張り上げて術野を得る．

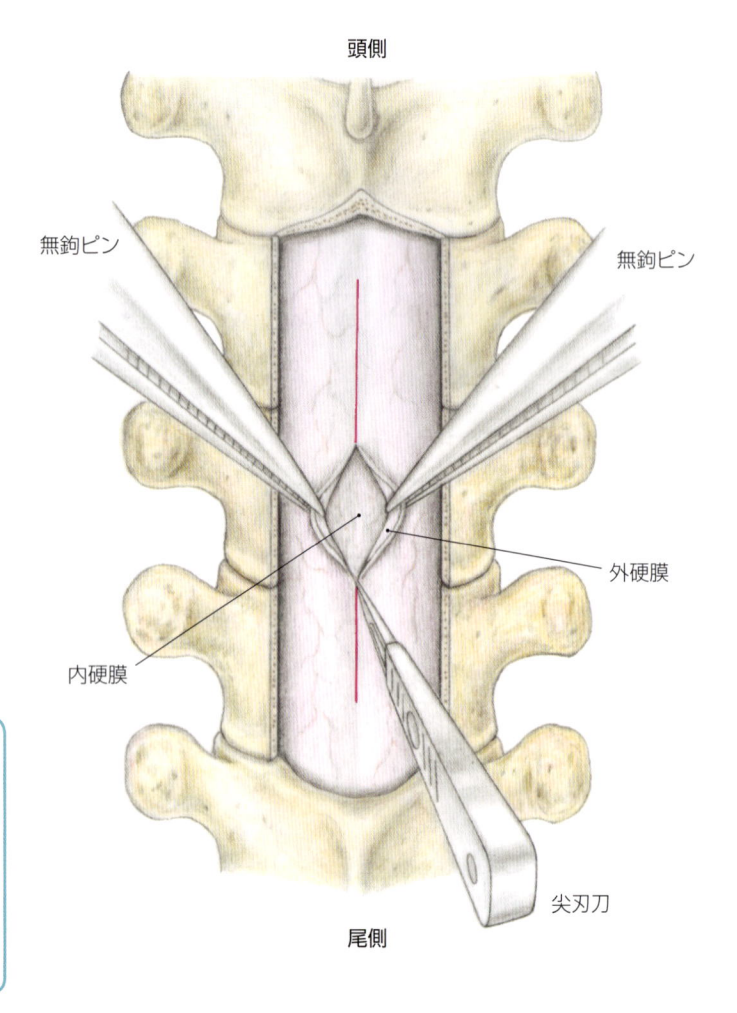

（右図ラベル：頭側、無鉤ピン、無鉤ピン、外硬膜、内硬膜、尖刃刀、尾側）

特発性脊髄ヘルニアの手術──いわゆる欠損孔拡大術 | 127

❼ 欠損孔拡大を行う

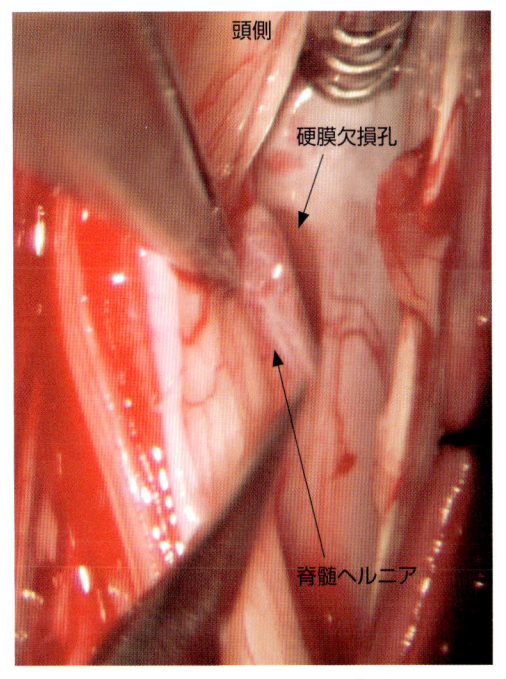

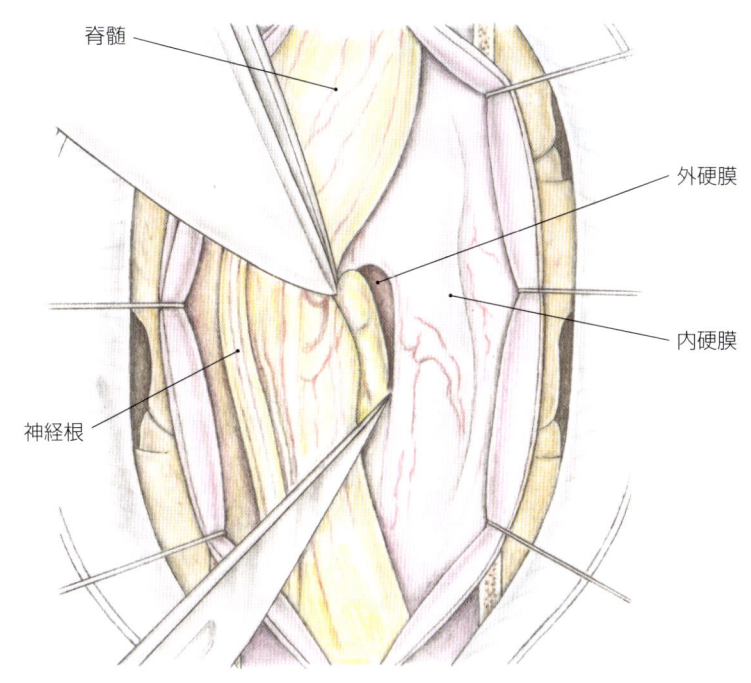

[3] 内硬膜欠損孔に嵌頓している脊髄

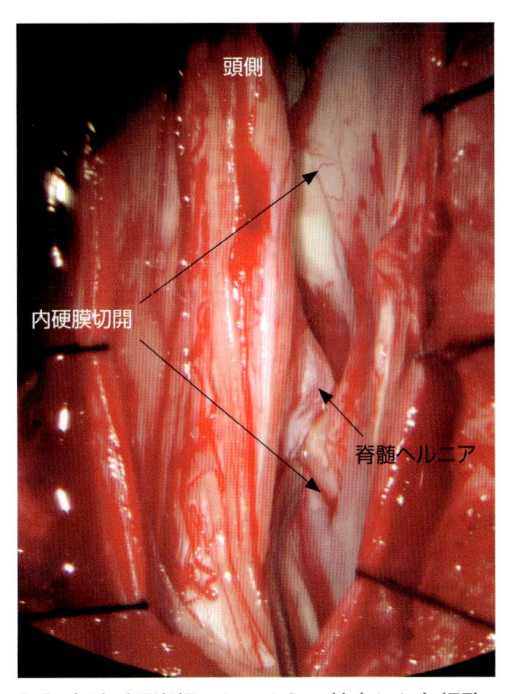

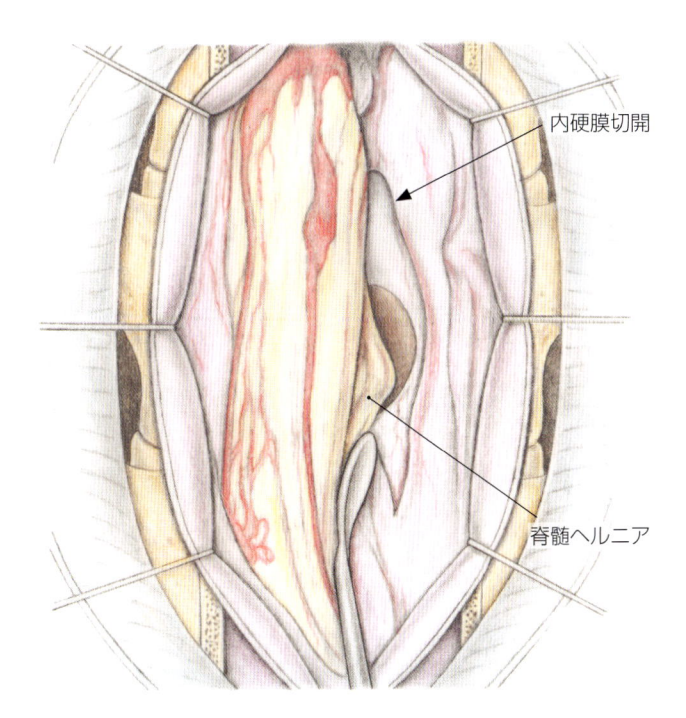

[4] 脊髄が再嵌頓しないように拡大した欠損孔

- 脊髄が呼吸性に拍動し，ヘルニア高位で腹側に変位するのが確認できる．
- 脊髄とくも膜のあいだから嵌頓部にマイクロ用ヘラを用いてアプローチする．
- 内硬膜欠損孔に脊髄が嵌頓しているのが確認できる [3].
- 尖刃刀で内硬膜のみ切開し欠損孔を中枢側，末梢側に広げ，欠損孔に嵌頓した脊髄を慎重に整復する．
- 拡大した欠損孔は脊髄が再嵌頓しないようにある程度広げる必要がある [4].

▶ポイント

ヘルニアの位置とアプローチの方向
- 術前CTM横断像で脊髄ヘルニアが右側であれば右側から（左側であれば左側から）アプローチする．

❽ 硬膜を縫合する

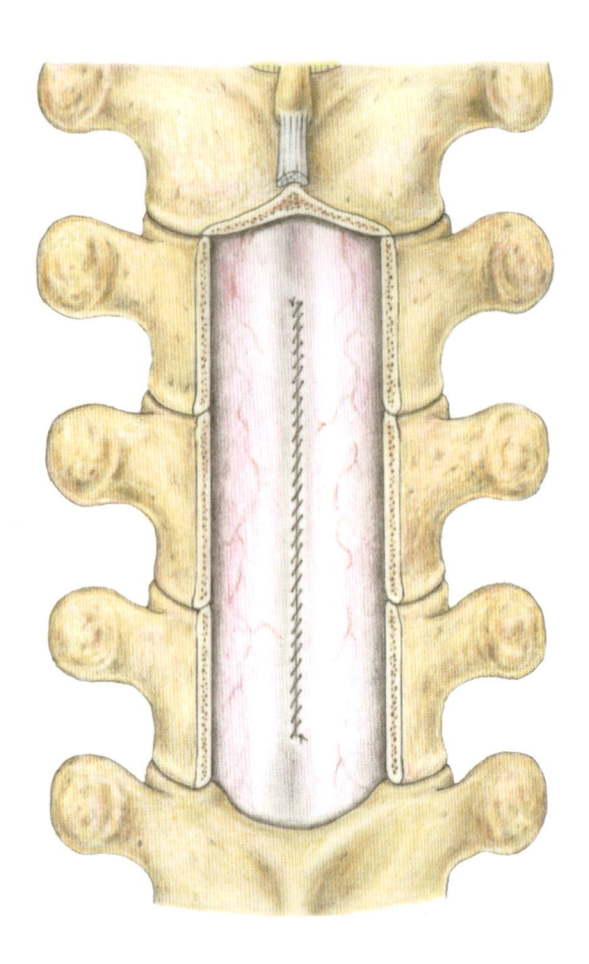

- 硬膜管内の操作を終了後，髄腔内を洗浄する．
- 脊髄ヘルニアであれば，硬膜切開縁同士を寄せる余裕があるため，primary closure を行う．
- 吊り上げた硬膜とくも膜を一体として 4-0 ニューロロン®で縫合する．
- 頭側もしくは尾側の硬膜切開端を1針結節縫合し，ここから約2mm間隔で連続縫合する．

❾ 閉創する

- 十分な創の洗浄と止血をする．
- 持続吸引ドレーンを留置して筋膜を密に縫合し，追層縫合のうえ手術を終了する．

> **ポイント**
>
> **脊椎ドレナージ管理法**
> - 脊椎ドレナージは，逆流防止弁を付け点滴用ポンプを使用することで時間調節可能である．
> - 点滴用ポンプは気泡がチューブ内に混入することでアラームが鳴る．そのため，点滴用ポンプを点滴台に上下反転してつけると気泡混入を防ぐことが可能である [5]．
>
> 自己血用バックにつなぐ
> ポンプを逆さまにしてつなぐ
> 脳脊髄液カテーテルにつなぐ
> テルフュージョンポンプ用輸液セット
> 三方活栓
> 逆流防止弁
> 成人用耐圧チューブ（オス-オス）
>
> [5] 脊椎ドレナージに用いる点滴用ポンプ，チューブ類

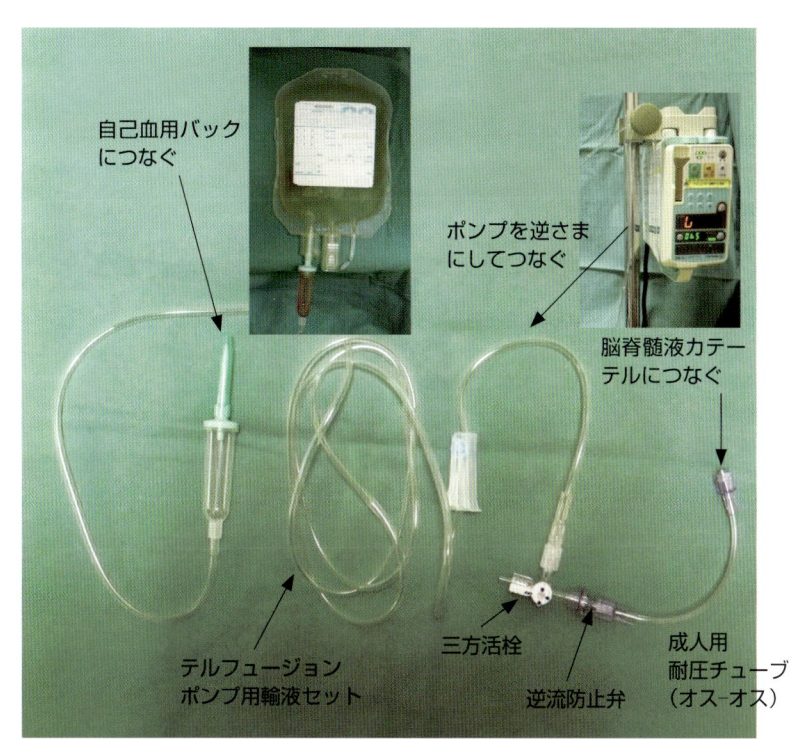

後療法

- 術直後から脊椎ドレナージを 7 mL/ 時で開始する．
- 術後 7 日間のベッド上安静後，軟性コルセットを装着し離床する．コルセットは術後約 2 か月程度，装着する．

（今城靖明，田口敏彦）

■文献

1. 相澤俊峰ほか．脊髄ヘルニアと脊髄嚢腫性病変の治療戦略—方針決定に必要な情報とその提供．脊椎脊髄ジャーナル 2006；19：717-24.
2. Wortzman G, et al. Spontaneous incarcerated herniation of the spinal cord into a vertebral body: A unique cause of paraplegia. J Neurosurg 1974；41：631-5.
3. Nakazawa H, et al. Idiopathic spinal cord herniation. Report of two cases and review of the literature. Spine 1993；18：2138-41.
4. Najjar MW, et al. Idiopathic spinal cord herniation: A new theory of pathogenesis. Spine 2004；62：161-71.
5. Imagama S, et al. Image classification of idiopathic spinal cord herniation based on symptom severity and surgical outcome: A multicenter study. J Neurosurg Spine 2009；11：310-9.

Mini Lecture

脊椎脊髄手術を安全に行うための脊髄モニタリング

術後神経症状の悪化を認めることの多い脊髄髄内腫瘍に対して筆者らが行っている脊髄モニタリングについて論述する．

経頭蓋高頻度電気刺激によるCMAP導出法の実際

◆ 使用機器

CMAP（compound muscle action potential；複合筋活動電位）導出法における電気刺激装置は，Digitimer社（Welwyn Garden City, イギリス）製Multipulse stimulator D185を使用している．筋電位記録は，日本光電工業社（東京）製Neuropackを用い，softwareはMEB-2200 Ver. 04.02で記録した．刺激電極は，径15mmの銀/塩化銀皿電極を使用していたが，現在はコイル式頭皮電極を使用している．導出電極は，現在は針電極を用いている．外肛門括約筋にはインターメディカル社（名古屋）製プラグ型肛門電極を改良して使用した．アース電極として通常の電気メス用のパッド電極を用いた．

◆ 電極設置方法

頭蓋の刺激位置は，Cz（international 10-20 system）より前方に2cm，側方に3cmずつの大脳皮質運動野上の頭皮とした [1]．この部位に脳波用電極ペーストFlefix（日本光電工業社）を十分に塗り，刺激電極を設置して固定する．現在はコイル式頭皮電極を使用しており，ペーストは使用していない [2]．

導出電極は，上肢機能を詳細にモニタリングする際は三角筋，上腕二頭筋，上腕三頭筋，骨間筋，短母指外転筋などに針電極を設置する [3a]．以前は皿電極も使用していたが，針電極のほうがよりシャープな波形が得られ，また皿電極であるとペーストと皮膚のあいだにできるギャップのため電位が出にくいことがあるため，もっぱら針電極を使用している．下肢は，大腿四頭筋，大腿屈筋，前脛骨筋，腓

[1] 頭皮上の電極設置位置
Czの前方約2cm，側方に約3cmずつ離れた大脳皮質運動野上の頭皮．下肢優位に電位を導出したい場合は電極間の幅を縮少する．

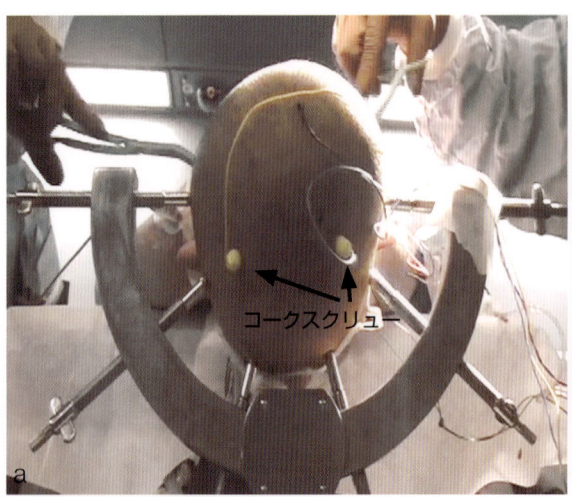

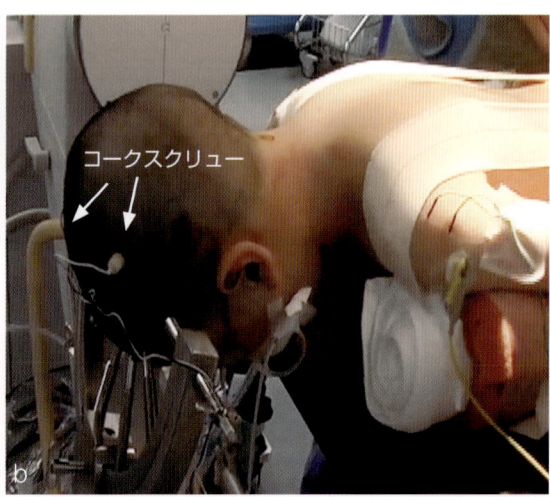

[2] 頭蓋骨への刺激電極設置
a：頭側から，b：側面から．

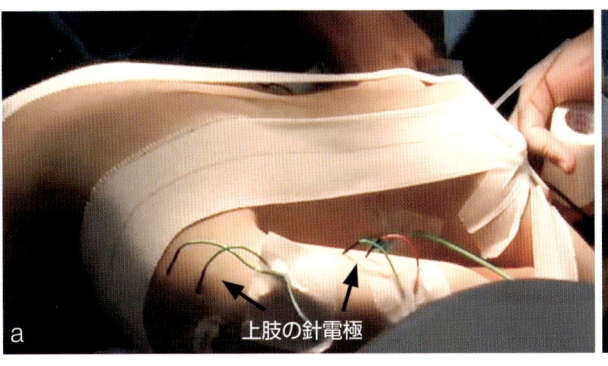

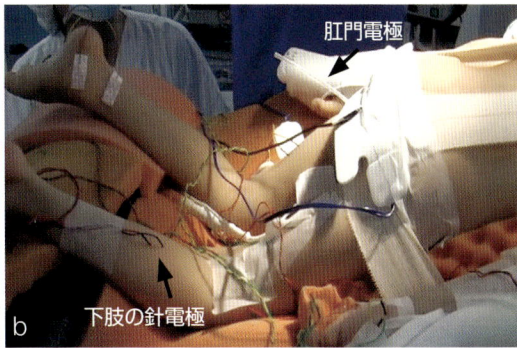

[3] 上肢，下肢への針電極と肛門電極の設置

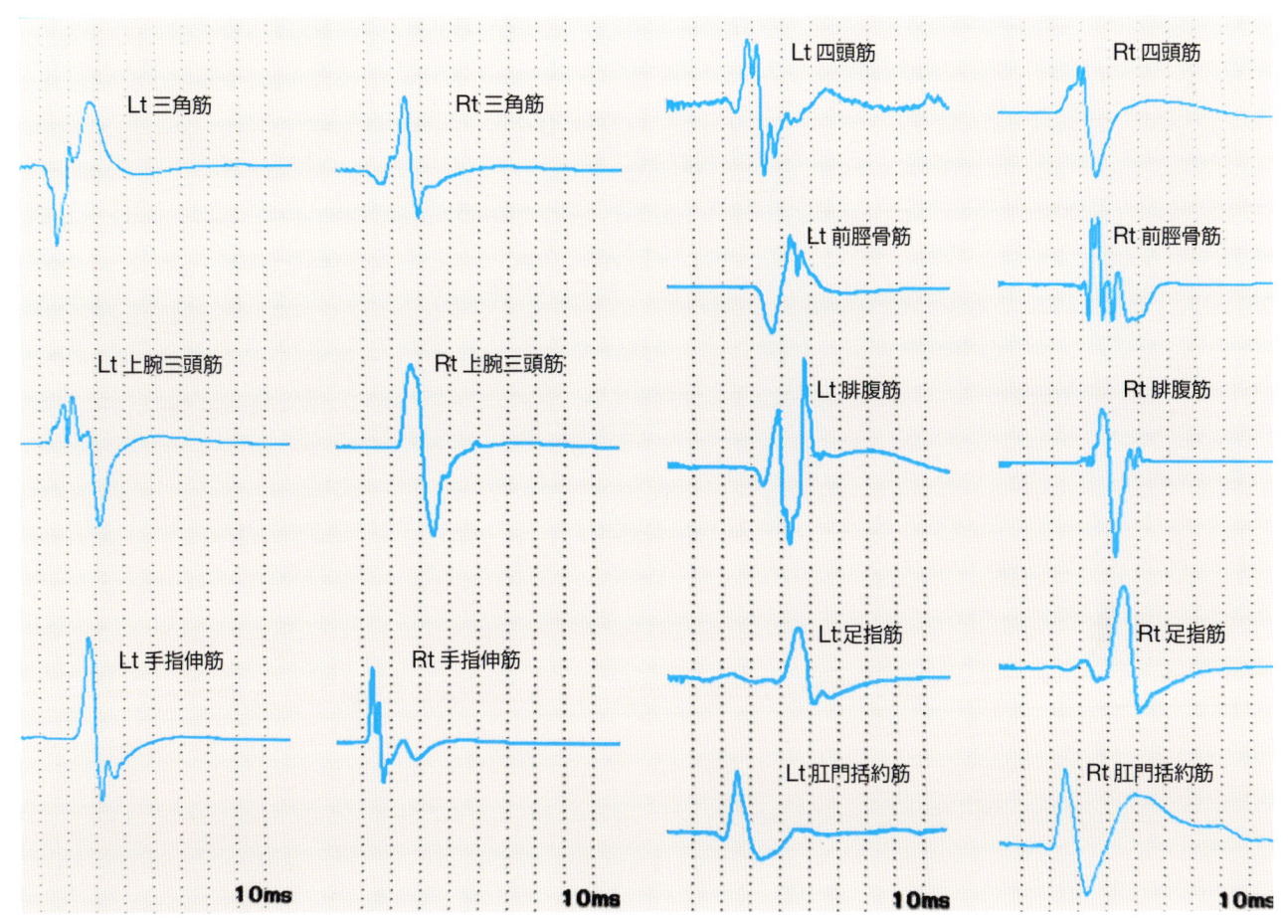

[4] 正常な CMAP 波形

腹筋，短腓骨筋などに設置する [3b]．これに加え，筆者らの考案した肛門電極を外肛門括約筋に設置する．この肛門電極は4極式で外肛門括約筋の左右から電位を導出可能である．

これら多数の電極から手術する脊髄高位や手技により最高16 channelまで選択し記録した [4]．刺激条件はtrain回数4〜5回とし，刺激電圧は600 V前後で行った．記録条件は [5] のように設定した．

◆ 麻酔方法

CMAP導出法は麻酔の影響，とくに筋弛緩薬の

[5] 刺激および導出条件

train 刺激回数	4〜5回
刺激間隔（inter stimulus interval）	2 ms
刺激電圧	450〜630 V
filtering	50〜1,000 Hz
記録時間	100 ms
加算回数	20回

Mini Lecture

[6] 麻酔導入時の条件

①ディプリバン®（プロポフォール）2 mg/kg（1 mL=10 mg）

体重	使用量		体重	使用量	
35	7 mL	70 mg	75	15 mL	150 mg
40	8 mL	80 mg	80	16 mL	160 mg
45	9 mL	90 mg	85	17 mL	170 mg
50	10 mL	100 mg	90	18 mL	180 mg
55	11 mL	110 mg	95	19 mL	190 mg
60	12 mL	120 mg	100	20 mL	200 mg
65	13 mL	130 mg	105	21 mL	210 mg
70	14 mL	140 mg	110	22 mL	220 mg

②フェンタニル 1 A=2 mL

使用量
1 A～2 A

③マスキュラックス®（ベクロニウム）0.15 mg/kg（1 mL=1 mg）

体重	使用量		体重	使用量	
35	5.3 mL	5.25 mg	75	11.3 mL	11.25 mg
40	6.0 mL	6 mg	80	12.0 mL	12 mg
45	6.8 mL	6.75 mg	85	12.8 mL	12.75 mg
50	7.5 mL	7.5 mg	90	13.5 mL	13.5 mg
55	8.3 mL	8.25 mg	95	14.3 mL	14.25 mg
60	9.0 mL	9 mg	100	15.0 mL	15 mg
65	9.8 mL	9.75 mg	105	15.8 mL	15.75 mg
70	10.5 mL	10.5 mg	110	16.5 mL	16.5 mg

[7] 麻酔維持時の条件

①ディプリバン®（プロポフォール）5 mg/kg/h（1 mL=10 mg）

体重	使用量	/h	体重	使用量	/h
35	18 mL	175 mg	75	38 mL	375 mg
40	20 mL	200 mg	80	40 mL	400 mg
45	23 mL	225 mg	85	43 mL	425 mg
50	25 mL	250 mg	90	45 mL	450 mg
55	28 mL	275 mg	95	48 mL	475 mg
60	30 mL	300 mg	100	50 mL	500 mg
65	33 mL	325 mg	105	53 mL	525 mg
70	35 mL	350 mg	110	55 mL	550 mg

②フェンタニル 1 A=2 mL

使用量
2 mL/h

③マスキュラックス®（ベクロニウム）0.035 mg/kg/h（1 mL=1 mg）

体重	使用量	/h	体重	使用量	/h
35	1.2 mL	1.23 mg	75	2.6 mL	2.625 mg
40	1.4 mL	1.4 mg	80	2.8 mL	2.8 mg
45	1.6 mL	1.58 mg	85	3.0 mL	2.975 mg
50	1.8 mL	1.75 mg	90	3.2 mL	3.15 mg
55	1.9 mL	1.93 mg	95	3.3 mL	3.325 mg
60	2.1 mL	2.1 mg	100	3.5 mL	3.5 mg
65	2.3 mL	2.28 mg	105	3.7 mL	3.675 mg
70	2.5 mL	2.45 mg	110	3.9 mL	3.85 mg

影響を受けやすいため麻酔方法が重要である．筆者らは，あらかじめ麻酔科医師にCAMP電位モニタリングを行うことを告げ，プロポフォールとフェンタニルを用いた静脈麻酔のみで麻酔導入・維持を行ってもらっており，吸入麻酔薬は一切使用していない．

筋弛緩薬はベクロニウムを，筋弛緩モニターTOF Guard®（Biometer, デンマーク）を用い，train of fourで2/4の程度の筋弛緩レベルに維持し，シリンジポンプで持続静脈内注入している．通常，この程度の筋弛緩レベルはベクロニウム1.5～2.0 mg/時の量で得られている．

また麻酔開始時と維持に使用するプロポフォール，フェンタニルの量を体重換算表で呈示する [6] [7]．

multi-channel CMAP モニタリングの実際

とくに脊髄麻痺を生じやすい脊髄髄内腫瘍におけるCMAP脊髄モニタリングを紹介する．

◆ 波形分類と手術操作の進行

術中の波形変化をまずGrade 0～Grade IIIに分類した．amplitudeが50％以上低下したものをGrade I，波形の多相性（multiphase）を認めたものをGrade II，波形の散乱化（dispersion）を認めたものをGrade IIIと定義した[1] [8]．

このいずれかの波形変化をきたした症例については，いったん手術操作を中止し，波形の改善を認めれば手術再開，改善を認めなければ中止とし，手術撤退と決めて行ってきた [9]．

◆ 髄内腫瘍の手術成績 [10]

髄内腫瘍の手術成績を比較してみると，Cooperは52例の髄内腫瘍手術成績では改善あるいは変化なしが56％で悪化が44％と報告し，Cristanteらは69例では改善が22％，変化なしが51％で悪化が30％と報告した．筆者らは106例の髄内腫瘍症例で，しかも術中脊髄モニタリング指標下で手術を進めた結果，改善は35％，変化なしが43％で悪化が22％と他の報告よりも良い成績が得られた[2] [11]．

| Grade 0 | Grade I | Grade II | Grade III |

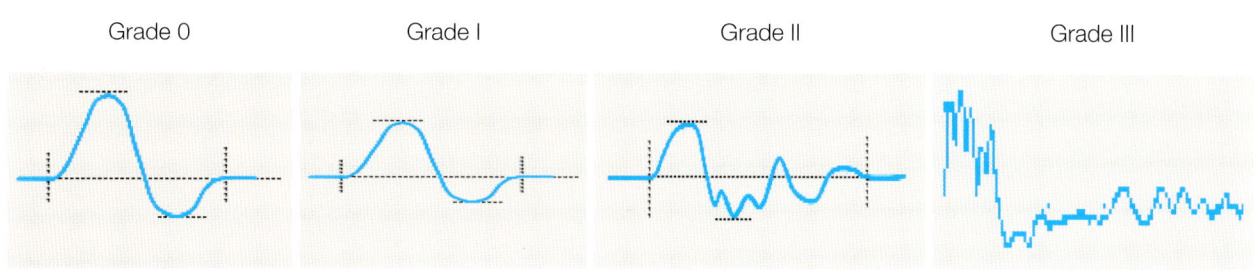

[8] Grade 分類
Grade 0：正常（normal）．
Grade I：latency 10％以上遅延，amplitude 50％以上低下．
Grade II：多相性（multiphase）．
Grade III：散乱化（dispersion）．

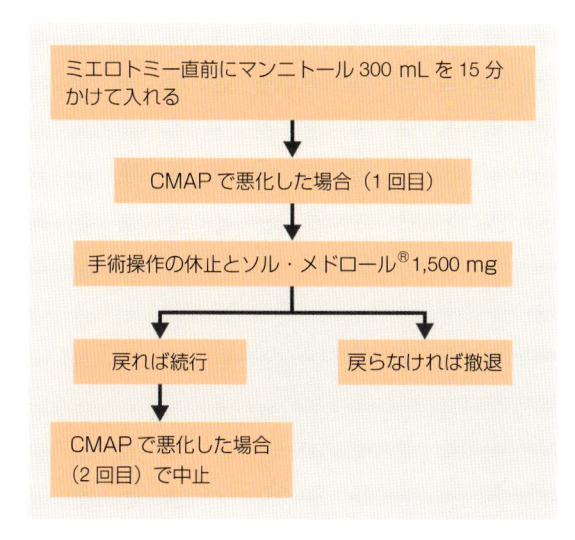

```
ミエロトミー直前にマンニトール 300 mL を 15 分
かけて入れる
        ↓
CMAP で悪化した場合（1 回目）
        ↓
手術操作の休止とソル・メドロール® 1,500 mg
     ↓            ↓
戻れば続行    戻らなければ撤退
     ↓
CMAP で悪化した場合
（2 回目）で中止
```

[9] 術中脊髄モニタリング指標下での脊髄腫瘍摘出術の進め方

[10] 髄内腫瘍の手術成績

- Intermediate and long-term results of IMSCT (52 cases)
  ependymoma; 24 cases, astrocytoma; 18 cases, others; 10 cases
  37cases alive → improved or no change: 56％,
  　　　　　deteriorated: 44％
  　　　　　　　　(Cooper PR. Neurosurgery 1989)
- Clinical results of surgical treatment of IMSCT (69 cases)
  astrocytoma; 28 cases, ependymoma; 34 cases, others; 7 cases
  　　　　improved: 22％, no change: 51％,
  　　　　deteriorated: 30％
  　　　　　　　(Cristante L, et al. Neurosurgery 1994)
- Neurological results of surgical treatment for IMSCT (106 cases)
  〈Walking ability〉
  　　　　improved: 35％, no change: 43％,
  　　　　deteriorated: 22％
  　　　　　　　(Matsuyama Y, et al. J Neurosurg 2009)

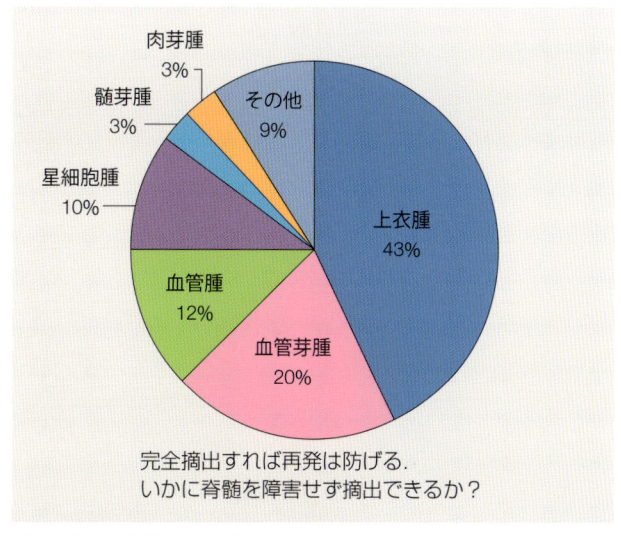

肉芽腫 3％
髄芽腫 3％
その他 9％
星細胞腫 10％
血管腫 12％
血管芽腫 20％
上衣腫 43％

完全摘出すれば再発は防げる．
いかに脊髄を障害せず摘出できるか？

[11] 髄内腫瘍 106 例の手術結果
(Matsuyama Y, et al. J Neurosurg 2009；10：404-13[2] より)

Mini Lecture

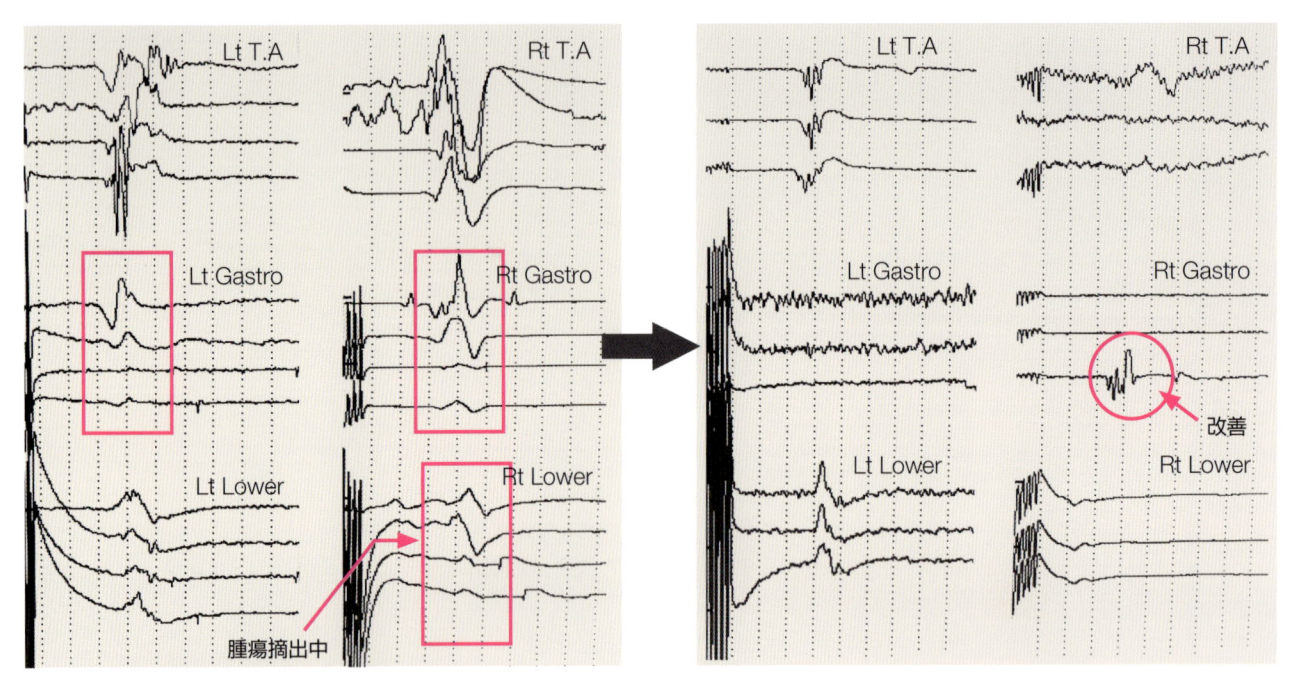

[12] 頚髄髄内腫瘍：上衣腫（44歳，女性）
腫瘍摘出に伴った術中脊髄モニタリング．

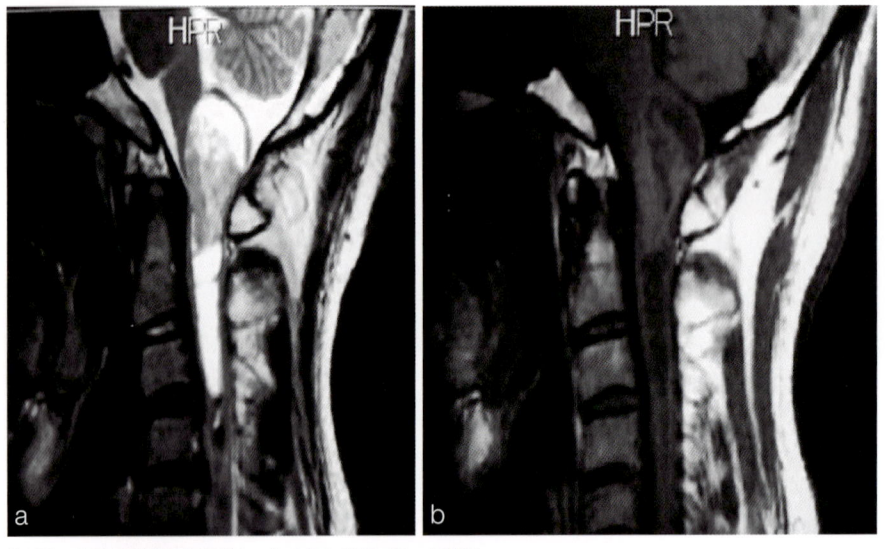

[13] 上位頚髄髄内腫瘍：上衣腫（32歳，男性）
a：MRI T2強調像．
b：MRI T1強調 Gd（＋）．

●症例提示

症例は44歳，女性で頚髄髄内腫瘍，上衣腫であった [12]．

腫瘍摘出を進め，腫瘍の90％は摘出でき，最後の10％程度残存した腫瘍腹側と脊髄実質間の剥離を進めると電位が低下した．波形はGrade Iから多相性波のGrade II，そして波形散乱化のGrade IIIへ悪化した．手術操作を中止し，ソル・メドロール®1gを静脈注射し，温水で洗浄した．5分ほどで波形は改善してきた．

手術は続行し，腫瘍は全摘出可能であった．

手術後，神経症状は悪化したが（筋力が4から2へ低下），術後1か月で歩行可能となった．

◆ 髄内腫瘍手術時における最新の術中脊髄モニタリング

●症例提示

症例は32歳，男性，上位頚髄髄内腫瘍で，腫瘍上下端の脊髄髄内に空洞がみられる．造影MRIでは，淡く造影されるのみであった [13]．上衣腫の典型例である．

●手術操作と脊髄モニタリング

①後脊髄動脈を同定，剥離し，脊髄後正中溝を見つ

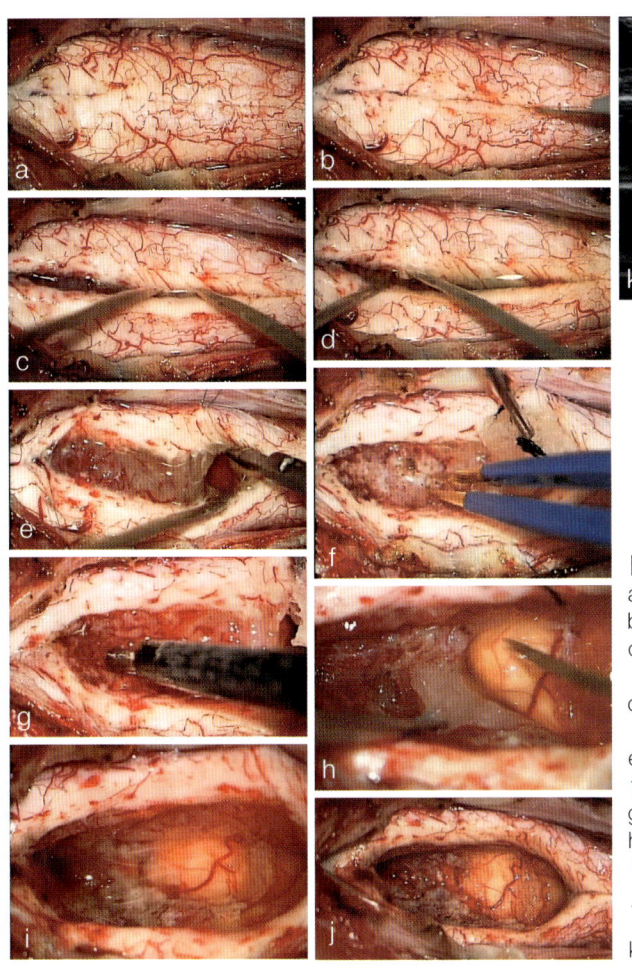

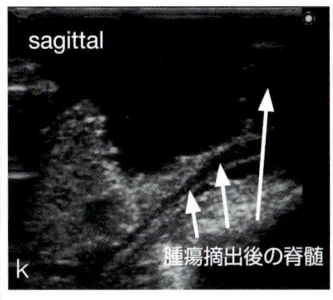

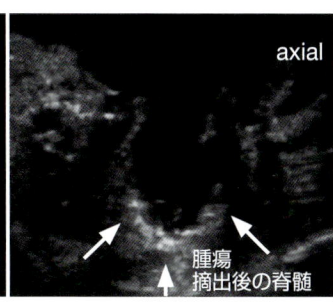

[14] 脊髄腫瘍摘出の手術操作と脊髄モニタリング
a：脊髄背側：脊髄切開前.
b：後正中裂脊髄切開.
c：後正中裂脊髄切開で腫瘍背側が露出．後正中裂に入り込む血管が確認される.
d：後正中裂脊髄切開口から脊髄内空洞に溜まっていた濃縮された液が流出している.
e：脊髄内空洞が明らかとなる.
f：腫瘍背面の血管を凝固.
g：脊髄腫瘍内減圧.
h：腫瘍を脊髄腹側から剥離.
i：腫瘍摘出後.
j：腫瘍摘出後の脊髄開口部．腫瘍と脊髄境界面はグリオーシスを起こしている.
k：術中エコー.

ける．この操作が最も大切で，脊髄が回旋していることもあり，注意が必要である [14a].
② 脊髄後正中溝を露出した後は鋭利な尖刃で脊髄軟膜切開を行う．頭尾側は腫瘍存在部位の上下1cm余分に切開を加える．余分に後正中切開をすることによって，腫瘍をより安全に摘出可能である [14b].
③ 正確に後正中溝に侵入できると，写真のように後正中裂へ入り込む血管が同定できる．腫瘍背側が露出している [14c].
④ 脊髄髄内の剥離は，できる限り左右ではなく頭尾側へ剥離子を動かして進める．脊髄内空洞から淡黄色の液が漏出しているのがわかる [14d].
⑤ 脊髄内空洞が確認されると腫瘍と脊髄間を容易に確認でき，腫瘍摘出を容易に進めることが可能である [14e].
⑥ 腫瘍が巨大な場合は，腫瘍と脊髄のあいだを剥離するときに脊髄側へ負担がかかることが多いため，腫瘍実質減量を行ってから剥離をすると容易である．脊髄モニタリングでの波形低下はこの段階で起こることはまずない．腫瘍表面をマリスバイポーラーで焼灼する [14f].
⑦ 腫瘍実質減量には超音波ソノペットが有効である [14g].
⑧ 腫瘍実質を縮小化すると腫瘍実質を持ち上げることができ，写真のように脊髄との剥離が安全に可能となる．ただし，腫瘍栄養血管が脊髄腹側の前脊髄動脈からきていることが多く，また癒着も強いことがある．脊髄と腫瘍腹側の剥離がブラインドタッチとなるので，この時点で無理をすると波形悪化を起こすことがある．この時点が最も危険なポイントである [14h].
⑨ 腫瘍をほぼ全摘出した後の脊髄である [14i]．脊髄腹側の血管が見える．腫瘍と脊髄の境界面ではグリオーシスがあり，このグリオーシスを腫瘍とみて摘出すると術後麻痺が生じる.
⑩ 腫瘍摘出後の脊髄弱拡大である [14j].
⑪ 腫瘍摘出後の術中エコーである [14k]．術中エコーで腫瘍残存を確認することができる.

最新の術中脊髄モニタリング

1つの画面で，CMAP，SEP，D-wave，free running wave，術中操作画像が同時に映し出され，どの手術操作中にマルチモダリティーの脊髄モニタ

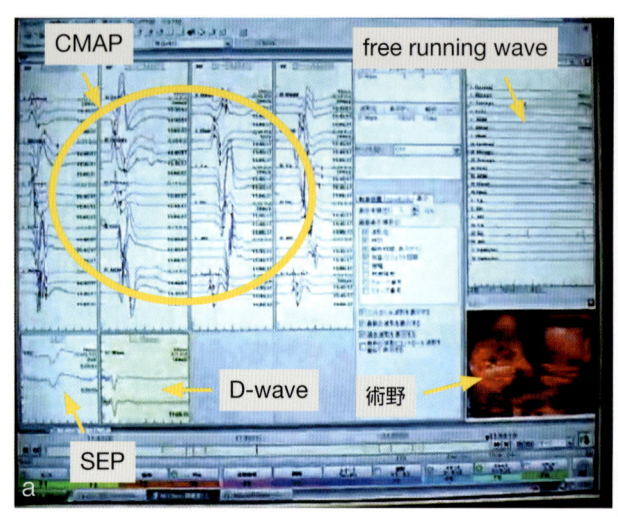

[15] 術中脊髄モニタリング
a：術中脊髄モニタリングの1画面モニター.
b：CMAP.
c：SEP.
d：D-wave.
e：free running wave.

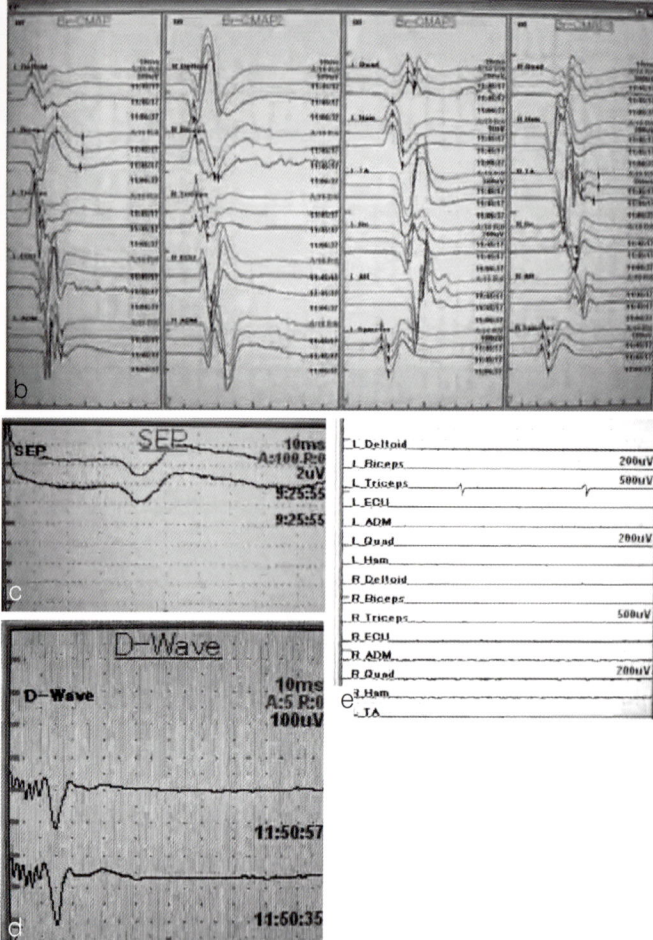

リングでどのような波形変化があったか瞬時に判断可能である．まず free running wave で異常波形が出るかどうかをチェックする．異常波形が出れば，CMAP，D-wave，そして SEP を導出する．波形が多相化，あるいは散乱化するようであれば手術操作を停止する．このようにリアルタイムに対応が可能である [15a]．

① CMAP で16筋の筋電図を導出可能である [15b]．
② SEP で感覚路のモニタリングをする [15c]．
③ D-wave で下降路索路をモニタリングしている [15d]．
④ free running wave で常時脊髄に障害がないか確認できる [15e]．

術中モニタリングの有用性と今後

脊椎脊髄外科手術，とくに脊髄が易損性な状態である胸椎後縦靱帯骨化症や脊髄のミエロトミーが必要な脊髄髄内腫瘍の手術にあたっては，より sensitive で安全域が高く脊髄に不可逆性変化の生じない段階で障害を認知するモニタリングが必要となる．Sala ら[3] は301例の脊髄髄内腫瘍症例を対象とし，術後麻痺の予測は CMAP と D-wave で可能で，この脊髄モニターに沿って髄内手術を進めた症例は，SEP のみのモニターで行った症例よりも術後麻痺の程度は有意に軽かったと報告している．

筆者らも，CMAP 法は敏感すぎる欠点をもつが，現段階においては運動路のモニタリングとしては欠かせない方法と考えている[4-7]．術直後から患者の四肢が動いてくれるモニタリング法をわれわれは目指している．波形の危険域に関しては自験例では波形の消失ではなく Grade III の波形の dispersion が危険信号だと認識し，波形が消失した場合には必ず手術操作の手を休め，脊髄牽引力をゆるめたり，腫瘍と脊髄実質間の剝離操作を中止して脊髄電位の回復を待って手術を進めるべきである．脊髄障害時は latency の遅延や dispersion などを計測している間もなく波形は消失していくことも多い．術中の波形の診断は nervous となっている術者に clear に状況が提言できるように all or non で判断できるほうがよいであろう．

（松山幸弘）

■文献

1. 伊藤全哉ほか．Compound muscle action potential（CMAP）の新しい判定基準．脊髄機能診断学 2007；29：122-6.
2. Matsuyama Y, et al. Surgical results of intramedullary spinal cord tumor with spinal cord monitoring to guide extent of resection. J Neurosurg 2009；10：404-13.
3. Sala F, et al. Motor evoked potential monitoring improves outcome after surgery for intramedullary spinal cord tumors：A historical control study. Neurosurgery 2006；58：1129-43.
4. 松山幸弘ほか．胸椎後縦靱帯骨化症の手術的治療：術中モニタリングについて．別冊整形外科 No. 45 脊柱靱帯骨化症：病態解明と治療の最前線．東京：南江堂；2004．p. 110-9.
5. 松山幸弘ほか．CMAPモニタリングの実際と有用性　特に脊髄髄内腫瘍と胸椎OPLLに対して．脊椎脊髄ジャーナル 2006；19：41-8.
6. Matsuyama Y, et al. Surgical treatment of thoracic ossification of the posterior longitudinal ligament：Intraoperative spinal cord monitoring. In：OPLL：ossification of the posterior longitudinal ligament. 2nd ed. Springer；2006.
7. 森基久子ほか．複合筋活動電位（CMAP）の導出率と筋力の関係について．脊髄機能診断学 2005；27：107-11.

脊髄後根進入帯破壊術（DREZ手術）

手術の概要

- 脊髄の後根は末梢では大小の線維が混在し，とくに明瞭な線維の局在はみられないが，後根進入帯の付近では触覚などを伝えるA/B線維は内（背）側に，疼痛などを伝えるC線維は外（腹）側に移動して明確な感覚線維の位置関係が形成される．脊髄後根進入帯（dorsal root entry zone：DREZ）の外（腹）側を選択的に切截すると，温痛覚を伝える細いC線維とやや内側の筋伸張に関与する線維だけが切断され，触覚などを伝えるA/B線維などは保存される．したがって，痛みと筋伸張に関与する線維のみが切断され，痛みと痙縮が解除される[1] [1]．
- 切截部は正中に対して約26〜36°の角度で，平均して深さは2〜3mmである．切截によって後根の外側にある侵害性の線維群とLissauer索の内側部を選択的に破壊する．後角の上部も後角の内部で凝固が行われた場合には破壊され，この手術では少なくとも部分的に後根進入帯の抑制性構造を保存することができる．すなわち，後索にあるlemniscal線維，後角への反回性側枝，Lissauer索の外側にある膠様質の固有脊髄連結性線維を温存することができる．
- 本術式の考案者であるSindouら[2]はこの膠様質の部分温存が重要と力説している．一方では，脊髄後角の徹底した破壊が必要ではないかとの考え方もあり，定説はない．
- Nasholdら[3]の方法は，凝固針を使用して，2mmの深さで，70℃で30秒程度，熱凝固する．Sindouら[2]の方法は，マイクロハサミまたはメスで，後根進入帯を切開して，バイポーラーで凝固する [2]．Nasholdらの方法は誰が施行しても普遍性があるので，筆者らはNasholdらの方法を採用している[4]．

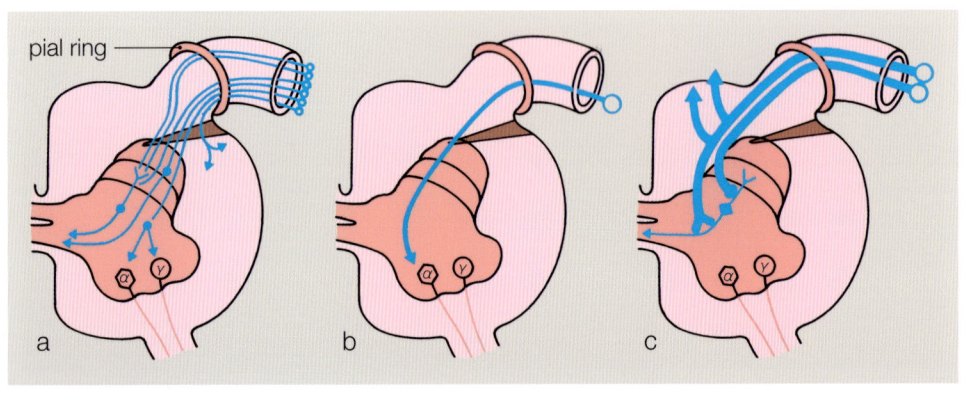

[1] 後根糸の走行
a：small nociceptive fibers, b：myotatic fibers, c：lemniscal fibers.
後根糸はpial ringで末梢と中枢に分かれる．pial ringより中枢では細い線維（small nociceptive fibers）は脊髄後根進入帯近傍で次第に外（腹）側に移行する．myotatic fibersはその内（背）側を走行する．lemniscal fibersはさらに内（背）側から進入して，回旋性の抑制線維を後角に送る．
（高橋　宏．先端医療シリーズ15．脊椎・脊髄外科．脊椎・脊髄外科の最前線．先端医療技術研究所；2002．p. 222-8[5]より）

[2] 脊髄後根進入帯破壊術の模式図
a：Sindou らによるバイポーラー凝固術，b：Nashold らによる熱凝固術．
（高橋　宏．先端医療シリーズ 15．脊椎・脊髄外科．脊椎・脊髄外科の最前線．先端医療技術研究所；2002．p. 222-8[5]）より）

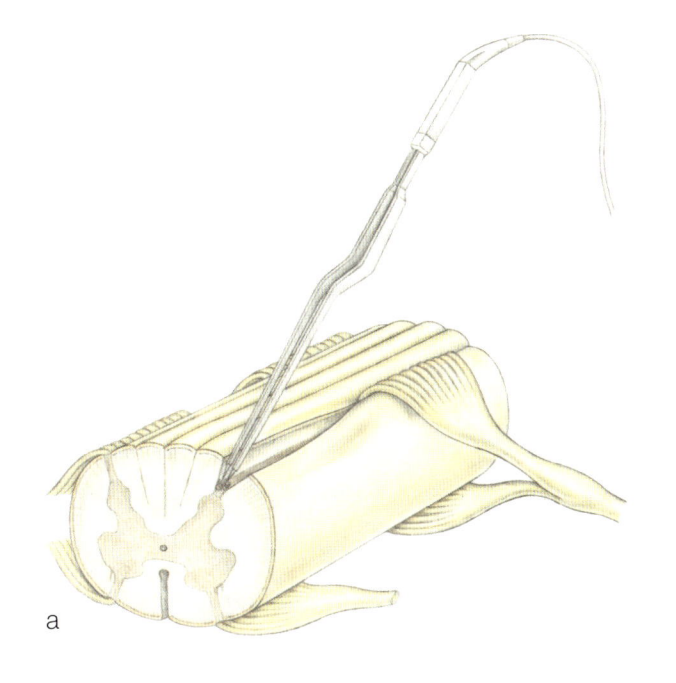

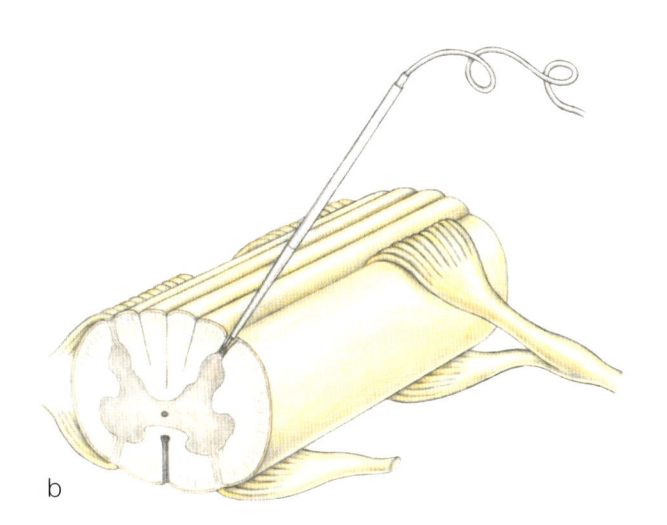

- DREZ 手術の切截角度については，Young らの計測によると，後角の正中矢状断面と背外側溝との角度が C6 では 30°，T4 では 26°，T12 では 37°，L3 では 36°である[5]．また DREZ による病巣は Lissauer 索と後角の形・広がり・深さによっても変化する．
- 術前の患者の疼痛部位が相当する脊髄髄節と，脊髄 MRI，ミエログラフィー，CT ミエログラフィーなどの画像検査から，引き抜き損傷がある場合には，引き抜きの脊髄髄節レベルを同定する．疼痛のある髄節レベルと引き抜き神経根レベルとが完全には一致しないことがある．引き抜き損傷が疼痛部位よりも広範囲である場合，疼痛部位よりも広く DREZ 手術をするという報告もあり，筆者らは疼痛部位に一致した髄節よりも上下 1 髄節程度までの範囲を凝固している[4]．
- 後根進入帯の外（腹）側に位置する錐体路に影響を出さないようにする．術中，大脳一次運動野を磁気または電気で刺激して下肢で誘発筋電図を経時的に測定することで錐体路の損傷を避けることができると考えている．

▶ **適応**

- DREZ 手術は，引き抜き損傷後疼痛，幻肢痛，ヘルペス後疼痛などの髄節に限局した難治性神経障害性疼痛と，痙縮に対して行われる．
- 痙縮の治療としてバクロフェン髄注が導入されてからは，痙縮の治療例は減少していると推測される．
- 実際に手術してみると，本術式が著効するのは引き抜き損傷後疼痛で，後根進入帯に瘢痕組織が観察できる例である．この瘢痕組織を熱凝固または切截後凝固することで，除痛効果が得られる[2,4,5]．
- 疼痛の性状としては持続痛より電撃痛に有効性が高い[2,4]．

▶ 手術のポイント

①体位：腹臥位に固定する．筋弛緩薬は導入の際にのみ用いる．
②凝固する髄節レベルを決定し，術中，髄節の同定，モニタリングが可能になるように椎弓切除のレベル，範囲を決定する．
③頚椎を片側椎弓切除して，硬膜を展開する．
④くも膜を開くと，扁平化した脊髄が現れる．
⑤凝固針を後根進入帯の瘢痕組織に刺入して，70℃で30秒ほど凝固していく．
⑥閉創する．

手術手技の実際

- 頚椎レベルでの手術手技を以下に述べる．

❶ 手術体位と皮切，モニタリング

- 腹臥位に固定する．
- 筋弛緩薬は導入の際に用いるのみで，その後は生理学的モニタリングのために用いないようにする．
- 皮切は，正中縦切開で棘突起の片側進入とし，棘突起を切離してトリムラインを用いて術野を展開する．

❷ 凝固する髄節レベル，椎弓切除のレベルを決定する

- 凝固する髄節レベルを決定し，術中，髄節の同定，モニタリングが可能になるように椎弓切除のレベル，範囲を決定する．

❸ 頚椎を片側椎弓切除し，硬膜を展開する

- 片側椎弓切除術で十分な視野が得られるが，脊髄が変形していて脊柱管内で偏在しているなどの理由で，両側椎弓切除術が必要となる場合もある．

❹…くも膜を展開し，凝固部位を決定する

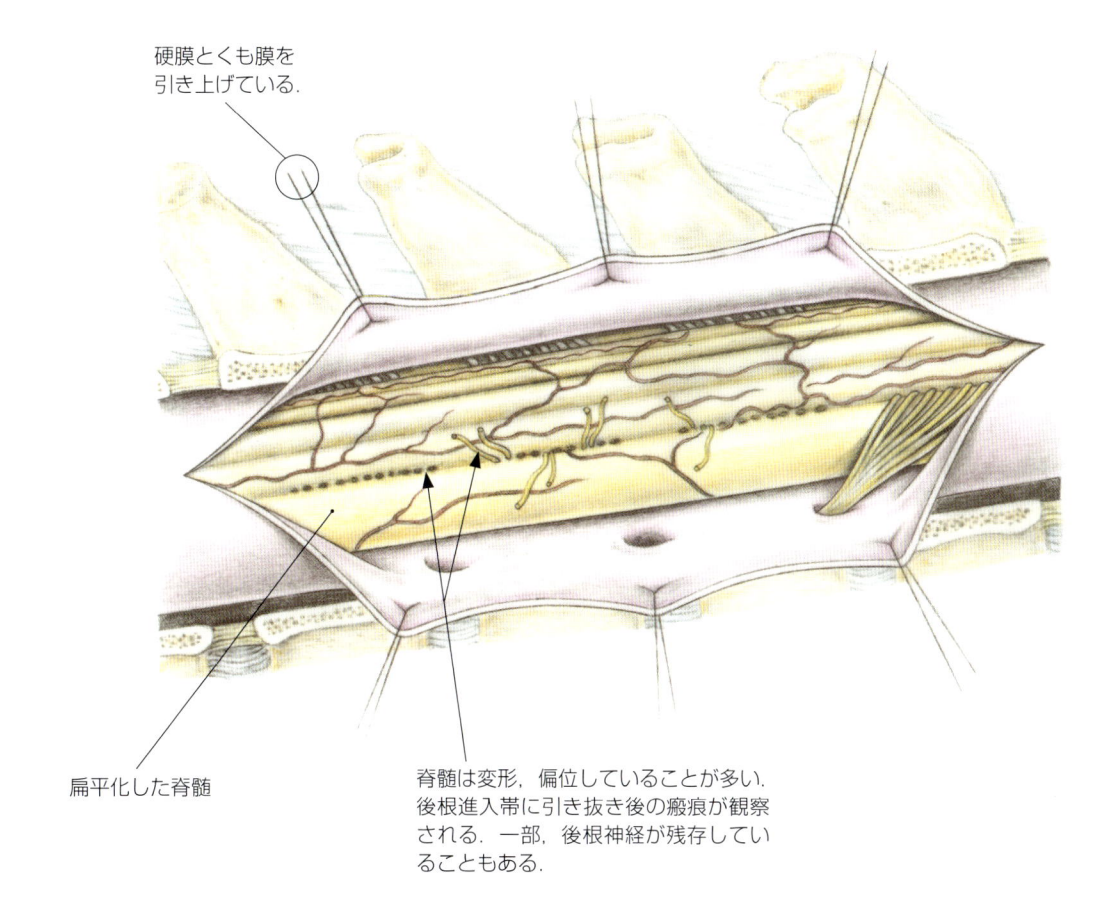

硬膜とくも膜を引き上げている．

扁平化した脊髄

脊髄は変形，偏位していることが多い．後根進入帯に引き抜き後の瘢痕が観察される．一部，後根神経が残存していることもある．

> **▶ポイント**
> **頸椎レベルでの脊髄高位の決定に有用な電位**
> ● 後根シナプス前電位と後角シナプス後電位の記録は脊髄の高位を決定するのに有用である．この電位は，正中神経刺激ではC6-C7において最大振幅となり，尺骨神経刺激ではC8で最大となる．

- くも膜を展開すると，扁平化した脊髄が現れる．
- 高倍率で脊髄を観察すると，脊髄は変形，偏位していることが多い．後根進入帯に変色した瘢痕組織が存在し，髭のような遺残した後根が観察される．
- 最も症例が多い引き抜き損傷後疼痛では，神経根が一部残存する場合，瘢痕のみ残存する場合，後根進入帯がまったくわからない場合もある．後根進入帯がわからないときには，上下，反対側の正常な後根進入帯を参考にしながら，凝固部位を決定する．

❺…瘢痕組織を熱凝固する

瘢痕組織を凝固針で熱凝固していく．画像所見を参考にして，後角に向かって2mm程度，刺入し，70℃で30秒間ずつ凝固していく．

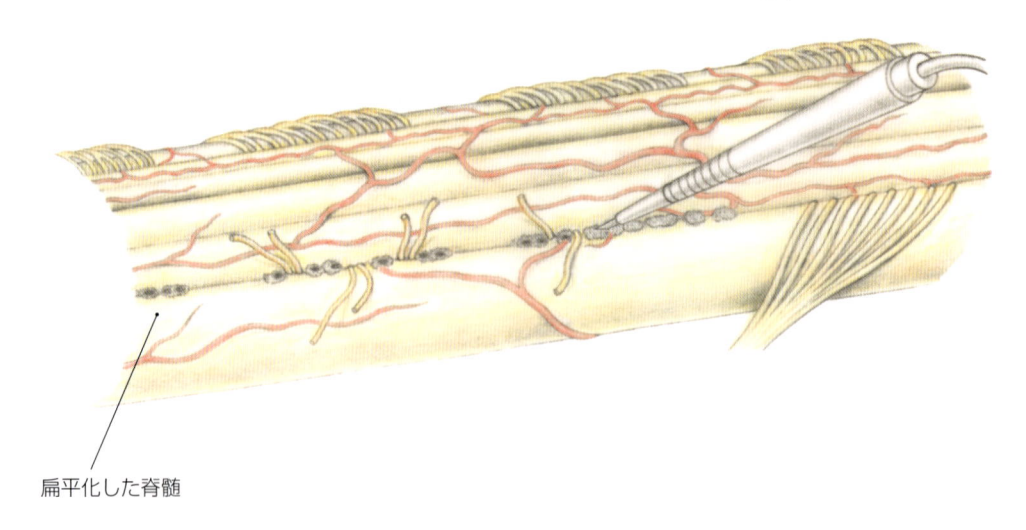

扁平化した脊髄

▶ポイント

錐体路破壊を避ける方法
- 後根進入帯の外（腹）側に位置する錐体路に影響を出さないようにする．術中，大脳一次運動野を磁気または電気で刺激して下肢で誘発筋電図を経時的に測定することで，錐体路破壊を避けることができると考えている．

- 凝固針を後根進入帯の瘢痕組織に刺入して，70℃で30秒間ずつ凝固していく（Nasholdら[3]の方法）．
- 脊髄表面の血管を凝固しないように注意して，後根進入帯を熱凝固していく．
- 引き抜き損傷が疼痛部位よりも広範囲である場合，筆者らは疼痛部位に一致した髄節よりも上下1髄節程度までの範囲を凝固している．

❻…閉創する

- 硬膜とくも膜は一緒に縫合する．筋層は層ごとに丁寧に縫合する．

腰椎レベルでの手術手技

- 腰仙部での DREZ 手術例は少ないが，やはり引き抜き損傷後疼痛が最も良い適応である．
- 腰髄では後角が大きいので，やや広めに凝固巣を作製する必要がある．

▶ ポイント

腰椎レベルでの脊髄高位の決定に有用なモニタリング
- 後根シナプス前電位と後角シナプス後電位の記録は脊髄の高位を決定するのに有用である [3]．脛骨神経刺激では L5-S2 で最大となり，陰茎背側神経刺激では S2-S4 で最大となる．また形態学的に神経根出口の椎間孔の確認あるいは，神経根の電気刺激による反応を見て決定する．

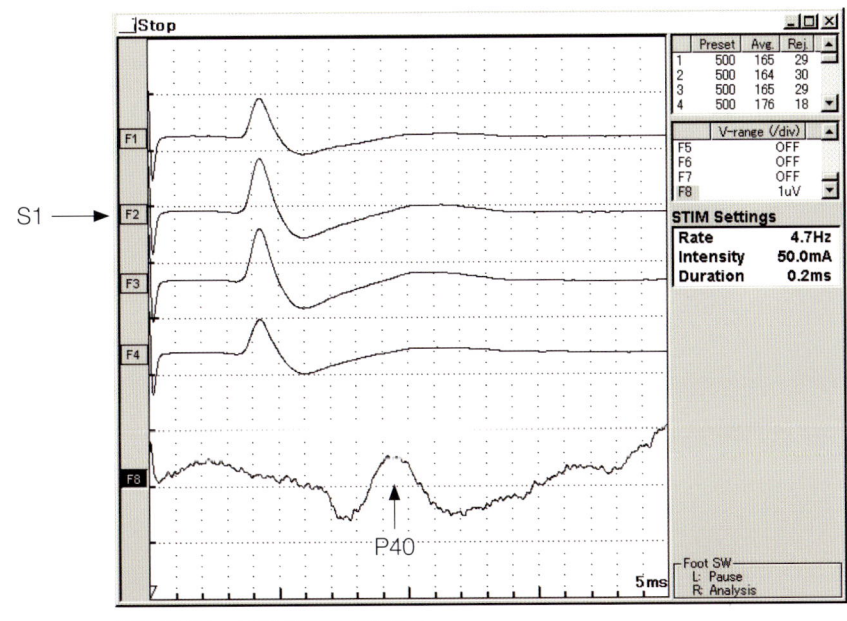

[3] 後角シナプス後電位の測定
脊髄背面（楔状束）に脊髄刺激用 4 極電極を当て，後脛骨筋を電気刺激して誘発電位を測定すると，S1 に相当する部位が最も電位が高く測定される．電極の位置をずらしながら測定を繰り返し，S1 を決定する．図では上から 2 番目の F2 で最も振幅が高い．最下段は頭皮から導出された P40 である．

- T11-L1（あるいは L2）の両側あるいは片側の椎弓切除術を行う．
- 脊髄円錐部では豊富な血管支配のために困難で危険な場合がある．背外側溝に沿って後外側脊髄動脈が走行している．

▶ **後療法**

- DREZ 手術が著効すれば，鎮痛薬の大幅な減量，場合によっては中止も可能となる．時に周期性激痛は改善しても持続痛が継続し，後療法が必要となる場合もある．

▶まとめ

- DREZ手術は侵襲性のある治療法であるが，引き抜き損傷で周期性激痛で苦しんでいる場合などは著効が期待できる．
- 術前の画像検討，術中モニタリングが適切な術式を行うのに不可欠である．

（齋藤洋一）

■文献

1. Sindou MP, Mertens P. Neurosurgery for spasticity. Stereotact Funct Neurosurg 2000；74：217-21.
2. Sindou MP, et al. Microsurgical lesioning in the dorsal root entry zone for pain due to brachial plexus avulsion: A prospective series of 55 patients. J Neurosurg 2005；102：1018-28.
3. Nashold BS Jr, Ostdahl RH. Dorsal root entry zone lesions for pain relief. J Neurosurg 1979；51：59-69.
4. Aly MM, et al. Differential efficacy of electrical motor cortex stimulation and lesioning of the dorsal root entry zone for continuous versus paroxysmal pain after brachial plexus avulsion. Neurosurgery 2011；68：1252-7.
5. 高橋　宏．脊髄・脊椎疾患に起因する疼痛の治療　DREZotomy．菊池晴彦，平林洌監修．先端医療シリーズ15．脊椎・脊髄外科．脊椎・脊髄外科の最前線．東京：先端医療技術研究所；2002．p. 222-8.

Mini Lecture

脊髄損傷に対する機能的電気刺激（FES）の実際

　医用工学技術の進歩により，従来は困難だったさまざまな生体機能の補完や再建が可能になっている．脊髄損傷による四肢麻痺や対麻痺では，末梢性運動ニューロンとその支配筋に正常な電気的興奮性が残存していることが多い．機能的電気刺激（functional electrical stimulation：FES）は，脊髄損傷により損なわれた上下肢運動機能に対し，電気刺激を用いておのおのの麻痺筋を収縮させ，合目的動作を再建する先端医療である．FESにより，四肢麻痺上肢における飲食・書字・整容，対麻痺下肢における起立・歩行などが再建可能になっている[1]．

　本項では，脊髄損傷に対する新しい装具型表面電極FES装置による治療について紹介する．

FESの原理

　脊髄損傷による四肢麻痺や対麻痺では，大脳皮質運動野からの随意的運動命令が損傷高位より下位の二次運動ニューロンに伝達されず，随意的筋収縮ができない状態であることが多い．この場合，下位運動ニューロンとその支配運動単位は電気的興奮性を保っており，これらに直接電気刺激を与えることによって，麻痺筋を収縮させることが可能である．FESでは，プログラムされた動作刺激を複数の刺激電極を介して麻痺肢に与えることで，目的とする動作の再建が可能になる [1]．

　ただし，損傷高位での前角細胞損傷が生じているときには，混在する末梢神経麻痺のため目的とするFES動作再建が困難な場合があり，適応を慎重に見極める必要がある[2]．

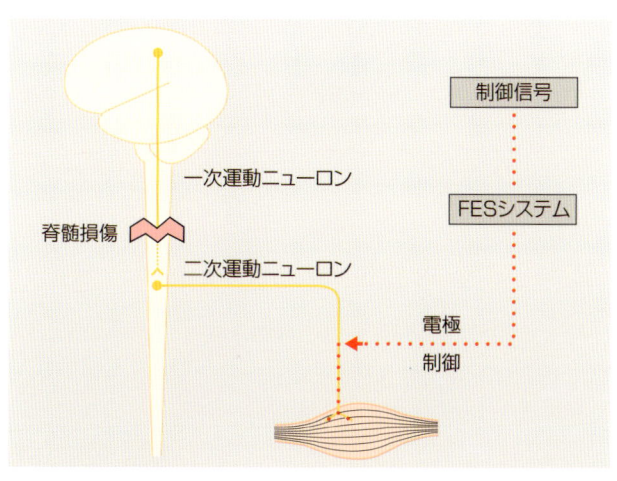

NESSシステム

　NESSシステムは，新しい装具型表面電極FES装置であり，上肢用のH200ハンド・リハビリテーション・システム（NESS H200®）と下肢用のL300フットドロップシステム（NESS L300™）がある．これらは，Bioness（Valencia, CA）がアメリカ食品医薬品局（FDA）の承認を受けて北米を中心に普及が進みつつある装置で，2010年12月に厚生労働省から薬事承認を取得して国内での使用も可能とな

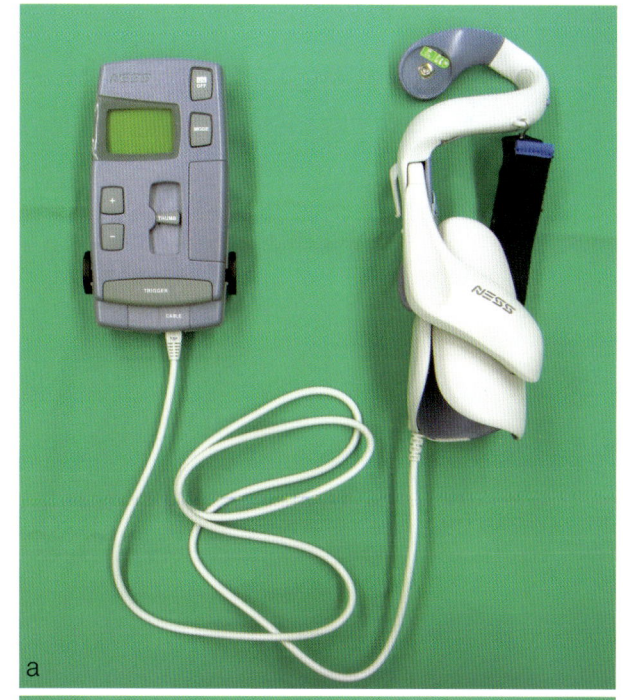

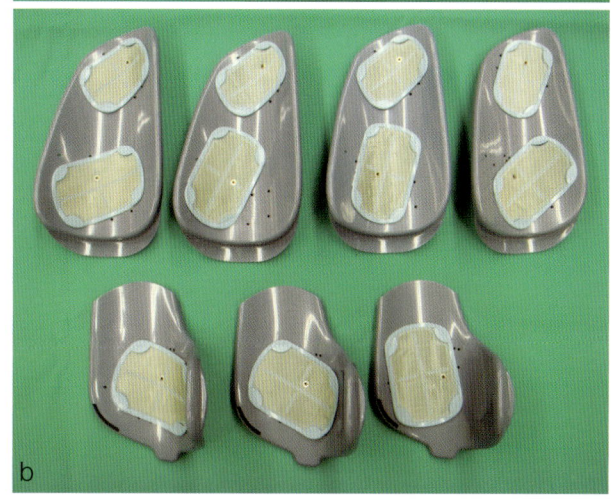

[1] FESの原理

[2] NESS H200®
a：外観．
b：装具型コンポーネント内の表面電極配置．

Mini Lecture

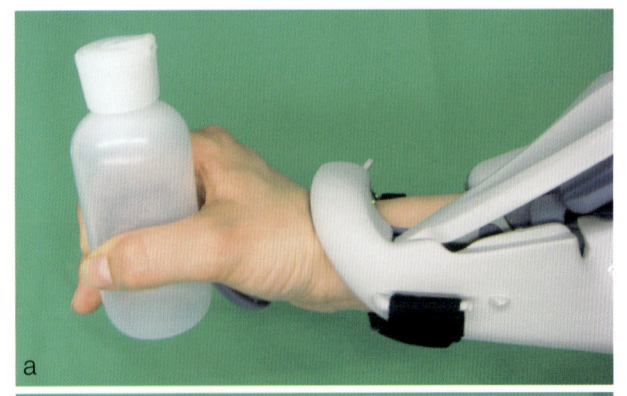

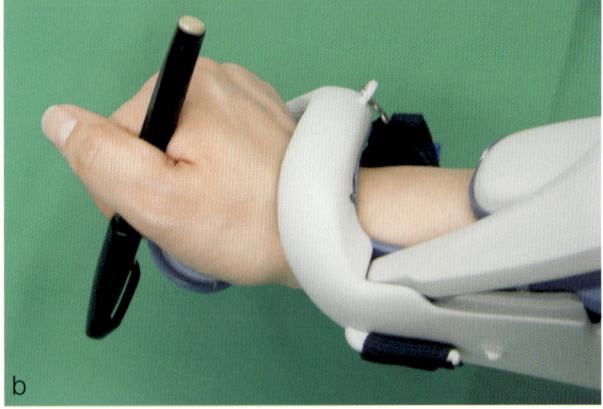

[3] NESS H200® による把持機能再建
a：円筒握り（palmar grasp）.
b：鍵握り（key grip）.

H200 ハンド・リハビリテーション・システム（NESS H200®）

●概要

　上肢用の装具型表面電極 FES 装置であり，5つの表面電極から成る装具型のコンポーネントと電気刺激プログラムを内蔵したコントロールユニットの2つのコンポーネントから構成される [2].

　5つの表面電極は，指伸筋，短・長母指伸筋，母指球筋，浅指屈筋，長母指屈筋の各筋群を刺激し，手指屈曲伸展パターンや円筒握り（palmar grasp）および鍵握り（key grip）とよばれる手指の把持機能再建が可能である [3]．前腕～手指にフィットしやすい装具型コンポーネントの中に表面電極が組み込まれており，いったん適した刺激部位が得られたら，その後は，その装具を装着すれば簡便に，かつ十分な刺激が得られる特徴がある.

　コントロールユニットは，刺激周波数18～36 Hz，刺激強度0～150 mA で麻痺の状態に合わせて刺激条件の設定が可能である．治療的電気刺激（therapeutic electrical stimulation：TES）モードとして，パーソナルモード，伸展屈曲訓練モード，屈曲訓練モード，伸展訓練モード，伸展モードの5パ

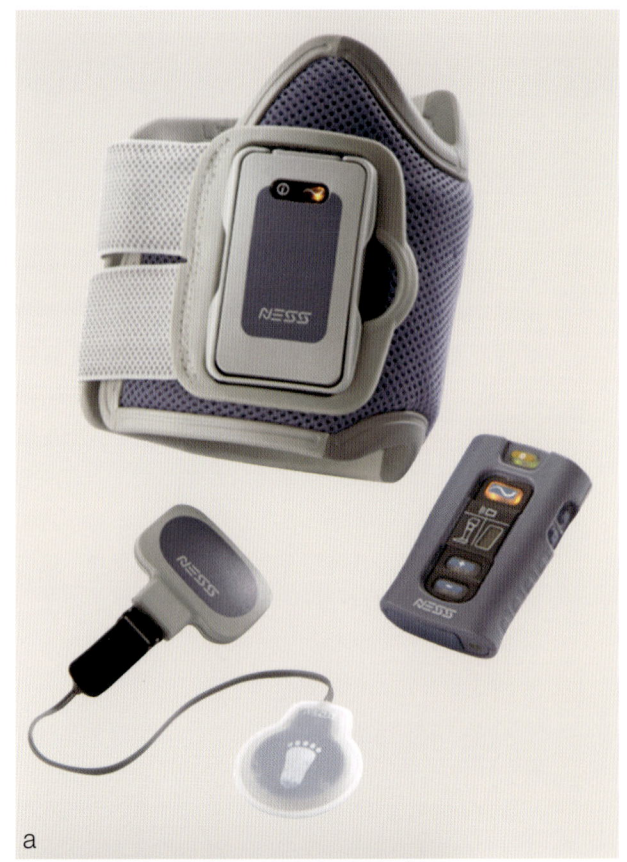

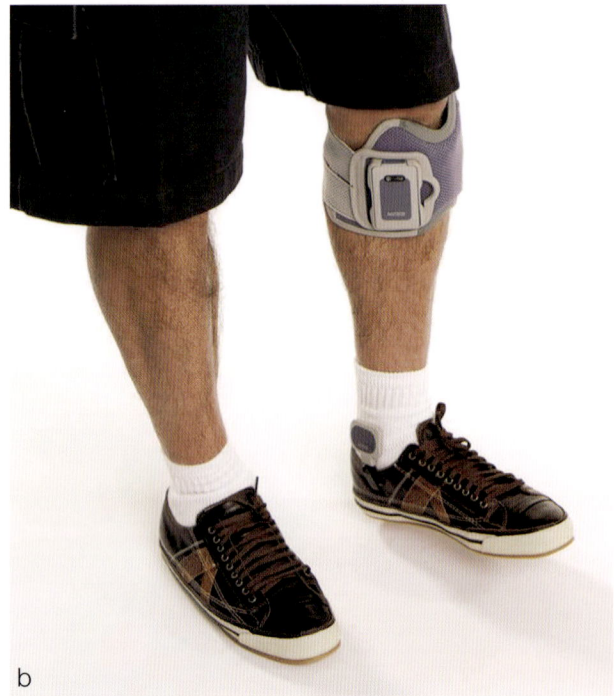

[4] NESS L300™
a：外観.
b：下肢装着の様子.

ターン，FES モードとして円筒握りモードと鍵握りモードの2パターンがプログラムされており，四肢麻痺者でも操作しやすく設計されている.

●適応

　頚髄損傷四肢麻痺上肢の手指に適応となり，四肢

麻痺例では機能残存レベルC5またはC6が再建の良い対象となる．見込める効果として，手指の能動的可動域の維持・回復，四肢麻痺を伴う手の機能向上，筋肉の痙性麻痺の減少，筋肉の再教育，拘縮予防，非活動性萎縮の予防・遅延，局部の血行促進などがあげられる．

◆ L300フットドロップシステム（NESS L300™）

●概要

下肢用の装具型表面電極FES装置であり，下腿近位部に装着して刺激を行うRF stimユニット付き機能刺激（FS）カフ，刺激モードの設定などを行うコントロールユニット，足部に装着するIntelli-Sense Gait Senor™から構成される [4]．歩行時には，遊脚期を足部センサーが検知し，ワイヤレス通信によりFES刺激を行って機能的足背屈を行う．

FSカフの内面に2つの表面電極を設置し，主に総腓骨神経刺激により足背屈筋群を収縮させる．人間工学的なデザインに基づくロケーターにより，適切な刺激部位を設定すれば，常に使用者が片手で正確な位置に装着できるようになっている．RF stimユニットは，刺激周波数20～45 Hz，刺激強度0～80 mAで適切な刺激が行えるよう設定が可能である．

コントロールユニットは，システムの電源ON/OFF，操作モード選択，刺激強度の微調整などが可能であり，TESモードとして足背屈トレーニング，FESモードとして歩行モードがプログラムされていて使用者が使いやすくなっている．

Intelli-Sense Gait Senor™は，靴内面の踵付近に設置して歩行モード時に使用し，遊脚期を検知して他のコンポーネントに情報を無線通信する．さまざまな床面や起伏のある場所でも遊脚期を自動的に検知可能な高度なアルゴリズムが使用されており，安定した歩行再建が可能である．

●適応

脊髄損傷不全対麻痺における下垂足などの下肢障害に適応となる．TESとしては高度な麻痺例も対象となるが，FESとしては短下肢装具などで起立歩行・自立できるのが最も良い適応で，L300™により装具なしでの歩行も可能となる．

見込める効果としては，急性期にはTES効果として随意性促進，痙縮改善，筋萎縮進行抑制・改善，筋力改善，関節可動域改善など，回復期から安定期にはFESとして歩行速度の改善，歩行時の負担軽減，安定性・対称性の改善などの歩行能力向上効果が期待できる．

（島田洋一，松永俊樹，佐々木香奈）

■文献

1. Shimada Y, et al. Clinical experience of functional electrical stimulation in complete paraplegia. Spinal Cord 1996 ; 34 : 615-9.
2. 松永俊樹．機能的電気刺激（1）．臨床脳波 2007 ; 49 : 584-8.

腫瘍脊椎骨全摘術

手術の概要

- 胸椎高位で脊椎腫瘍が脊柱管内に進展し，脊髄腹側を圧迫している場合に，脊髄に対して安全で，かつ腫瘍被膜を保ちながらの椎体の一塊摘出方法[1,2]を考案した．その術式について述べる．

適応

- 腫瘍脊椎骨全摘出術は，脊索腫などの脊椎原発性悪性腫瘍，および脊椎巨細胞腫などのアグレッシブな良性腫瘍が適応となる．
- 脊椎転移癌では，原発巣がコントロールされていて，重要臓器に転移がなく，単発性の転移で長期の予後が見込まれるものが適応となる．
- 転移癌では腫瘍の種類，ステージ分類，放射線感受性，化学療法やホルモン治療の感受性などを総合的に判断する．放射線感受性の高いものは放射線治療の適応となりうる．

手術のポイント

①体位：ホールフレームなどを用い，腹圧がかからない状態の腹臥位で手術を行う．
②皮切と展開：後方正中進入で，腫瘍椎骨の最低上下2椎弓を展開する．左右は横突起の先端から約5 cmまで肋骨の背側面を両側剥離する．
③一塊とした椎弓切除（en bloc laminectomy）を行う．
④壁側胸膜を椎体の側方から前方に向かって剥離してゆく．横走する肋間神経が邪魔になるようなら切離したほうが椎体剥離操作が容易となる．分節動脈を同定し，椎体から剥離し，結紮する．
⑤後方インストゥルメンテーションで脊柱の支持性を確保する．
⑥腫瘍椎体と周囲組織を隔絶し，腫瘍の頭尾方向に十分なマージンを確保して，前柱をT-sawで切断する．硬膜から腫瘍被膜の癒着を剥離して，腫瘍椎体を摘出する．
⑦人工椎体（欠損部分より約5 mm小さなサイズ）を前柱欠損部分に挿入し，脊柱を若干短縮して人工椎体を安定化させ，脊柱再建を完成させる．

手術手技の実際

❶ 手術計画

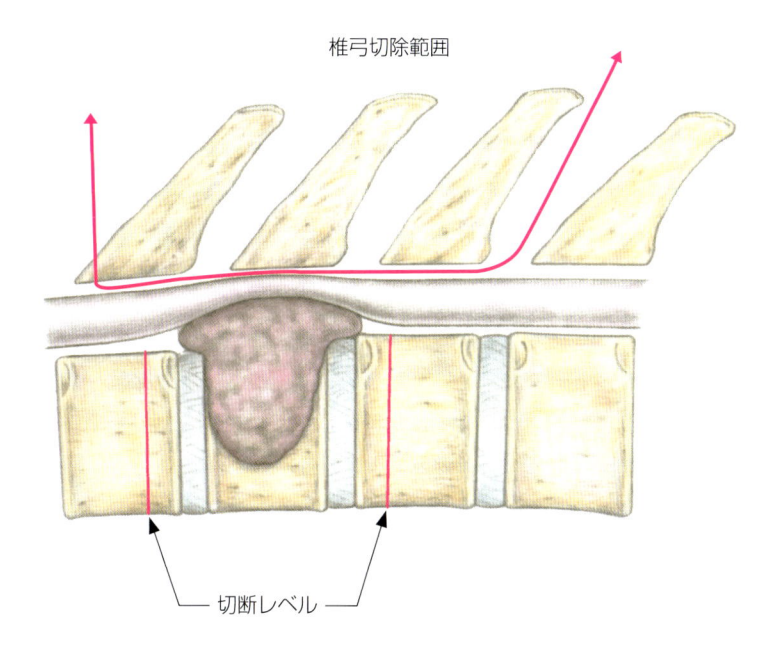

椎弓切除範囲

切断レベル

- 術前MRIを詳細に観察し，必要な椎弓切除範囲，正確な前柱切断レベルを決定する．

❷ 血管塞栓術

- 基本的に手術前日に腫瘍椎骨，頭側・尾側の合計3椎骨高位の両側分節動脈の塞栓術を行っておくと出血量は著明に減少する．

❸ 手術体位

- ホールフレームなどを用い，腹圧がかからない状態の腹臥位で手術を行う．

❹…皮切と展開

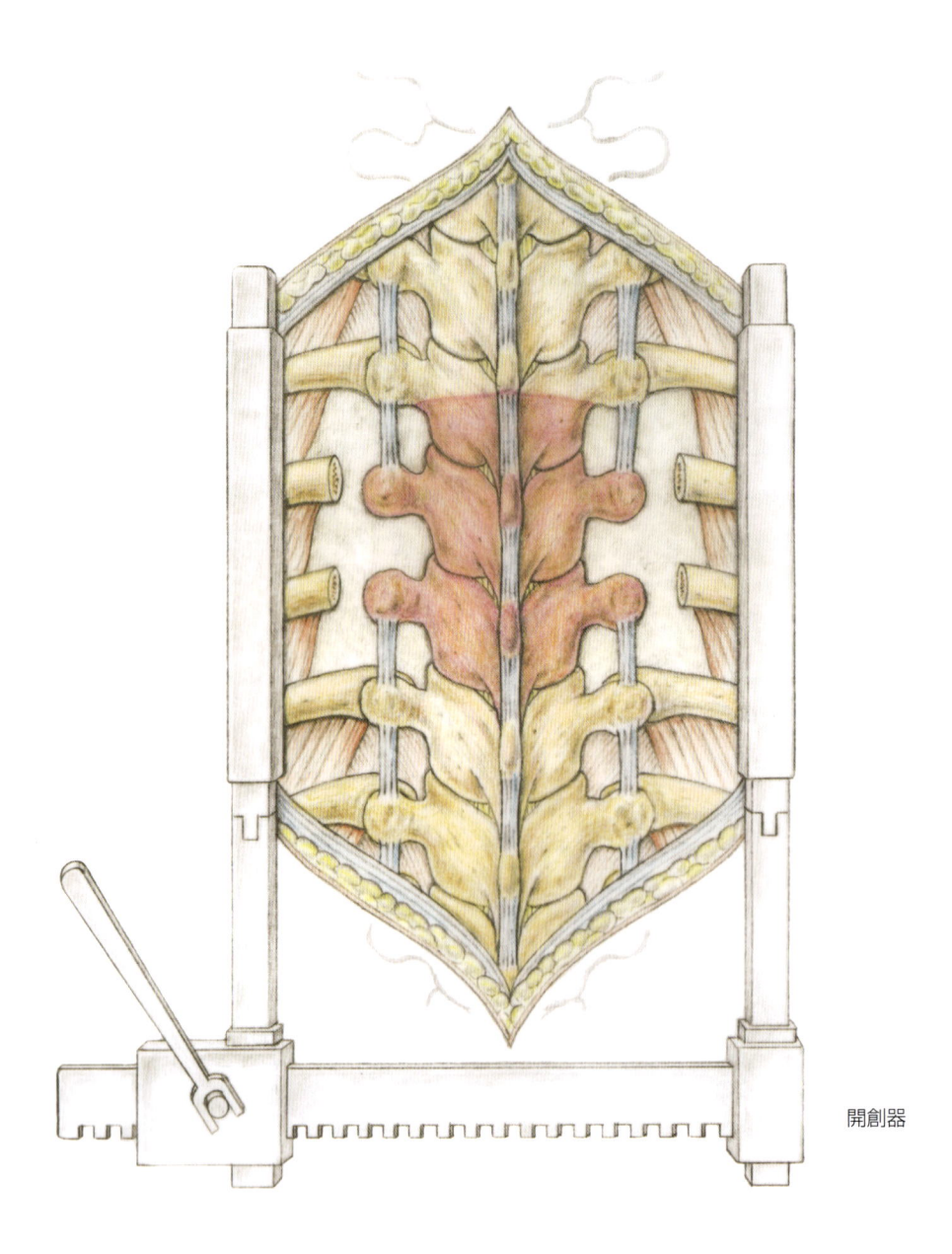

開創器

- 後方正中進入で，腫瘍椎骨の最低上下2椎弓を展開する．
- 左右は横突起の先端から約5cmまで肋骨の背側面を両側剥離する．切除予定椎骨高位の肋骨近位端を約3cm切除する．
- 大きな開創器（金沢大学式開創器）で術野を確保する．

❺ 一塊とした椎弓切除（en bloc laminectomy）を行う

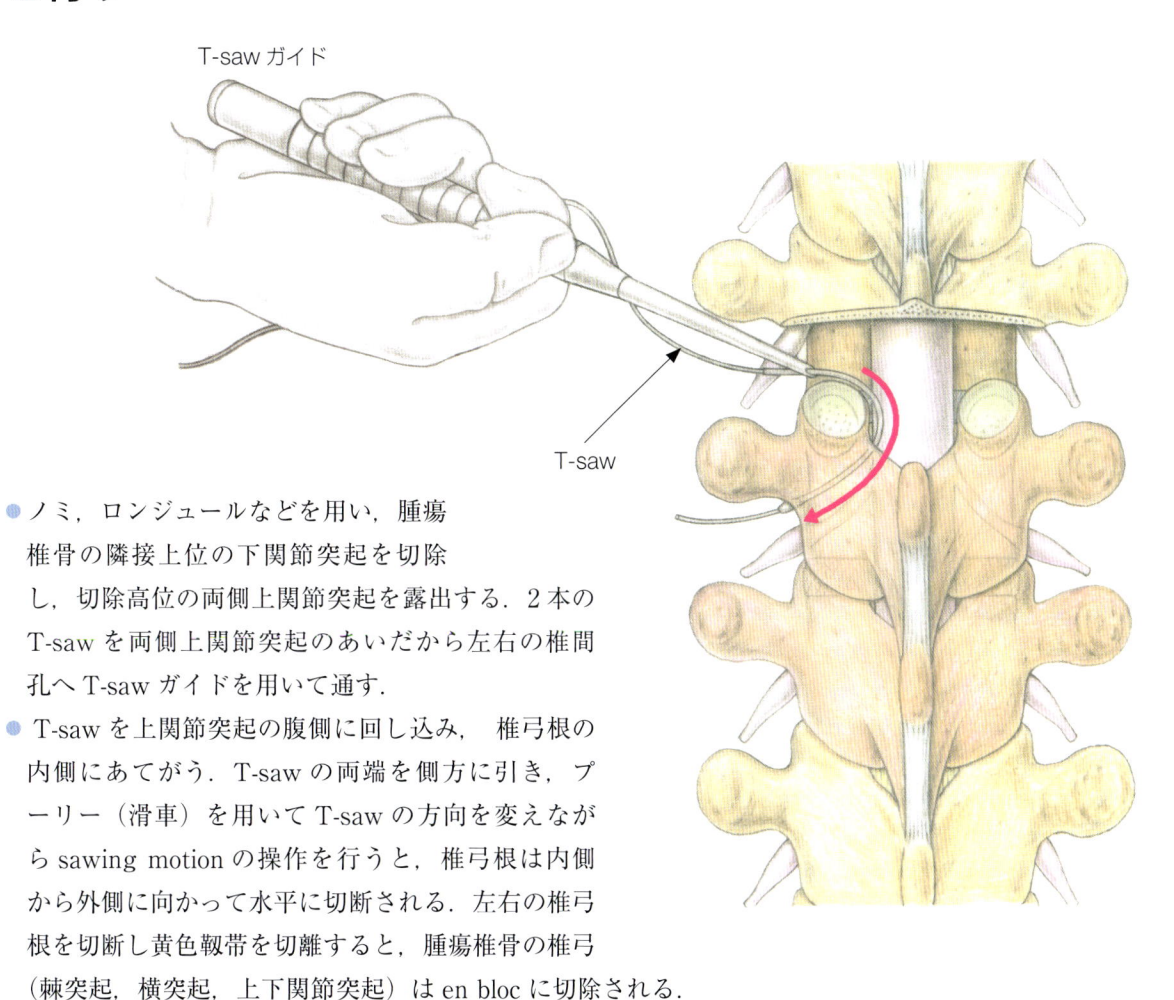

- ノミ，ロンジュールなどを用い，腫瘍椎骨の隣接上位の下関節突起を切除し，切除高位の両側上関節突起を露出する．2本のT-sawを両側上関節突起のあいだから左右の椎間孔へT-sawガイドを用いて通す．
- T-sawを上関節突起の腹側に回し込み，椎弓根の内側にあてがう．T-sawの両端を側方に引き，プーリー（滑車）を用いてT-sawの方向を変えながらsawing motionの操作を行うと，椎弓根は内側から外側に向かって水平に切断される．左右の椎弓根を切断し黄色靱帯を切離すると，腫瘍椎骨の椎弓（棘突起，横突起，上下関節突起）はen blocに切除される．
- 複数の椎弓切除が必要な場合は，この操作を繰り返す．

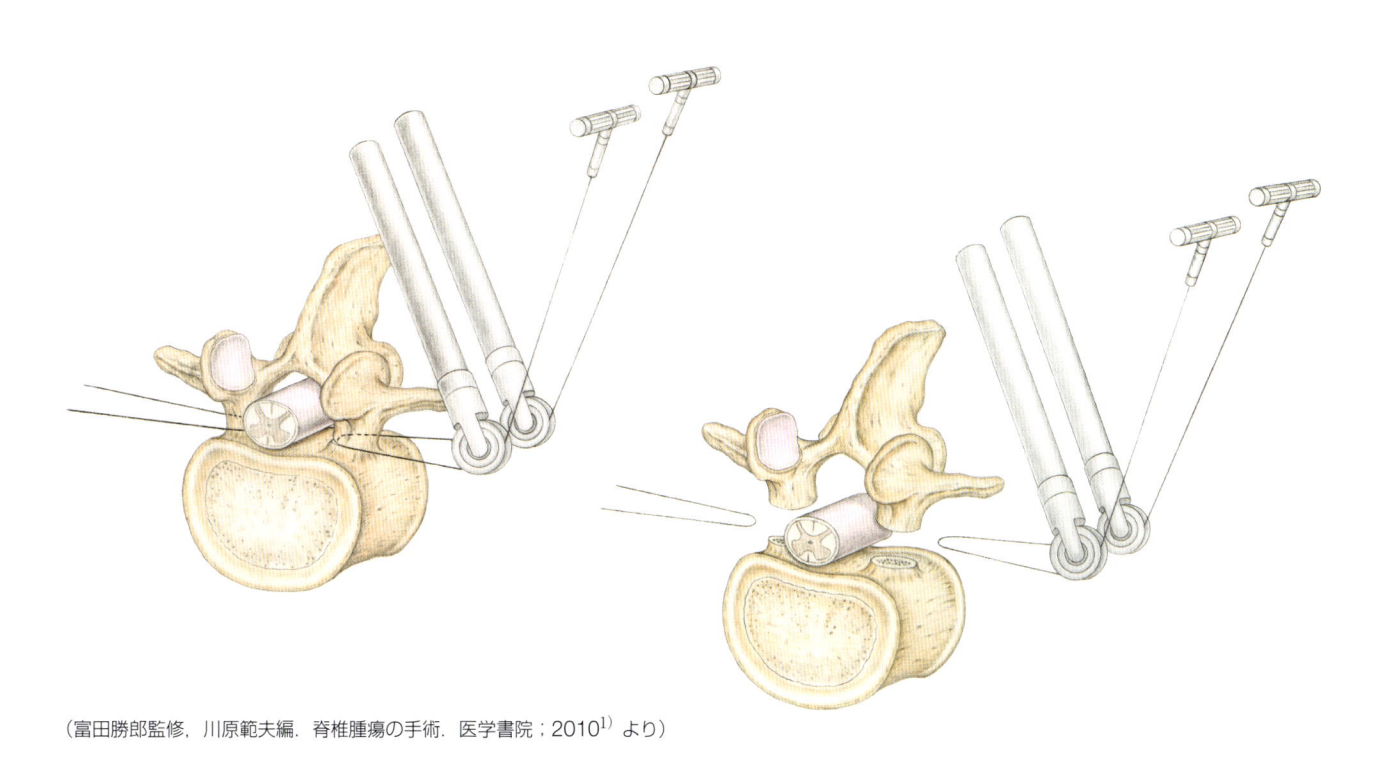

（富田勝郎監修，川原範夫編．脊椎腫瘍の手術．医学書院；2010[1] より）

❻…椎体周囲を剥離する

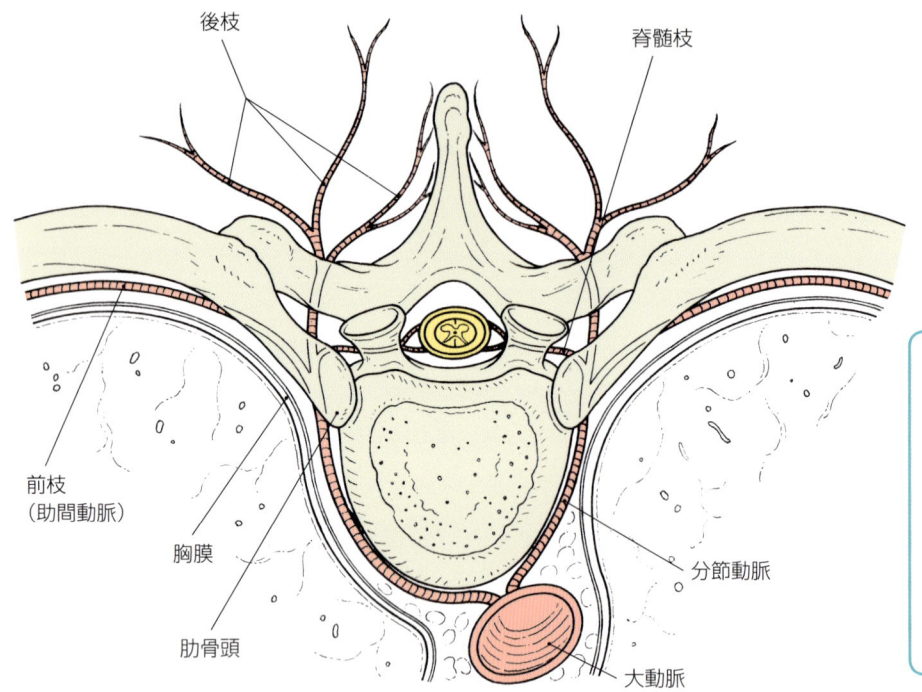

図中ラベル：後枝／脊髄枝／前枝（肋間動脈）／胸膜／肋骨頭／分節動脈／大動脈／ツッペル／スパチュラ

> ▶**ポイント**
>
> **椎体側面の剥離のコツ**
> ● 肋骨頭が腫瘍によって侵されていなければ肋椎関節をはずし，肋骨頭を壁側胸膜を傷つけないようにしながら切除すると，椎体側面を剥離しやすい．腫瘍椎体と胸膜のあいだは一般に癒着していないので，ここを剥離する．

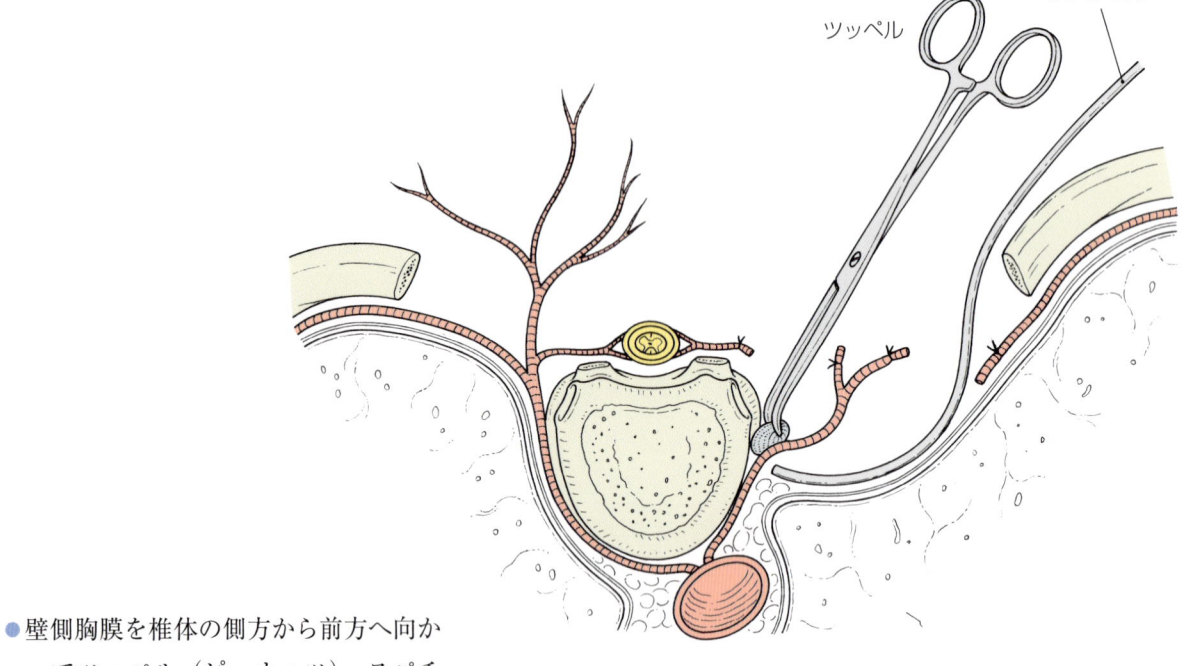

- 壁側胸膜を椎体の側方から前方へ向かってツッペル（ピーナッツ），スパチュラ，ガーゼタンポナーデなどを用いて丁寧に剥離を進める．
- 椎体内に腫瘍がとどまっていれば椎体と壁側胸膜のあいだには脂肪層が存在し，比較的容易に剥離できる．椎体外に腫瘍が発育している場合は脂肪層がないことが多いので，とくに丁寧に剥離する．
- 分節動脈は，肋間動脈もしくは神経根に流入している脊髄枝を椎体側面にたどっていけば容易に見つけだせる．切離した椎弓根面の尾側，椎体側面の中央に存在する．確実に分節動脈を同定し，椎体から剥離し，腹側へ落とし込む必要がある．
- 分節動脈の剥離が完了すると，大血管は分節動脈とともに腹側に落ち，椎体から完全に剥離できる．

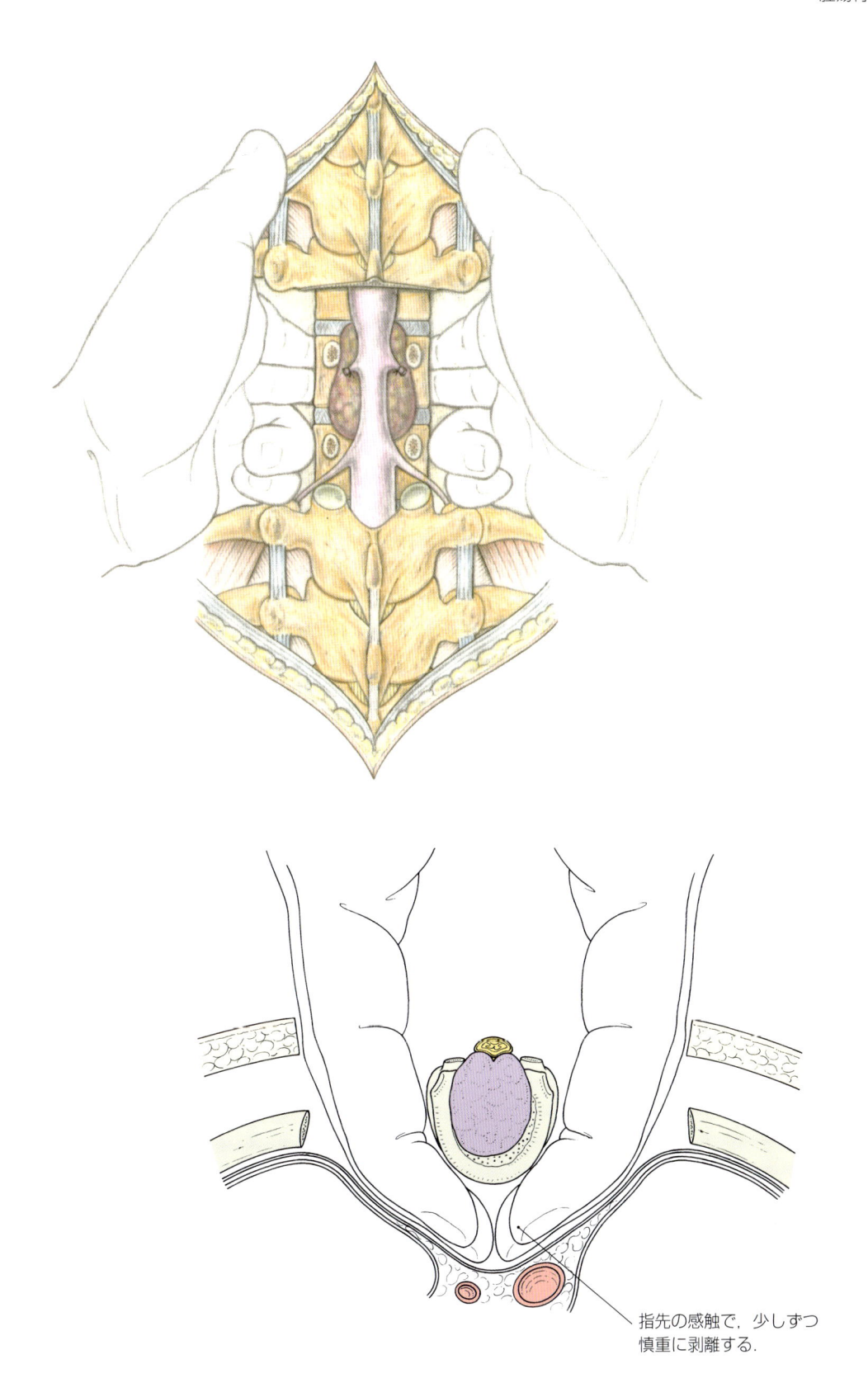

指先の感触で, 少しずつ
慎重に剥離する.

- 胸椎高位では, ほぼ横走する肋間神経が邪魔になるようなら切離したほうが椎体剥離操作が容易となる.
- 椎体前面の剥離はほぼブラインド操作となるので, 椎体スパチュラを用いることと, 指先の感触に頼ることになる. 左右の指, スパチュラを用いて椎体周囲を2～3 mmずつ慎重に剥離する.

❼…後方インストゥルメンテーション

頭側もしくは尾側の一方は monoaxial screw を用いる.

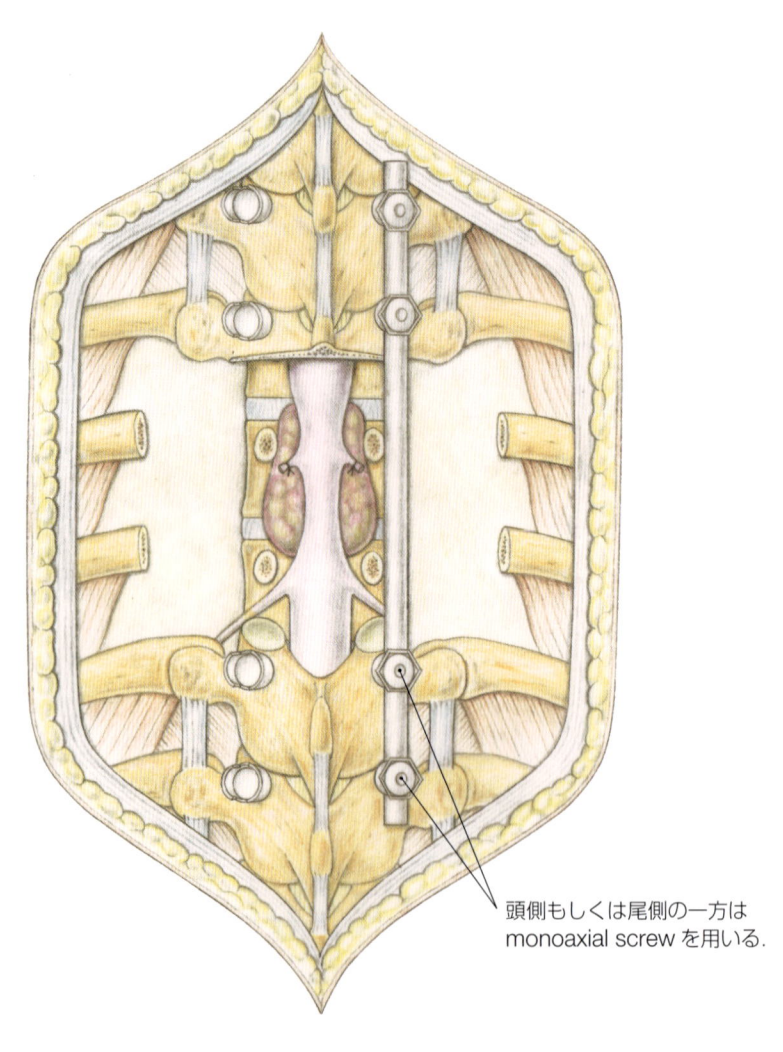

- 椎弓根スクリューを用いた後方インストゥルメンテーションで脊柱の支持性を確保する.
- このとき頭側もしくは尾側のどちらか一方は monoaxial screw（screw head が固定されているもの）を用いる．最終の脊柱再建時に挿入した人工椎体を圧着固定するときにアライメントを整えやすい．

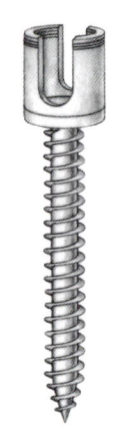

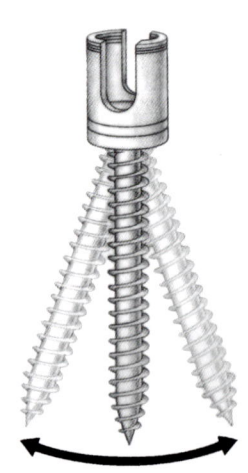

monoaxial screw　　polyaxial screw

❽…腫瘍椎体を切除する

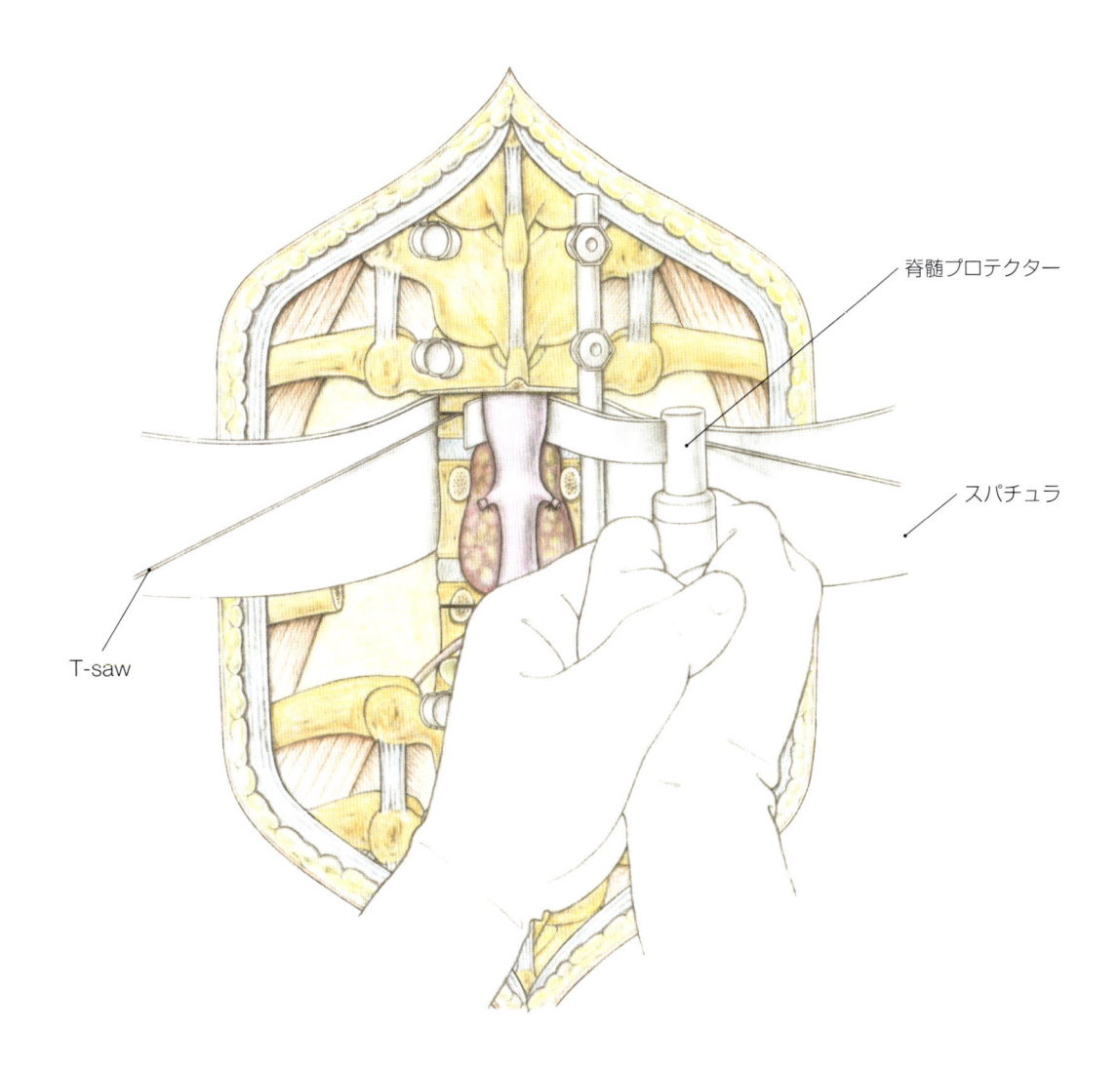

脊髄プロテクター

スパチュラ

T-saw

> ▶ **手技のコツ**
>
> **脊髄プロテクター挿入のコツ**
> - 腫瘍の頭尾側1cmでは脊髄は圧迫されていないので，無理なく脊髄プロテクターを硬膜管腹側と後縦靱帯のあいだに挿入できる．

- 椎体スパチュラを椎体前方に挿入し，腫瘍椎体と周囲組織を隔絶する．
- 硬膜外腔に進展している腫瘍の頭尾側方向に十分なマージンを確保し（MRI画像上で硬膜外腫瘍の基部から約1cm），前柱をT-sawで切断する．T-sawパッサーを用いてT-sawを椎体前面に回し，脊髄に十分に注意を払いながらsawing motionの操作で前柱を切断する．

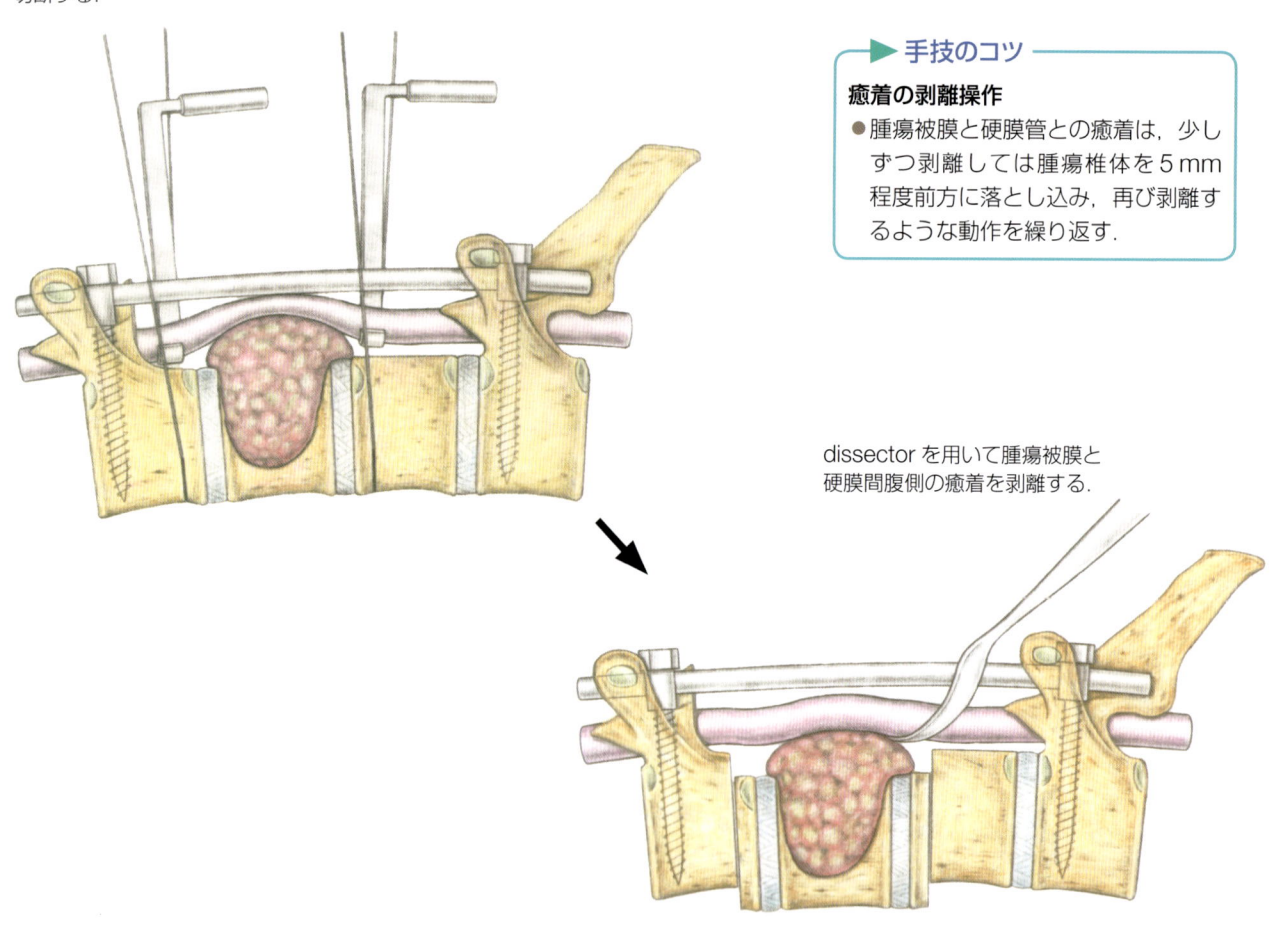

T-saw で前柱を切断する．

> **手技のコツ**
> **癒着の剥離操作**
> ● 腫瘍被膜と硬膜管との癒着は，少しずつ剥離しては腫瘍椎体を5mm程度前方に落とし込み，再び剥離するような動作を繰り返す．

dissector を用いて腫瘍被膜と硬膜間腹側の癒着を剥離する．

● 腫瘍椎体を腹側に落とし込み，脊髄圧迫をなくした状態で硬膜から硬膜外腫瘍の腫瘍被膜の癒着を剥離する．完全に剥離できた後に硬膜管の周囲を回り込ませるようにして腫瘍椎体を摘出する．

> **手技のコツ**
> **Hofmann 靱帯の切離**
> ● 後縦靱帯と硬膜管腹側は Hofmann 靱帯（midline dural ligament＋lateral dural ligament）で連絡されているので，これを鋭利的に切離する．

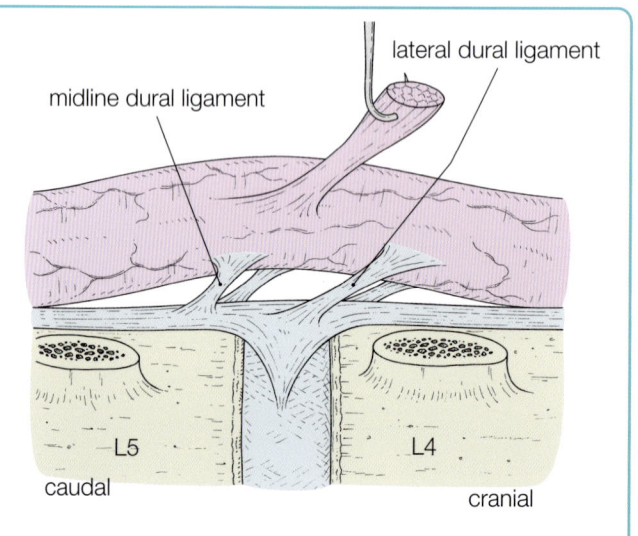

lateral dural ligament
midline dural ligament
L5　caudal　　L4　cranial

[3] Hofmann ligament
(Hofmann M. Die Befestigung der Dura mater im Wirbelcanal. Arch F Anat Physio (Anat Abt) 1899：403-12 より)

❾…脊柱を再建する

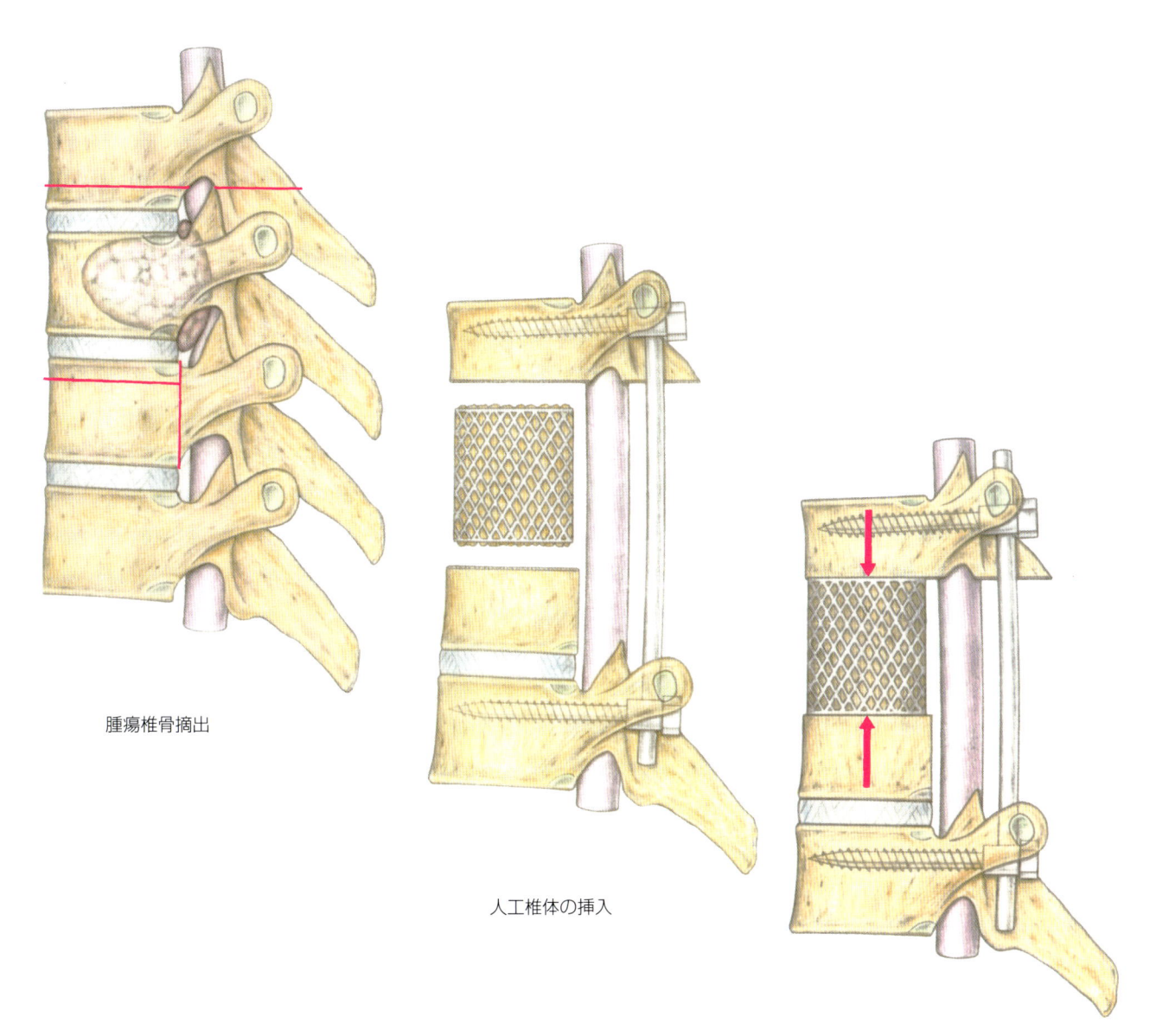

腫瘍椎骨摘出

人工椎体の挿入

人工椎体をしっかりとグリップするための脊柱短縮（脊髄血流を増大させる）

● 人工椎体（欠損部分より約5mm小さなサイズ）を前柱欠損部分に挿入し，脊柱を若干短縮して人工椎体を安定化させ，脊柱再建を完成させる．

▶後療法

- 術翌日からベッド上機能訓練を始め，全身状態が許せば歩行訓練を行う．術後3か月は体幹コルセットを装用する．

▶まとめ

- 脊髄圧迫を有する硬膜外進展を伴う脊椎腫瘍に対して本法を行うことによって，脊髄に安全に，また腫瘍被膜を保ったまま腫瘍脊椎骨全摘術が可能となる．

（川原範夫，富田勝郎，村上英樹，出村　諭，松本忠美）

■文献
1. 富田勝郎監修．川原範夫編．脊椎腫瘍の手術．東京：医学書院；2010．
2. Kawahara N, et al. Total en bloc spondylectomy for spinal tumors: Surgical techniques and related basic background. Orthop Clin North Am 2009；40：47-63.

脊椎硬膜外膿瘍の手術

手術の概要

- 脊椎硬膜外膿瘍の原因としては，遠隔の感染源からの血行性拡散，椎体椎間板炎からの波及，手術，硬膜外注射，腰椎穿刺，硬膜外カテーテル留置などがあげられる．
- 症状として，背部痛，神経根症状，筋力低下，感覚障害，膀胱直腸障害，麻痺を生じる．
- 好発部位は胸椎および腰椎の背側であるが，全脊柱にわたり生じることがある．
- 化膿性脊椎炎に続発する場合は硬膜腹側に生じることが多い．
- 抗生物質による治療が原則であるが，疼痛が強く ADL を障害する場合や，神経症状を伴う場合は手術的加療を選択するべきである．
- 外科的アプローチの方法は膿瘍の位置，部位によって決められる．

後方手術：椎弓切除術

▶適応

- 背側に膿瘍が存在する場合，または硬膜外腔に広範囲にわたり膿瘍が存在する場合が後方手術の適応である．通常，神経組織の除圧と膿瘍のドレナージを目的として椎弓切除術が行われる．

▶手術のポイント

①体位：腹臥位とする．
②皮切：膿瘍の広がりに応じて皮切の長さを決める．基本的には膿瘍の存在する部分をすべて開放できる大きさの皮切をおく．
③傍脊柱筋を展開して椎弓から剥離し，椎弓を露出する．
④椎弓切除を行うレベルの上下端で髄核鉗子を用いて黄色靱帯を切除し，硬膜外脂肪を露出させる．
⑤棘突起を切除し，続いてエアトームまたはノミを用いて椎弓切除を行う．
⑥椎弓が切除されたら硬膜外腔に膿瘍が確認される．これを髄核鉗子や生理食塩水を用いて丁寧に除去する．上下端の残存椎弓下に膿瘍の残存がないかを確かめ，十分量の生理食塩水で洗浄する．
⑦必ずドレーンを硬膜外腔に留置する．ドレナージを十分に効かせたいときには2本留置し陰圧で吸引する．
⑧各層ごとに閉創する．

手術手技の実際

❶ 手術体位と皮切

- 腹臥位とする.
- 膿瘍の広がりに応じて皮切の長さを決める. 基本的には膿瘍の存在する部分をすべて開放できる大きさの皮切をおくが, 全脊椎に広がるような広範なものには選択的椎弓切除を行い, ドレーンを挿入することもある.

❷ 椎弓を露出し, 黄色靱帯を切除する

- 傍脊柱筋を展開して椎弓から剥離し, 椎弓を露出する. 関節包は損傷しないように注意する.
- 椎弓切除を行うレベルの上下端で髄核鉗子を用いて黄色靱帯を切除し, 硬膜外脂肪を露出させる. このとき硬膜を損傷しないように注意する.

❸ 椎弓切除を行う

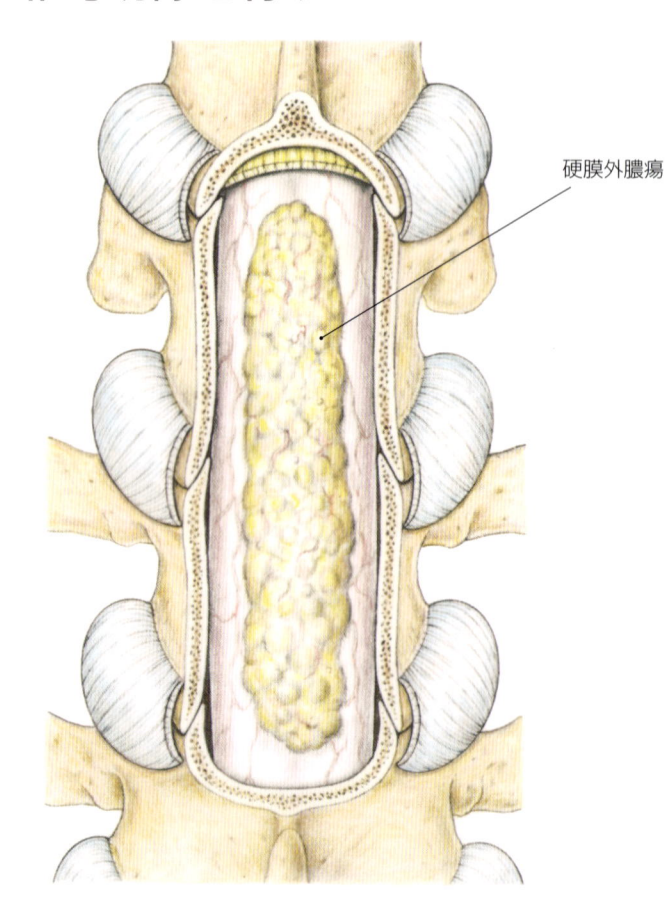

硬膜外膿瘍

▶ポイント

椎弓切除の際の注意点
- 椎弓切除の際には基本的には椎間関節を損傷しないように注意する.
- 膿瘍の広がりを術前の画像診断で把握し, 最小かつ十分な範囲の椎弓切除を行う.
- 硬膜を損傷しないように細心の注意を払う. 硬膜が損傷すれば髄膜炎を併発する可能性がある.

- 棘突起を切除し, 続いてエアトームまたはノミを用いて椎弓切除を行う.
- エアトームの先端は開削当初はスチールバー, 内側の皮質骨が出てきたらダイヤモンドバーを用いると安全である. ノミを用いる場合は骨を切除する手応えと音, 椎弓のぐらつきによって切除が適切に行われているかを判断する. 外側塊が肥厚し狭窄がある場合は, 斜めにノミを入れて神経の除圧を行う.

❹…膿瘍を除去する

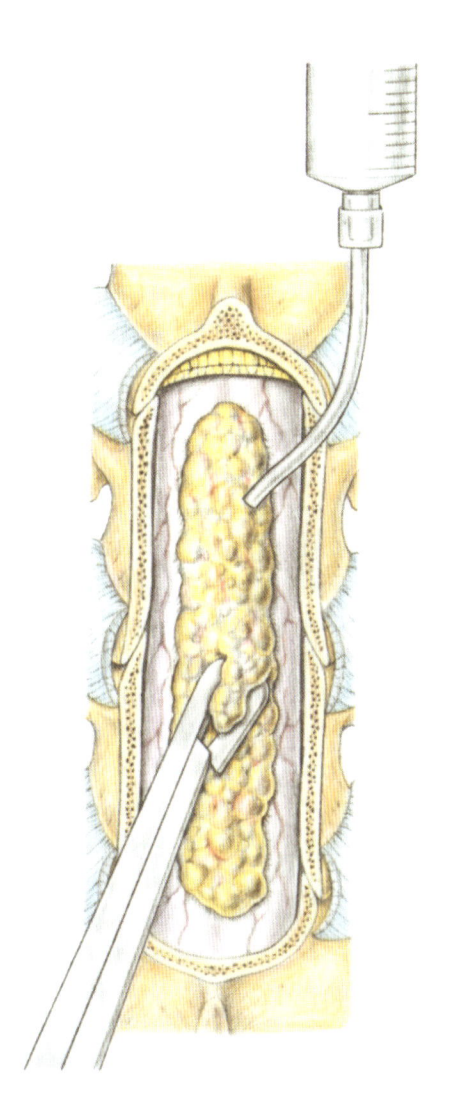

> ▶ ポイント
>
> **膿瘍を残さないようにする**
> ● 椎弓の下に膿瘍が残存しないようにゾンデを用いて確認する．膿瘍の存在が疑われれば，躊躇せず椎弓切除領域を広げ，排膿を行う．

- 椎弓が切除されたら硬膜外腔に膿瘍が確認される．膿瘍は髄核鉗子，鋭匙にてできるだけ除去し，注射筒内に入れた生理食塩水でフラッシュをするように洗い流す．
- 硬膜損傷をきたさないように細心の注意を払う．

前方手術：前方除圧固定術（腰椎）

▶適応

- 椎体椎間板炎が主体あるいは併発しており，硬膜外腔腹側に膿瘍が及んでいる場合が前方手術の適応である．
- 膿瘍の存在する範囲が限局的である場合も適応となる．

▶手術のポイント（腰椎手術の場合）

①体位：仰臥位とし，やや右下に傾ける．
②皮切：通常，左側腹部に約7cmの斜切開をおく．アプローチする椎間板レベルによって皮切の位置を変える．
③筋層ごとに展開し，腹直筋の後鞘を切離し腹膜を露出させる．
④後腹膜腔を展開して用手的に椎体前面に達する．椎体前面を展開して，前縦靱帯を露出し自在鉤をかける．
⑤X線撮影にてアプローチすべきレベルを確認する．その後，感染した椎間板を切除する．
⑥膿瘍，椎体終板および腐骨は髄核鉗子および鋭匙にて徹底的に除去，デブリドマンを行う．
⑦デブリドマンを施行した空間となっている部位を十分量の生理食塩水で洗浄する．
⑧骨切除した部位に移植骨を打ち込み，骨移植する．
⑨必ず移植骨の近傍にドレーンを挿入する．
⑩各層ごとに閉創する．

手術手技の実際

❶ 手術体位

- 仰臥位とし，やや右下に傾ける．患者の腕は体幹から離して広げておいたほうが，術者は術野の近くに寄りやすい．
- 左腸骨の採骨をする場合は，タオルなどを下に敷いて少し持ち上げておいたほうがアプローチは容易である．

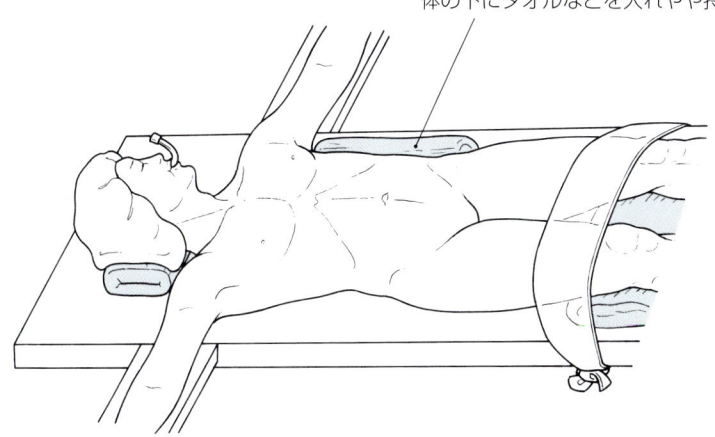

体の下にタオルなどを入れやや持ち上げる．

❷ 皮切

アプローチする椎間板に合わせた皮膚切開レベル

▶ポイント

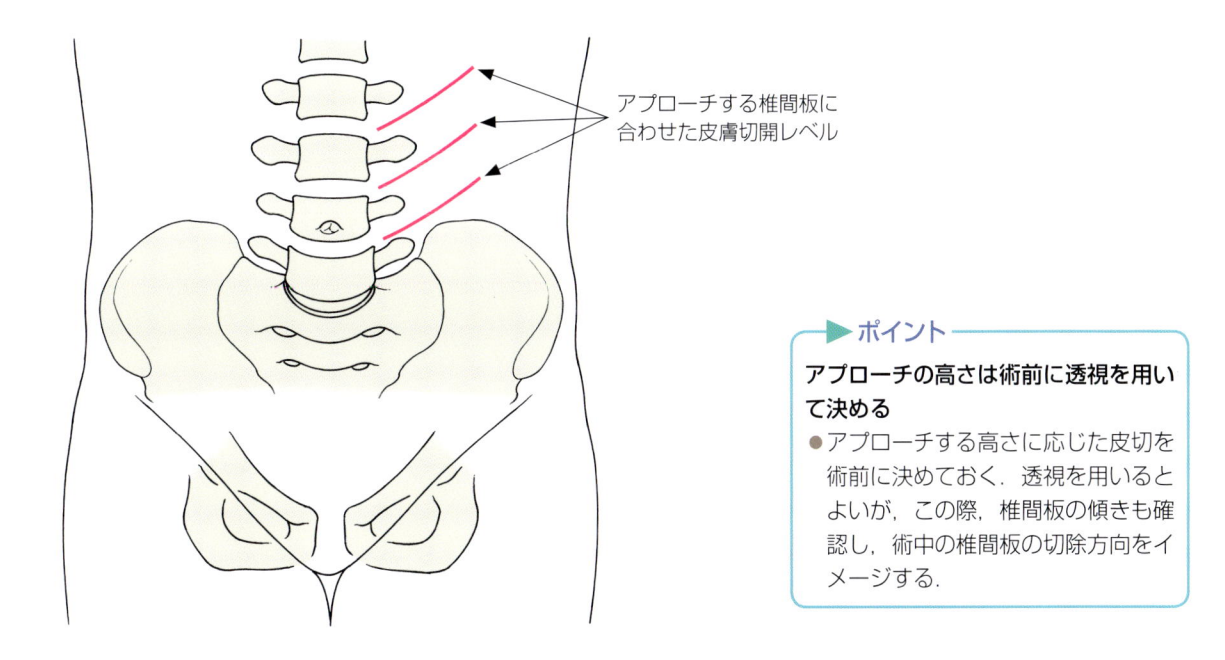

アプローチの高さは術前に透視を用いて決める
- アプローチする高さに応じた皮切を術前に決めておく．透視を用いるとよいが，この際，椎間板の傾きも確認し，術中の椎間板の切除方向をイメージする．

- 通常，左側腹部に約7cmの斜切開をおく．アプローチする椎間板レベルに合わせて皮切をおく高さを決める．

❸…腹筋を切離し，腹膜を露出する

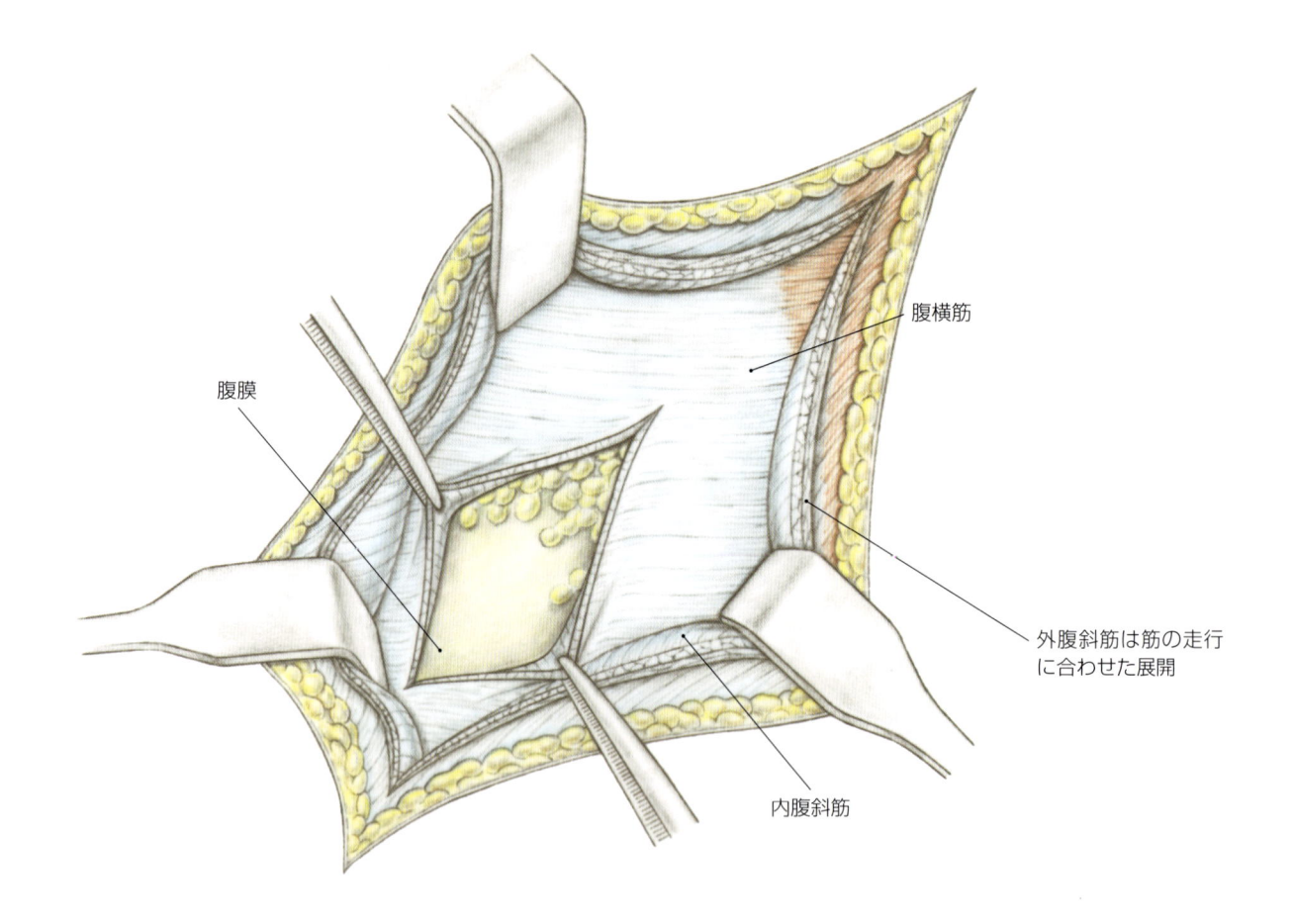

（図中ラベル：腹横筋／腹膜／外腹斜筋は筋の走行に合わせた展開／内腹斜筋）

> ▶ポイント
>
> **高齢者の腹膜は損傷しやすい**
> ● 高齢者では腹膜が薄く損傷しやすい．腹膜に孔が開いて腸管が露出した場合は腹膜を縫合する．丸針を使用すると腹膜の損傷が最小限に抑えられる．

- 外腹斜筋は筋の走行に合わせて展開が可能であるが，内腹斜筋および腹横筋は筋の走行と展開方向が交差するので，止血のため直ペアンで筋を挟み電気メスで切離する．
- 腹直筋の後鞘を見つけ，その部位に生理食塩水を注入すると筋膜と腹膜は水力学的に剥がれることになる．

❹…後腹膜腔を展開し，前縦靱帯を露出する

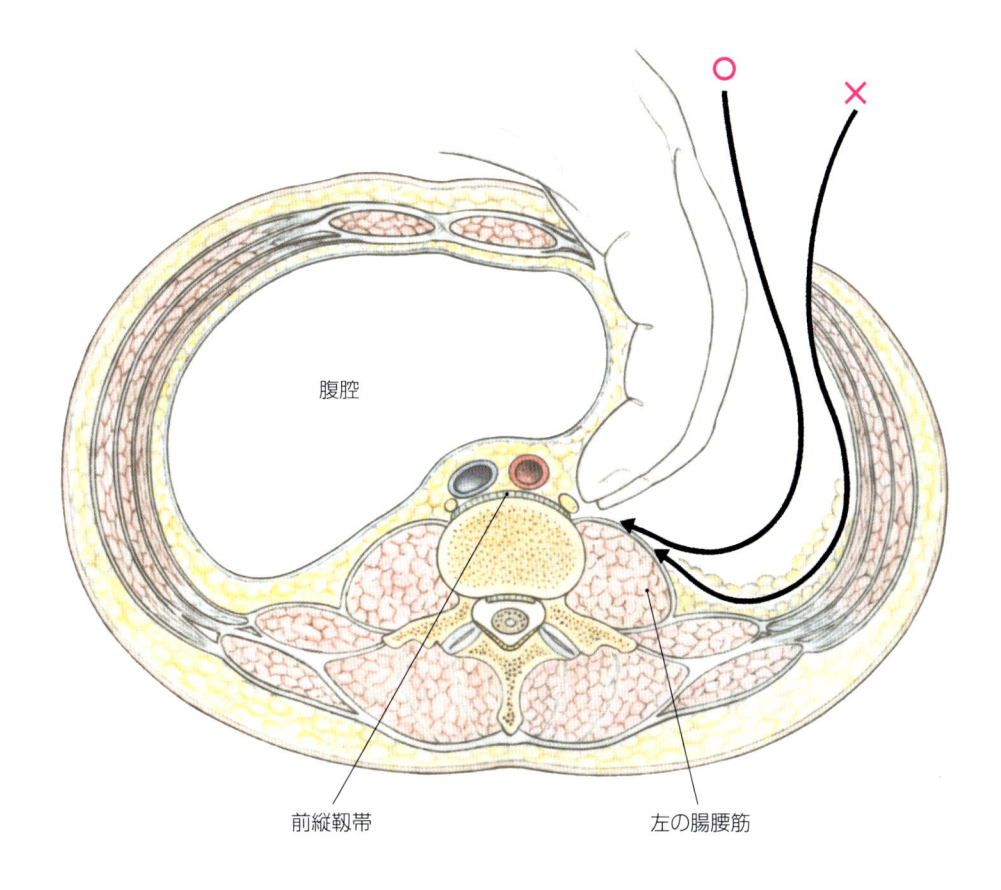

前縦靱帯　　　左の腸腰筋

> ▶ **手技のコツ**
>
> **展開のコツ**
> ● 腹膜を損傷しないように，注意して真っ直ぐに椎体へ向かう気持ちで展開する．このようにしないとしばしば外側にアプローチしてしまう．

- 左の腸腰筋の走行を確認し，その内側に椎体があるので，これを見つけたら自在鉤を用いて椎体前面を展開する．
- 自在鉤の内側（右側）には大血管があるので，注意しながら玉ツッペルで椎体から軟部組織を徐々に剥離展開する．

❺…椎間板を切除する

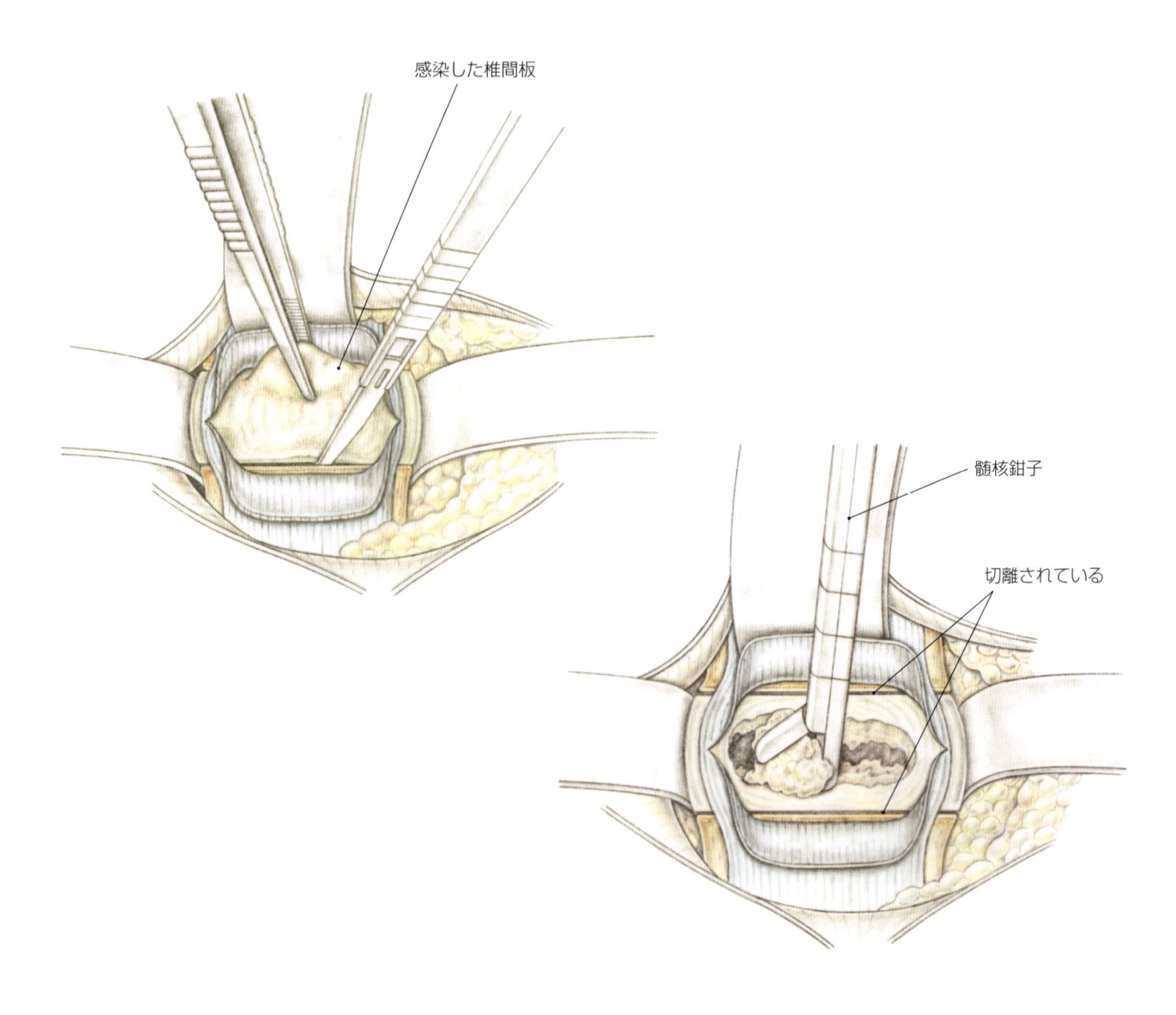

感染した椎間板

髄核鉗子

切離されている

> ▶ **ポイント**
>
> **切除する椎間板の確認**
> - 椎間板レベルは少し盛り上がっており，通常，前面に血管は認められない．
> - 感染がある部の椎間板には不安定性が認められたり，周囲から感染性肉芽増生していたりすることがある．

- 感染巣を同定し，念のため20G注射針をクランク状に曲げたものを用いてメルクマールとし，X線撮影を行い確認する．
- 鋭利なメスで椎間板を切離し，その後，髄核鉗子および鋭匙にて椎間板組織を切除する．

❻ 膿瘍の除去，椎体終板と腐骨の除去，デブリドマンを行う

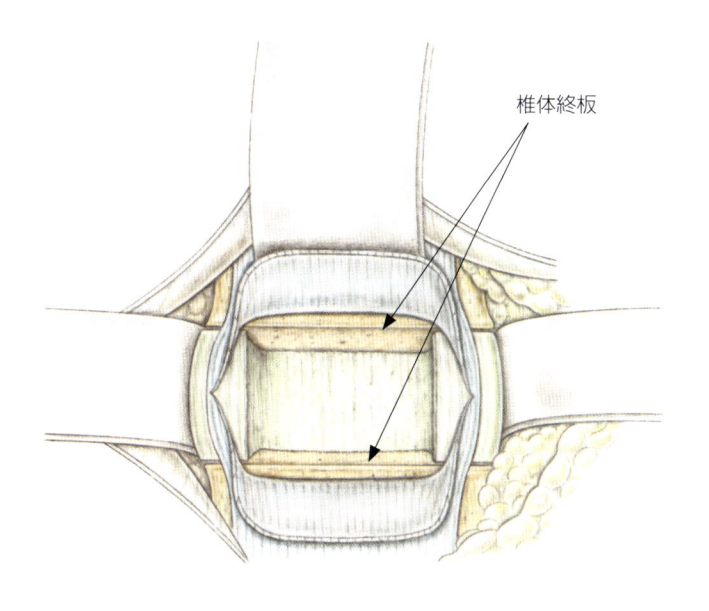

● 腐骨，感染性肉芽は髄核鉗子および鋭匙で徹底的に取り除き，新鮮骨組織を露出させる．

▶ポイント
正常骨から出血がみられるまでデブリドマンを行う
● 軟骨終板が残存すると感染が鎮静化しない可能性がある．正常な骨組織から出血があるところまでデブリドマンを施行する．

❼ 移植骨を打ち込む

● 骨切除した空間の大きさに合わせて適切な高さの移植骨を左前腸骨稜から採取し，打ち込み器を用いて打ち込む．

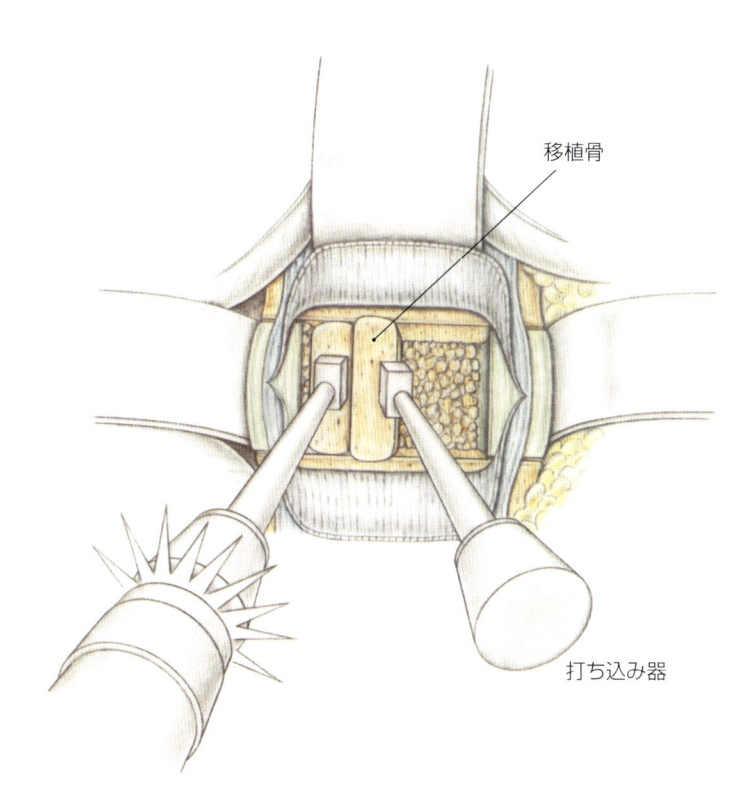

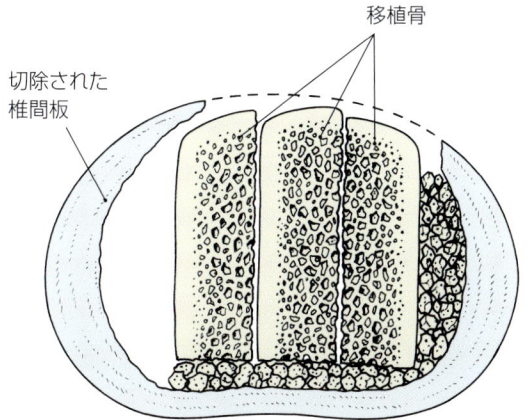

▶ポイント
● できるだけ十分量の移植骨を打ち込む．

胸椎における化膿性椎体椎間板炎の外科治療

- 胸椎の前方手術も腰椎のアプローチと類似しているが，側臥位で行ったほうが容易である．
- また肋骨を切除し，胸腔外からアプローチしたほうが望ましいが，壁側胸膜を切離し経胸腔的にアプローチする場合もある．

▶後療法

- 術後は膿を培養した結果をふまえて，効果のある抗生物質を選択し，感染が治まるまで投与する．

▶まとめ

- 硬膜外膿瘍に対する手術の基本は，排膿およびデブリドマンである．外科的アプローチは膿瘍の位置，部位によって決めることになる．
- 手術により抗生物質がより届きやすい局所環境をつくり，効果的な薬剤を選択し十分な量と期間の投与を行い，感染を鎮静化させる．手をかければ感染は鎮静化するものであるという信念をもって治療にあたる．

(川口善治)

■参考文献

1. Currier BL, et al. Infections of the spine. Rothman-Simeone. In：Herkowitz HN, et al, editors. The Spine. 5th ed. Saunders；2006. p, 1265-316.
2. Heusner AP. Nontuberculous spinal dural abscess. N Engl J Med 1948；239：845-54.
3. 辻　陽雄．基本腰椎外科手術書．改訂第3版．東京：南江堂；1997.
4. Baker AS, et al. Spinal epidural abscess. N Engl J Med 2001；293：463-8.
5. Reihsaus E, et al. Spinal epidural abscess；A meta-analysis of 915 patients. Neurosurg Rev 2000；23：175-204.
6. Payer M, Walser H. Evacuation of a 14-vertebral-level cervico-thoracic epidural abscess and review of surgical options for extensive spinal epidural abscesses. J Clin Neurosci 2008；15：483-6.
7. Lohr M, et al. Spinal epidural abscess；Prognostic factors and comparison of different surgical treatment strategies. Acta Neurochir (Wien) 2005；147：159-66.
8. 長井寛斗ほか．選択的切除による洗浄ドレナージが有効であった頚椎から仙椎にいたる広範囲脊椎硬膜外膿瘍の1例．整形外科 2010；61：1181-4.

脊髄硬膜外血腫の手術

手術の概要

- 脊髄硬膜外血腫は通常，急激に出現する激烈な頚部痛または背部痛によって発症し，進行性に運動障害，知覚障害などの麻痺症状を呈する．
- 出血源は硬膜外静脈叢であることが多く，日常生活動作や運動などを契機として胸腔内圧や腹腔内圧が上昇し，脆弱で弁構造をもたない硬膜外静脈叢が破綻することが原因と考えられている[1]．大多数の症例で血腫は後方の硬膜外腔に存在し，罹患高位としては頚椎，上位胸椎，胸腰椎移行部が好発部位としてあげられている[2]．
- 血腫の形態は多様であり，個々の症例に応じた治療が求められる．手術加療に際しては血腫の形態，神経症状の推移を的確に評価することが重要である．

適応

- 神経症状が軽度かつ早期から改善傾向にある症例については，保存的に加療することも可能である．また画像上，血腫が上下椎体に広範に及ぶ症例については，血腫の吸収消失が得られやすいとの報告も存在する[3,4]．
- 本疾患の予後規定因子として治療前の神経症状の重症度，脊髄浮腫の存在，神経障害の急速な進行などがあげられている．また，神経学的機能の回復は発症から手術加療までの時間に依存することが指摘されており，完全麻痺を呈する症例では症状出現から36時間以内，不完全麻痺の症例では48時間以内に手術加療を行うことが望ましいと報告されている．神経症状の重症例は早期に外科的手術を行っても決して予後は良好でなく，手術加療は神経症状が悪化する前に選択するべきである[2,5-7]．
- 手術適応となった症例を提示する．

症例提示

- 平成22年2月16日，入浴時に突然背部痛が出現し，両下肢の運動障害をきたしたため近医に救急搬送された．救急搬送時の身体所見（発症2時間後）は，L3以下の知覚鈍麻と完全対麻痺の状態であり，画像上，T11-L1レベルに後方から硬膜を圧迫するmassを認めたため，当院に紹介となった．当院搬送時（発症4時間後），下肢筋力は改善傾向にあり，右下肢の筋力はMMT 5，左前脛骨筋，左長母趾伸筋，左腓腹筋がMMT 4の状態であった．知覚障害は，左L5領域以下に感覚鈍麻を認めた．胸腰椎MRIにてT11-L2にT1 low，T2 highの血腫を疑わせる圧迫病変を認めた [1]．下肢の神経障害が残存したため，発症から18時間後に手術加療を行った．
- 体位は腹臥位とし，T11-L1の左側椎弓を開窓すると硬膜外腔に暗赤色の血腫を認めた．出血点は明らかではなく，これをできる限り切除した．病理所見で

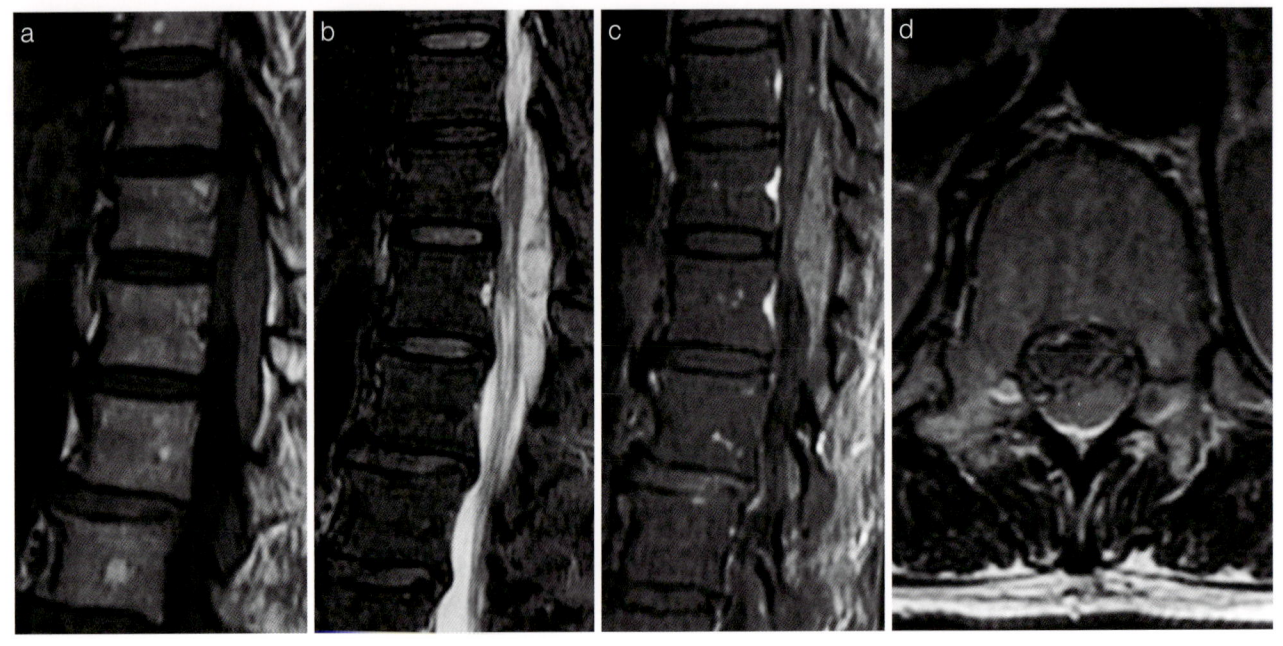

[1] 症例のMRI所見
a：T1強調像，b：T2強調像，c：Gd造影像，d：T12軸写像．

はヘモジデリン沈着，マクロファージの浸潤を認め，血腫に矛盾しない所見であった．

▶手術のポイント

① 体位：腹臥位とする．ほとんどの症例は後方進入にて血腫の除去が可能である．4点支持台を用いて腹圧を十分減少させる．
② 皮切：除圧範囲に応じて皮切を加える．
③ 筋膜を切開し，傍脊柱筋を椎弓から剥離する．棘上靱帯，棘間靱帯は温存し，椎間関節包は損傷しないように鈍的に行う．
④ Taylor鉤などの開創器を用いて術野を展開する．
⑤ 部分椎弓切除を行う．
⑥ 黄色靱帯を切除する．この際，黄色靱帯に血腫を生じている可能性もあり，注意が必要である．
⑦ 血腫を除去する．血腫は通常，長期間にわたり液状を保つ傾向にあるが，血腫が椎間孔まで広がっていることがあるため，注意が必要である．
⑧ 十分に洗浄する．
⑨ 持続吸引ドレーンを留置し，創を閉鎖する．

手術手技の実際

❶…手術体位

- 腹臥位とする．血腫の形態にもよるが，ほとんどの症例は後方進入にて血腫の除去が可能である．
- 4点支持台を用いて腹圧を十分減少させ，硬膜外静脈叢からの出血を抑える．

❷…皮切

- 除圧範囲に応じて皮切を加える．

> ▶ポイント
>
> **除圧範囲**
> - 手術の目的は，椎弓切除および血腫除去による脊髄の減圧，除圧である．椎弓切除の範囲について一定した見解は存在しないが，矢状断像にて確認できる血腫の高位に対して，可能な限り広範に（部分）椎弓切除を行い，血腫を除去することが推奨される．とくに，麻痺の進行している症例や重篤な麻痺を呈する症例では正確かつ確実な血腫除去が求められる．

❸…開創する

- 筋膜を切開し，傍脊柱筋を椎弓から剥離する．棘上靱帯，棘間靱帯は温存し，椎間関節包は損傷しないように鈍的な操作が必要である．
- Taylor鈎などの開創器を用いて開創する．

❹…部分椎弓切除を行う

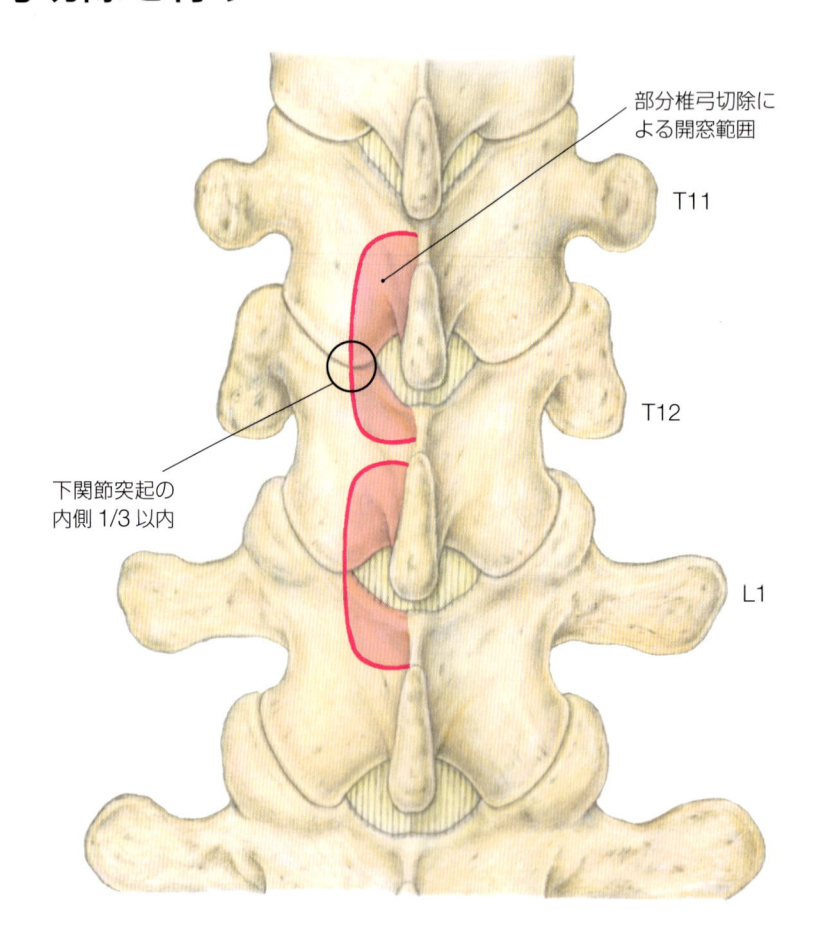

部分椎弓切除による開窓範囲

T11

T12

L1

下関節突起の内側1/3以内

- 部分椎弓切除に際しては，まず上位椎弓の椎弓下縁，下関節突起の内側部の切除を行う．切除範囲としては，頭側は黄色靱帯の付着部，外側は硬膜管の外縁がメルクマールとなる．外側の切除は症例によって範囲が異なるが，切除量としては下関節突起の内側1/3以内が原則である．

❺…黄色靱帯を切除する

- 次いで黄色靱帯の付着部を剥離する．頭側の黄色靱帯付着部はダイヤモンドバーにて骨皮質を掘削して切離する．尾側は椎弓頭側端の斜面上に付着しているので，鋭匙で剥離することができる．下位椎弓の上関節突起の内側縁，関節突起間部の切除をダイヤモンドバーや鋭匙を用いて行う．
- この際，黄色靱帯に血腫を生じている可能性もあり，注意が必要である．

▶ポイント

黄色靱帯血腫
- 黄色靱帯に血腫が生じることもある．黄色靱帯はその大部分が無血管野であるが，靱帯変性の進行によって靱帯内では新生血管が誘導され，この血管巣がmechanical stressによって破綻することが黄色靱帯血腫の病態の一つと考えられている．このような場合，硬膜と黄色靱帯が癒着していることが多いため注意が必要である．

❻…血腫を除去する

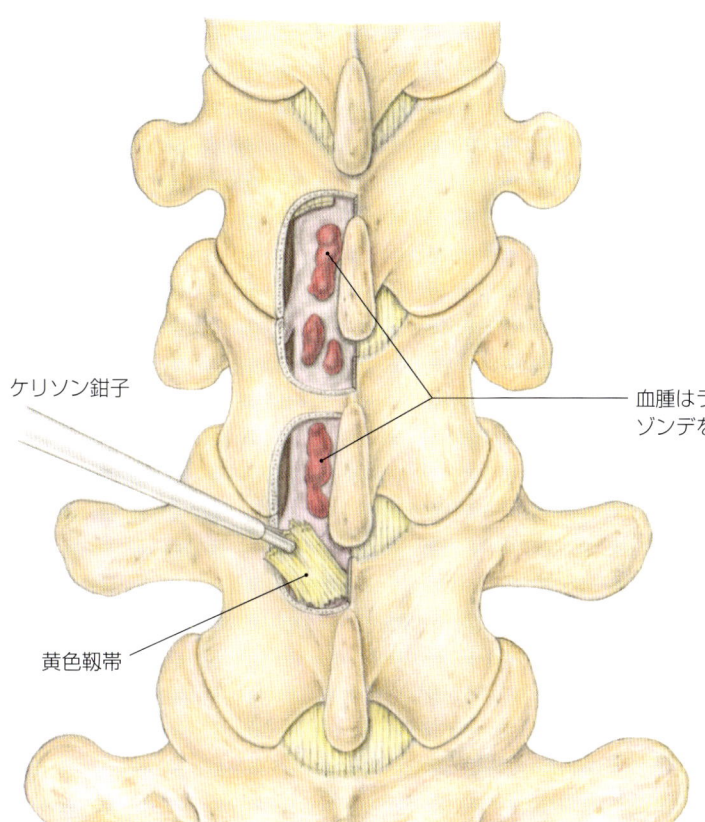

- 血腫は通常，硬膜と黄色靱帯の間隙に存在するため，黄色靱帯を切除すると暗赤色の血腫が露出する．黄色靱帯の切除に際しては，硬膜との癒着に注意しながら，血腫をラスパトリウムやゾンデなどを用いて慎重に剥離する．硬膜上に存在する血腫は液体状もしくは血餅状を呈している．

ケリソン鉗子

黄色靱帯

血腫はラスパトリウムやゾンデを用いて剥離する．

▶ポイント

血腫の原因
- 硬膜外血腫の危険因子としては，抗凝固薬や抗血小板薬の服用，血友病などの出血性疾患による血液凝固異常，妊娠，外傷，血管奇形，硬膜外麻酔などがあげられている一方で，約半数の症例では原因の存在しない特発性硬膜外血腫である．

- 血腫が硬膜上に張り付いて存在することもあるが，生理食塩水による洗浄やラスパトリウム，ゾンデによって比較的容易に剥離・除去できることが多い．多椎間にわたって広範に血腫の形成が及んでいる場合には，血腫の取り残しが危惧される．このような場合には，細いシリコーンチューブを開窓部位から硬膜外腔に挿入し，チューブ先端から生理食塩水を注入することで末梢部まで洗浄・血腫除去を行うことができる．

▶ポイント

血腫の性状
- 血腫のMRI輝度変化については，発症から24時間以内ではT1強調像で等信号，T2強調像で不均一に高信号であり，中心部は造影効果がないことが特徴である．亜急性期にはT1強調像で高信号，T2強調像で低～高信号に描出されるが，時間の経過とともに均一化される[8]．
- 硬膜外血腫では液性成分である時間が長い傾向にあり，とくに抗凝固療法を施行されていた症例では血餅をつくりにくく，血腫の拡散が生じやすいため注意が必要である[9]．

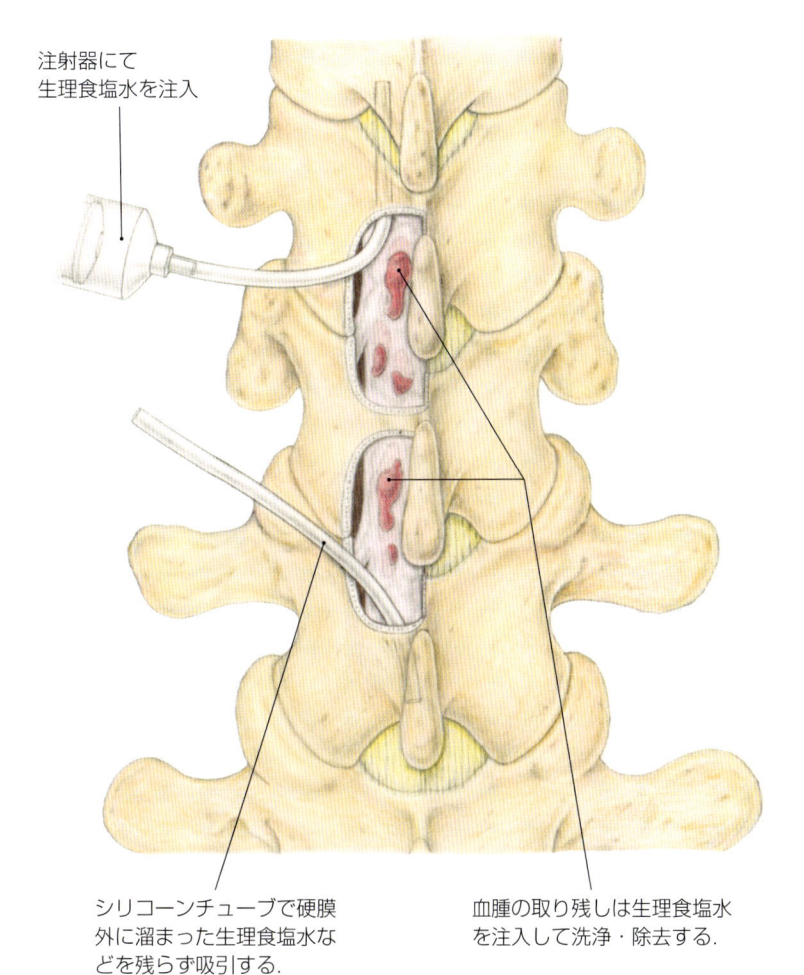

注射器にて生理食塩水を注入

シリコーンチューブで硬膜外に溜まった生理食塩水などを残らず吸引する．

血腫の取り残しは生理食塩水を注入して洗浄・除去する．

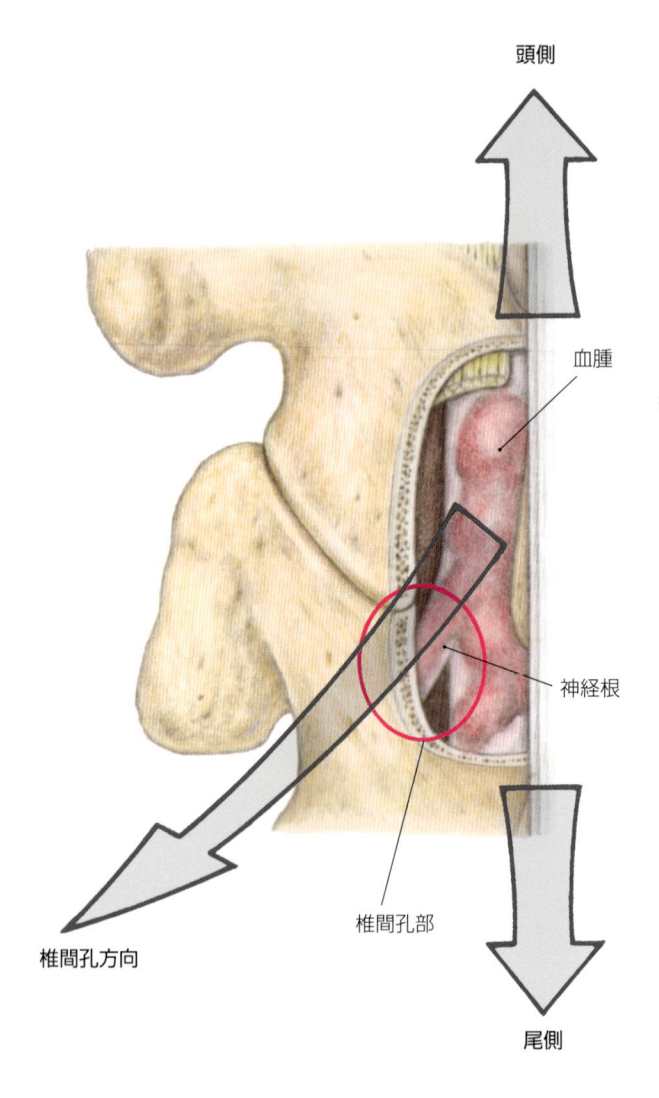

図中ラベル: 頭側／血腫／神経根／椎間孔部／椎間孔方向／尾側

- 硬膜外血腫の拡散について，液状血腫が椎間孔を介して脊柱管外に広がることが報告されている[10]．また硬膜外腔は陰圧空間であり，血腫は頭尾側方向に伸長していく．このことは脊髄神経系に対して自然に除圧効果が生じる一方で，椎間孔にかけて血腫が残存する可能性がある[11]．とくに神経障害高位では，椎間孔部までの確認が大切である．

❼ 十分に洗浄して閉創する

- 十分に洗浄する．
- 持続吸引ドレーンを留置し，創を閉鎖する．

▶後療法

- 術後の床上安静は2～3日とし，徐々に起座，立位，歩行・移動のリハビリテーションを開始するが，血腫が再び発生し麻痺が起きないか否かを十分に監視する．通常は10日前後で退院となる．

▶まとめ

- 脊椎硬膜外血腫に対する手術適応は，神経症状の程度・経過，血腫の分布形態などを参考に機を逸することなく行うことが重要と考えられる．
- 手術は，椎弓切除術，血腫除去術を行うが，血腫は上下椎体方向とともに椎間孔にかけて拡散するため，血腫の取り残しには十分注意を払う必要がある．

(彌山峰史，杉田大輔，吉田　藍)

■文献

1. Patel H, et al. Spontaneous spinal epidural hematoma in children. Pediatr Neurol 1998；19：302-7.
2. Liu Z, et al. Spontaneous spinal epidural hematoma：Analysis of 23 cases. Surg Neurol 2008；69：253-60.
3. Groen RJ. Non-operative treatment of spontaneous spinal epidural hematomas：A review of the literature and a comparison with operative cases. Acta Neurochir (Wien) 2004；146：103-10.
4. Torres A, et al. Spinal epidural hematomas. Prognostic factors in a series of 22 cases and a proposal for management. Neurocirugia (Astur) 2004；15：353-9.
5. Alexiadou-Rudolf C, et al. Acute non-traumatic spinal epidural hematomas. An important differential diagnosis in spinal emergencies. Spine 1998；23：1810-3.
6. Groen RJ, van Alphen HA. Operative treatment of spontaneous spinal epidural hematomas：A study of the factors determining postoperative outcome. Neurosurgery 1996；39：494-508.
7. Liao CC, et al. Experience in the surgical management of spontaneous spinal epidural hematoma. J Neurosurg 2004；100：38-45.
8. Caldemeyer KS, et al. Gadolinium enhancement in the center of a spinal epidural hematoma in a hemophiliac. J Comput Assist Tomogr 1993；17：321-3.
9. Coonely ES, et al. Management of spinal epidural hematoma after tissue plasminogen activator. Spine 1996；21：1694-8.
10. Inamasu J, et al. Spontaneous spinal epidural hematoma. Am J Emerg Med 2000；18：837-9.
11. Maezawa Y, et al. Ligamentum flavum hematoma in the thoracic spine. Clin Imaging 2001；25：265-7.

索引

あ行

- アナストクリップ VCS® ……………………… 81
- 異常流出静脈の同定 ……………………… 76,79
- 位置覚の障害 ……………………………… 29
- 一塊とした椎弓切除 ……………………… 151
- 移動する神経鞘腫 …………………………… 71
- 受け皿状切開 ……………………………… 101
- 運動路筋電図モニター …………………… 119
- 液状血腫 …………………………………… 174
- 遠隔小脳出血 …………………………… 44,75
- 円筒握り …………………………………… 146
- 黄色靱帯血腫 ……………………………… 172
- 黄色靱帯の切除 …………………………… 172

か行

- 開創器の用い方 …………………………… 85
- 臥位での疼痛 ……………………………… 46
- 海綿状血管腫 ……………………………… 30
- 鍵握り ……………………………………… 146
- 核出術 ……………………………………… 52
- 下肢痛 ……………………………………… 62
- 下肢の針電極 ……………………………… 131
- 下肢不全麻痺 ……………………………… 66
- 下肢麻痺 …………………………………… 62
- 片開き式椎弓形成 ………………………… 32
- 顆導出静脈 ………………………………… 5
- 化膿性椎体椎間板炎 ……………………… 168
- 関節突起間部の割断 ……………………… 64
- 環椎後弓の片側切除 ……………………… 6
- 環椎後頭膜 ………………………………… 41
- 観音開き式椎弓形成 ……………………… 32
- 　　 髄液漏予防法 …………………… 37
- 機能的電気刺激 …………………………… 145
- 局所感染 …………………………………… 109
- 棘突起縦割式椎弓形成 …………………… 32
- 棘突起の縦割 ……………………………… 13
- ――による椎弓の展開 …………………… 47
- 巨大な馬尾腫瘍 …………………………… 71
- 緊張終糸 …………………………………… 115
- 空洞くも膜下腔シャント ………………… 90
- 空洞腹腔シャント ………………………… 90
- くも膜下腔-くも膜下腔バイパス術 …… 90
- くも膜下腔への血液流入防止 …………… 48
- くも膜嚢腫 ………………………………… 66
- くも膜の温存 ……………………………… 50
- くも膜の処置 ……………………………… 57
- くも膜癒着の防止 ………………………… 87
- グリオーシス ……………………………… 35
- 頚静脈結節の削除 ………………………… 6
- 頚椎 dumbbell 腫瘍 ……………………… 38
- 頚椎後弯変形の防止 ……………………… 86
- 経頭蓋高頻度電気刺激 …………………… 130
- 血液の硬膜内流入防止 …………………… 88
- 血腫の原因 ………………………………… 173
- 血腫の性状 ………………………………… 173
- 欠損孔拡大術 ………………………… 123,127
- ゴアテックス®パッチによる外減圧 …… 29
- 後環軸間膜 ………………………………… 41
- 項奇静脈 …………………………………… 84
- 後溝静脈の同定 …………………………… 15
- 後根糸の走行 ……………………………… 138
- 後索症状 …………………………………… 29
- 後正中溝の展開 …………………………… 15
- 後正中溝の同定 …………………………… 26
- 後頭蓋窩の骨切除範囲 …………………… 86
- 後頭下三角 ………………………………… 5
- 後頭顆の削除 ……………………………… 6
- 後頭静脈洞 ………………………………… 87
- 後腹膜腔の展開 …………………………… 165
- 後方インストゥルメンテーション …… 154
- 硬膜外血腫の拡散 ………………………… 174
- 硬膜外静脈叢 ……………………………… 169
- ――からの血液流入防止 ……………… 14
- ――からの出血 ………………………… 25
- ――の止血 ………………………… 56,72
- 硬膜外椎骨静脈叢 ………………………… 41
- 硬膜外嚢腫 ………………………………… 62
- 硬膜外嚢胞型脊髄ヘルニア …………… 123
- 硬膜外膿瘍 ……………………………… 160
- 硬膜形成術 …………………………… 19,60
- 硬膜牽引用の釣り針 ……………………… 50
- 硬膜吊り上げの理由 …………………… 106
- 硬膜動静脈瘻の確認 ……………………… 79
- 硬膜内くも膜嚢腫 ………………………… 66
- 硬膜内髄外腫瘍 ……………………… 46,55
- 硬膜のテンティング ……………………… 57
- 硬膜の閉創 ………………………………… 28
- 硬膜パッチ ………………………………… 28
- 硬膜縫合法 ………………………………… 53
- 硬膜補填 ………………………………… 106
- 硬膜連続部の剥離 ………………………… 65
- 肛門電極 ………………………………… 131
- 肛門部のドレーピング ………………… 112
- 高齢者の腹膜 …………………………… 164
- 骨形成的椎弓切除 ………………………… 63
- 骨蝋の使用 ……………………………… 106
- コンコルド体位 ………………………… 12
- 根の逆走 ………………………………… 115

さ行

再係留 109
鎖肛 111
歯状靱帯の処置 59
持続性の疼痛 70
脂肪顆粒の融解操作 104
脂肪腫-硬膜間の剥離 103
脂肪腫と脊髄の解離 121
脂肪腫の部分切除 114
脂肪脊髄髄膜瘤 97
視野の確保 50,104,114
縦割式椎弓形成術 24
終糸の確認 115
術後の浮腫 3
術前の手術説明 52
術中蛍光血管造影 79
術中脊髄モニタリング 134,135
術野の確保 78
腫瘍すくい出しのコツ 73
腫瘍脊椎骨全摘術 148
腫瘍椎骨摘出 157
腫瘍摘出のコツ 51
腫瘍発生神経の切離 52
腫瘍被膜の切開 42
除圧範囲 171
上衣腫 11
　　――の術中脊髄モニタリング 134
蒸散法 104
上肢の針電極 131
小脳扁桃ヘルニア 81
褥瘡の防止 99
触覚の障害 29
神経根の切断 74
神経鞘腫 46,70
神経症状の悪化 29
神経脱落症状 52
人工硬膜による異物反応 106
人工椎体の挿入 157
滲出液の皮下貯留 109
髄液漏 29,109
　　――の継続 45
　　――の防止 19,88
髄液漏予防法 37,53
錐体路破壊を避ける方法 142
髄内腫瘍 11,21,30
　　――におけるCMAP脊髄モニタリング 132
　　――の側方剥離 17
　　――の剥離 17
髄膜炎 109

髄膜腫 2,55
　　脊髄腹側の大きな腫瘍の場合 59
星細胞腫 21
　　――の部分摘出 27
　　――への二期的手術 29
脊髄圧迫 55
脊髄円錐再建術 105
脊髄海綿状血管腫 30
脊髄空洞症 83,90
脊髄係留症候群 111,118
脊髄高位の決定 141
脊髄後根進入帯破壊術 138
　　腰椎レベルでの―― 143
脊髄硬膜外血腫 169
脊髄硬膜外動静脈瘻 76
脊髄硬膜外囊腫 62
脊髄硬膜動静脈瘻 76
脊髄脂肪腫 97
脊髄終糸の切離 115
脊髄症 123
脊髄上行 111
脊髄症状 29
脊髄髄内動静脈奇形 76
脊髄砂時計腫 38
脊髄中心管末端開放術 105
脊髄動静脈奇形 76
脊髄の係留解除 104
脊髄の腫脹 19
脊髄プロテクター挿入 155
脊髄ヘルニア 123
脊髄辺縁部動静脈瘻 76,82
脊髄モニタリング 119,130
脊柱管拡大術 24
脊柱管内髄膜囊腫 62
脊柱短縮 157
脊椎硬膜外膿瘍 159
脊椎ドレナージ 124
　　――に用いる点滴用ポンプチューブ類 129
　　――の管理法 129
仙骨囊腫 62
前縦靱帯の露出 165
前方除圧固定術 162
装具型表面電極FES装置 145
操作時間の短縮 104

た行

大後頭孔腫瘍 2
大後頭神経の損傷 40
大孔部減圧術 83

遅発性脊髄症状	29	被膜内切除	43
直接脱出型脊髄ヘルニア	123	被膜内摘出術	38
治療的電気刺激	146	腹圧の軽減	77
椎間板の切除	166	複合筋活動電位導出法	130
椎弓還納式椎弓切除	71	フットドロップシステム	147
椎弓切除術	24, 71, 159	部分椎弓切除	172
──の注意点	160	ヘルニア高位の確認	126
──の幅と範囲	125	辺縁静脈洞	87
椎弓切除側の決定	71	片側骨形成的椎弓切除	65
椎弓の展開	47	片側椎弓切除	56, 71
椎骨静脈叢の損傷防止	85	片側展開	47
椎骨動脈	41	ポリグリコール酸シート	29
──の損傷防止	85		
──の同定	7		
椎体スパチュラ	155	**ま行**	
椎体側面の剥離	152	メッツェンバウム剪刀	101
低位脊髄円錐	118		
低侵襲小切開の皮切	77	**や行**	
電極設置方法	130		
頭蓋骨への刺激電極	130	夜間痛	46, 70
頭蓋内出血	81	癒着性くも膜炎の防止	19, 36
頭皮上の電極設置位置	130	癒着の剥離操作	65, 156
特発性脊髄ヘルニア	123	癒着の防止	33, 50
ドレーン圧の調整	75	癒着部の可及的な摘出	69
ドレーン排液量の管理	44		
		ら行	
な行		流入動脈の処理	78
内減圧	27	両側展開による椎弓の展開	47
難治性神経障害性疼痛	139		
二期的手術	29	**わ行**	
二重硬膜型脊髄ヘルニア	123	若木骨折	104
二分脊椎	113		
尿路管理	109		
熱凝固術	139		
囊腫壁の摘出	69		
脳ヘルニア	44	**A・B・C・D・E**	
膿瘍の除去	167	ascensus medullaris	111
		astrocytoma	21
は行		cavernoma	30
背側硬膜下垂の予防	116	cavernous angioma	30
バイパスチューブの挿入	94	Chiari 奇形	83
背部痛	66	compound muscle action potential (CMAP)	
バイポーラー凝固術	139		135, 136
把持機能再建	146	──導出法	130
馬尾腫瘍	70	正常な──	131
馬尾の剥離	75	D-wave	135, 136
瘢痕組織の熱凝固	142	dorsal root entry zone (DREZ)	138
ハンド・リハビリテーション・システム	146	drainer 部位の同定	76
引き抜き損傷後疼痛	139	DREZ 手術	138

dural AVF ··· 76
　　──の同定 ································ 79
dural patch ······································ 106
en bloc laminectomy ······················ 151
ependymoma ··································· 11
extradural AVF ································ 76
extradural spinal meningeal cyst ······· 62

F・G・H・I・J

FES モード ······································ 146
foramen magnum decompression（FMD）······ 83
foramen magnum tumor ··················· 2
free runnning wave························ 135,136
functional electrical stimulation（FES）······ 145
greenstick fracture ·························· 104
Hofmann 靱帯の切離 ····················· 156
hemangioma ···································· 30
hemilaminectomy······························ 56
ICG 術中蛍光血管造影····················· 80
intradural spinal arachnoid cyst ········ 66
intramedullary arteriovenous malformation
　（AVM）······································ 76
intraneural extracapsular resection ··· 38

K・L・M・N・O

key grip ·· 146
lateral dural ligament ····················· 156
lipomyelomeningocele······················· 97
midline dural ligament ··················· 156
midline myelotomy ··························· 26
monoaxial screw ····························· 154
multi-channel CMAP モニタリング ··· 132
myeloplasty ····································· 28
myelotomy ······································ 25
Nashold らの方法····························· 142
NESS システム································ 145

P・Q・R・S・T

palmar grasp ·································· 146
park bench position························· 3
perimedullary arteriovenous fistula（AVF）··· 76
PGA シート ···································· 29
polyaxial screw ······························· 154
reconstruction of conus medullaris ··· 105
retethering ····································· 109
saucerization ·································· 101
Schwannoma···································· 2
scoop-out ·· 51
SEP ··· 135,136
SP シャント術 ································· 90
spinal cord tethering ··················· 111,118
　　小児の── ································ 111
spinal lipoma··································· 97
spinal meningeal cyst ······················ 62
　　──の分類 ································ 62
spinal terminal ventriculostomy ······· 105
SS シャント術································· 90
SS バイパス術 ································· 90
subarachnoid-subarachnoid bypass ···· 90
syrinx-peritoneal shunt ···················· 90
syrinx-subarachnoidal shunt ············· 90
Tarlov cyst ······································ 62
TES モード ····································· 146
tethered cord syndrome··················· 111
therapeutic electrical stimulation（TES）··· 146
tight filum terminale ······················ 118
transcondylar approach ···················· 2

U・V・W・X・Y・Z

untethering ································ 104,111,118
　　──の確認 ································ 115
Zig-Zag 椎弓切開 ···························· 101
Zig-Zag laminotomy ························ 101

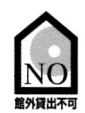

【館外貸出不可】
＊本書に付属のDVD-VIDEOは，図書館およびそれに準ずる施設において，館外へ貸し出すことはできません．

中山書店の出版物に関する情報は，小社サポートページを御覧ください．
http://www.nakayamashoten.co.jp/bookss/define/support/support.html

整形外科手術イラストレイテッド
Illustrated Handbook of Orthopaedic Surgery

脊髄の手術

2014年3月10日　初版第1刷発行Ⓒ　　　　　　　　　　　　　〔検印省略〕

総編集	戸山芳昭
専門編集	馬場久敏
発行者	平田　直
発行所	株式会社　中山書店
	〒113-8666　東京都文京区白山1-25-14
	TEL 03-3813-1100(代表)　振替00130-5-196565
	http://www.nakayamashoten.co.jp/
装丁・本文デザイン	花本浩一(麒麟三隻館)
印刷・製本	株式会社　シナノ

ISBN978-4-521-73253-4
Published by Nakayama Shoten Co., Ltd.　　　　　　　　　　　　Printed in Japan
落丁・乱丁の場合はお取り替えいたします．

・本書の複製権・上映権・譲渡権・公衆送信権(送信可能化権を含む)は株式会社中山書店が保有します．
・JCOPY 〈(社)出版者著作権管理機構　委託出版物〉
　本書の無断複写は著作権法上での例外を除き禁じられています．複写される場合は，そのつど事前に，(社)出版者著作権管理機構(電話 03-3513-6969, FAX 03-3513-6979, e-mail : info@jcopy.or.jp)の許諾を得てください．

本書をスキャン・デジタルデータ化するなどの複製を無許諾で行う行為は，著作権法上での限られた例外(「私的使用のための複製」など)を除き著作権法違反となります．なお，大学・病院・企業などにおいて，内部的に業務上使用する目的で上記の行為を行うことは，私的使用には該当せず違法です．また私的使用のためであっても，代行業者等の第三者に依頼して使用する本人以外の者が上記の行為を行うことは違法です．

最新整形外科学大系

全25巻26冊+別巻

●総編集
越智隆弘（大阪大学名誉教授）

●編集
糸満盛憲（北里大学）
越智光夫（広島大学）
高岸憲二（群馬大学）
戸山芳昭（慶應義塾大学）
中村利孝（産業医科大学）
三浪明男（北海道大学）
吉川秀樹（大阪大学）

●ゲストエディター
高倉義典（奈良県立医科大学）
中村耕三（東京大学）
藤井敏男（福岡市立こども病院）
里宇明元（慶應義塾大学）

A4判, 函入上製
オールカラー
各巻平均400頁

全巻完結!!

1 基礎から臨床までを網羅
2 専門かつ総合的な視野
3 患者を中心とした医療の時代に対応
4 ニーズが高まる保存療法, リハビリテーションに関わる内容を重視
5 わが国を代表する約800名の研究者, 臨床家が総結集
6 精緻なイラスト, 豊富な症例写真
7 ひとまわり大きいA4フルサイズ, オールカラー, 抜群のコストパフォーマンス

詳細パンフレット進呈中!!

●全25巻+別巻の構成

1	運動器の生物学と生体力学	定価(本体30,000円+税)
2	運動器の診断学	定価(本体29,000円+税)
3	運動器の治療学	定価(本体31,000円+税)
4	リハビリテーション	定価(本体32,000円+税)
5	運動器の外傷学	定価(本体29,000円+税)
6	手術進入法と基本手術手技—脊椎・脊髄	定価(本体30,000円+税)
7	手術進入法—上肢	定価(本体30,000円+税)
8	手術進入法—下肢	定価(本体30,000円+税)
9	周術期管理, リスク管理, 疼痛管理	定価(本体28,000円+税)
10	脊椎・脊髄	定価(本体32,000円+税)
11	頸椎・胸椎	定価(本体32,000円+税)
12	胸腰椎・腰椎・仙椎	定価(本体28,000円+税)
13	肩関節・肩甲帯	定価(本体28,000円+税)
14	上腕・肘関節・前腕	定価(本体30,000円+税)
15A	手関節・手指Ⅰ	定価(本体28,000円+税)
15B	手関節・手指Ⅱ	定価(本体28,000円+税)
16	骨盤・股関節	定価(本体30,000円+税)
17	膝関節・大腿	定価(本体28,000円+税)
18	下腿・足関節・足部	定価(本体31,000円+税)
19	関節リウマチと類縁疾患	定価(本体30,000円+税)
20	骨・軟部腫瘍および関連疾患	定価(本体32,000円+税)
21	骨系統疾患, 代謝性骨疾患	定価(本体30,000円+税)
22	末梢神経疾患, 筋疾患, 循環障害	定価(本体30,000円+税)
23	スポーツ傷害	定価(本体32,000円+税)
24	小児の運動器疾患	定価(本体30,000円+税)
25	高齢者の運動器疾患	定価(本体28,000円+税)
別	総索引・総目次	定価(本体15,000円+税)

中山書店 〒113-8666 東京都文京区白山1-25-14　TEL 03-3813-1100　FAX 03-3816-1015
http://www.nakayamashoten.co.jp/

運動器専門医の外来診療と保存療法のために
整形外科臨床パサージュ

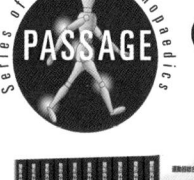

シリーズ全10冊

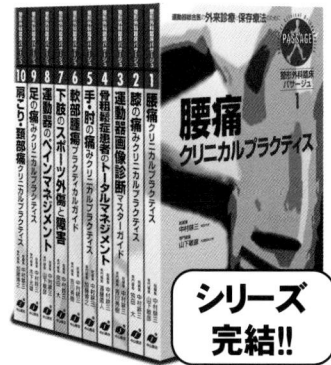

PASSAGE
Series of Clinical Orthopaedics

シリーズ完結!!

●本シリーズの特色

1. 運動器の総合医としての整形外科専門医が担う診療のすべてをわかりやすく解説.
2. 外来診療に必須の診断手順,治療方針の決定,保存療法を重視.
3. 患者の年代や特性に応じた診断手順や治療のゴール設定など,きめ細かいテーマ設定.
4. 診断および治療のアルゴリズムをフローチャートを用いて視覚的に提示.
5. 記述は簡潔な個条書きの文章とし,マニュアル風にポイントをわかりやすく解説.
6. 図,表,写真,イラストを多用.図版とその説明を追っていくだけでも大要がわかる.
7. 保存療法の実際を重視し,処方例・実施例をなるべく具体的に提示.
8. 手術療法については,適応と概要に焦点を絞り,外来診療に必要なポイントを明示.
9. 実践に役立つ情報(アドバイスやトピックス)を適宜「コラム」形式で解説.
10. 随所に参照頁やKey Word解説などの補足情報を追加.

総編集● 中村耕三(前東京大学)
編集委員● 遠藤直人(新潟大学)
　　　　　加藤博之(信州大学)
　　　　　宗田　大(東京医科歯科大学)
　　　　　山下敏彦(札幌医科大学)
　　　　　吉川秀樹(大阪大学)(五十音順)

B5判／並製／オールカラー／各巻250～350頁

●全10冊の構成と専門編集

1. 腰痛クリニカルプラクティス　　　　　　山下敏彦　定価(本体10,000円+税)
2. 膝の痛みクリニカルプラクティス　　　　宗田　大　定価(本体10,000円+税)
3. 運動器画像診断マスターガイド　　　　　吉川秀樹　定価(本体12,500円+税)
4. 骨粗鬆症のトータルマネジメント　　　　遠藤直人　定価(本体11,000円+税)
5. 手・肘の痛みクリニカルプラクティス　　加藤博之　定価(本体12,000円+税)
6. 軟部腫瘍プラクティカルガイド　　　　　吉川秀樹　定価(本体11,500円+税)
7. 下肢のスポーツ外傷と障害　　　　　　　宗田　大　定価(本体12,000円+税)
8. 運動器のペインマネジメント　　　　　　山下敏彦　定価(本体12,500円+税)
9. 足の痛みクリニカルプラクティス　　　　木下光雄　定価(本体13,000円+税)
10. 肩こり・頚部痛クリニカルプラクティス　加藤博之,川口善治　定価(本体12,500円+税)

ただいまパンフレット進呈中!

お得なセット価格!!

全10冊合計117,000+税円
↓
セット価格
95,000円+税
22,000円オトク!!

※送料サービス
※お申し込みはお出入りの書店または直接中山書店までお願いします.

中山書店　〒113-8666　東京都文京区白山1-25-14　TEL 03-3813-1100　FAX 03-3816-1015
http://www.nakayamashoten.co.jp/

**専門医にとって必須の手術手技を
豊富なカラーイラストと動画で解説**

最新シリーズ
動画DVD付

整形外科手術イラストレイテッド

A4判／上製／オールカラー／200〜280頁／各巻本体予価 15,000〜24,000円

総編集 ● 戸山芳昭（慶應義塾大学）

編集委員 ● 井樋栄二（東北大学） 黒坂昌弘（神戸大学） 高橋和久（千葉大学）
（五十音順）

刊行予定と専門編集

腰椎の手術
高橋和久（千葉大学）
定価（本体 15,000 円＋税）

肩関節の手術
井樋栄二（東北大学）
定価（本体 18,000 円＋税）

手関節・手指の手術
三浪明男（北海道大学）
定価（本体 24,000 円＋税）

膝関節の手術
黒坂昌弘（神戸大学）
定価（本体 21,000 円＋税）

骨盤・股関節の手術
内藤正俊（福岡大学）
定価（本体 24,000 円＋税）

脊髄の手術 NEW
馬場久敏（福井大学）
定価（本体 24,000 円＋税）

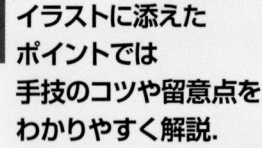

以降のタイトル
※配本順、タイトルなど諸事情により変更する場合がございます。

基本手術手技
戸山芳昭（慶應義塾大学）

頚椎・胸椎の手術
鐙 邦芳（北海道大学）

上腕・肘・前腕の手術
金谷文則（琉球大学）

下腿・足の手術
木下光雄（大阪医科大学）

**整形外科専門医として
身につけておくべき
手術手技を収載**

▶ポイント
椎間板をどの程度郭清するか
● ヘルニアを摘出後に椎間板をどの程度郭清するかについては一定の見解を得ていない．可及的に郭清すべきとの意見も，ヘルニアだけを摘出し椎間板にはほとんど手をつけないとの意見もある．再発の率は高くなるが[3]，筆者らはヘルニア腫瘤の摘出のみを原則とし，可能な限り椎間板の変性を予防するようにしている．

**精緻なイラストを満載．
図版を追うだけでも
内容がわかる構成．**

**イラストに添えた
ポイントでは
手技のコツや留意点を
わかりやすく解説．**

**さらに手術の様子や実際の動きが
理解できるよう全巻に動画を提供．**

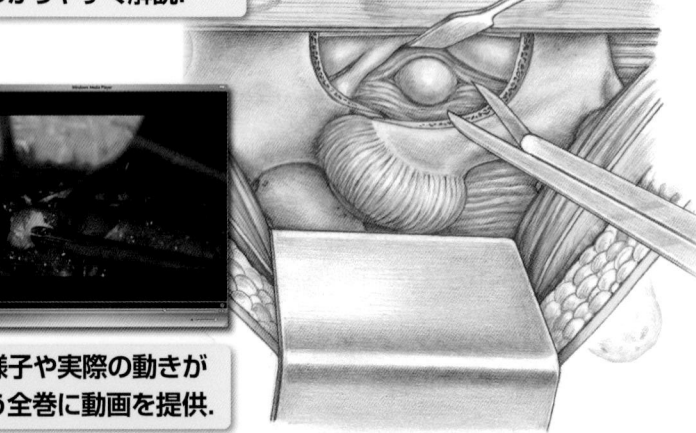

中山書店 〒113-8666 東京都文京区白山1-25-14　TEL 03-3813-1100　FAX 03-3816-1015
http://www.nakayamashoten.co.jp/